人体の成り立ちと働き、さらに！健康と病気がよくわかる!!

生命科学
ただいま講義中

著
岡田安弘 神戸大学名誉教授

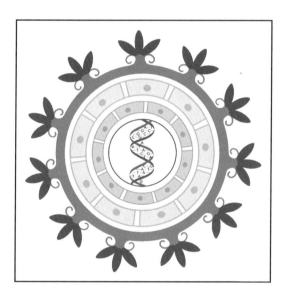

金芳堂

はじめに

　「健康と病気」を理解するためには，まず「身体（からだ）の成り立ちと働き」を知らねばなりません．これまで医学部，看護学部やリハビリテーション学部をはじめ，コメディカル分野に携わる方々のための教科書としては，従来「解剖・生理学」が用いられてきましたが，この本では敢えて「生命科学」という題で出版することにしました．それはこの50年間の分子生物学を中心にした生命科学の進歩が著しく，どうしても「生命とは何か」の問題を基本に身体の構造（解剖）と機能（生理）を考える必要があると痛感したからです．

　「生命科学」というと，医学，生理学とは違って，生命を取り扱う特別な科学と理解している方もあるかも知れませんが，それは20世紀後半に飛躍的な発展を示した分子生物学を主体にした狭義の「生命科学」であって，生命とは何かを考える広義の「生命の科学」は第3部で述べていますように，医学における病気の解明や治療と並んで，古い時代からの長い歴史があります．そのためにノーベル賞では病気の解明や生命の科学の成果が生理学・医学賞に集約されている所以でもあるのです．

　遺伝子解析につながる分子生物学もこのような長い歴史の上に，一つの解析手法として生まれたのであって，分子生物学イコール生命科学ではありません．生命のからくりは，生理学，解剖学，病理学，微生物学など医学，生物学を含む基礎研究分野，そして臨床の多くの分野の研究成果の集積によって初めて明らかになるのです．したがって第2部で取り上げられる解剖・生理学を中心にした体の成り立ちと働き，さらに病気のお話もそれらの研究成果の一つの物語ということができるでしょう．

　このような立場から，この本では，第1部に生命とは何かと題し，この半世紀に明らかにされてきた遺伝子や生体膜の問題を中心に，生命のからくりを要約し，それを基本として第2部では各器官の構造や機能，疾患についてまとめています．第3部では「生命の科学」の長い歴史の概略を述べ，現代生命科学と現代医療の歴史的背景，問題点について論じています．

　この本は医学・コメディカル分野の人たちだけでなく，体の健康と病気や生命の問題に興味をもっている一般の方にもご理解いただけるように努めました．

　読んでくださる方々には，「生命とは何か」を常に考えながら，「体の成り立ちと働き・病気」を理解していただく糸口として，この本が役だってくれることを望んでいます．

　2016年8月

岡 田 安 弘

目　　次

はじめに

1部　生命とは何だろう

1章 生命の生物学的特徴 ……………………………………………… 2
- 生命は物質からできている ……… 2
- 生命の生物学的特徴 ……………… 2

2章 生命の誕生と細胞 ………………………………………………… 5
- 細胞の誕生 …………………… 6
- 地球年暦と生命 ………………… 8
- 細胞内の分業 ………………… 7

3章 不思議な細胞膜の働き ……………………………………………… 9
- 細胞膜の成り立ちと働き ………… 9
- イオンや物質はチャネルを通って移動する … 11
- 膜のポンプを駆動するエネルギー … 11

4章 遺伝子とは何だろう …………………………………………… 13
- **1** 遺伝子の成り立ち ……………………………………………… 13
  - 遺伝子とは何か ………………… 13
- **2** 遺伝子と DNA ……………………………………………… 15
- **3** 遺伝子の働き ……………………………………………… 18
- **4** 遺伝子からタンパク質へ ……………………………… 26

5章 代謝とは何だろう―摂取した食べ物は体内でどのように代謝されるのだろう … 30

6章 内部環境の維持と生命―ホメオスタシス（生体の動く恒常性）………………… 35

7章 ヒトはどのように進化してきたのだろう―バクテリアからヒトへの進化 ……… 39

8章 生命と時間 ……………………………………………… 44

9章 生命における生と死 ……………………………………………… 46

2部　体の成り立ちと働き・病気

10章 体の成り立ちの概略 ………………………………………………………………… **50**

1 細胞の成り立ち ……………………………………………………………………… 50

2 組織の成り立ち ……………………………………………………………………… 50

3 組織から器官，系の形成へ ………………………………………………………… 52

11章 身体の支持と動きをつかさどる骨格系と骨格筋 ……………………………… **54**

1 骨格系の成り立ちと働き …………………………………………………………… 54

- ■骨の形 ……………………… 54　　■骨の化学成分 ……………………… 54
- ■骨の構造 …………………… 54

2 人体の骨格の成り立ち ……………………………………………………………… 54

- ■頭蓋部の骨 ………………… 55　　■上肢の骨 …………………………… 56
- ■脊柱の骨 …………………… 55　　■下肢の骨 …………………………… 56
- ■胸郭の骨 …………………… 56

3 骨格筋 ………………………………………………………………………………… 56

- ■筋の基本的な働き ………… 56

4 身体の筋 ……………………………………………………………………………… 57

- ■頭部の筋 …………………… 57　　■腹部の筋 …………………………… 58
- ■頸部の筋 …………………… 58　　■上肢の筋 …………………………… 58
- ■胸部の筋 …………………… 58　　■下肢の筋 …………………………… 58

12章 消化器系の成り立ちと働き ……………………………………………………… **59**

1 消化管の成り立ちと働き …………………………………………………………… 59

- ■消化液の分泌 ……………… 61　　■吸　収 ……………………………… 64
- ■消　化 ……………………… 63

2 肝臓の成り立ちと働き ……………………………………………………………… 65

- ■肝臓の成り立ち …………… 66　　■肝臓の働き ………………………… 68

3 膵臓の成り立ちと働き ……………………………………………………………… 72

- ■膵臓の成り立ち …………… 72　　■膵臓の働き ………………………… 72

13章 呼吸器系の成り立ちと働き―肺と呼吸 ………………………………………… **75**

1 肺の成り立ち ………………………………………………………………………… 75

2 肺の働き ……………………………………………………………………………… 76

　■肺の働きと特徴 ……………… 76

3 肺における換気の仕組み ………………………………………………………… 78

　■換気量と肺活量 ……………… 79　　■呼吸運動および肺換気量の調節 … 81

　■肺胞および末梢組織におけるガス交換 … 80

14章　循環系の成り立ちと働き …………………………………………………… 85

1 血液の成り立ちと働き …………………………………………………………… 86

　■血液の成分 ……………… 86　　■血液型 ……………………… 90

　■血液の液体成分 ………… 87　　■血液の凝固 ………………… 92

　■血液の細胞成分 ………… 88　　■免疫機能 …………………… 94

2 心臓の成り立ちと働き …………………………………………………………… 97

　■心臓の成り立ち ………… 97　　■心臓の働き ………………… 99

3 末梢循環系の成り立ち …………………………………………………………… 105

　■動　脈 …………………… 105　　■血管の神経支配 …………… 106

　■毛細血管 ………………… 105　　■肺循環 ……………………… 106

　■静　脈 …………………… 105　　■体循環 ……………………… 106

　■動静脈吻合 ……………… 106

4 循環の調節機序 …………………………………………………………………… 113

　■神経性調節 ……………… 113　　■体液性調節 ………………… 114

5 リンパとリンパ管 ………………………………………………………………… 114

　■リンパ管の成り立ちと働き ……… 114　　■リンパの循環 ……………… 116

15章　内分泌（ホルモン）系の成り立ちと働き ………………………………… 118

1 内分泌系の特性 …………………………………………………………………… 118

2 各種ホルモンの構造と作用 ……………………………………………………… 126

　■視床下部―下垂体系ホルモン … 126　　■消化管から分泌されるホルモン … 135

　■甲状腺ホルモンと副甲状腺ホルモン … 128　　■心臓から分泌されるホルモン … 135

　■膵臓から分泌されるホルモン … 130　　■腎臓から分泌されるホルモン … 136

　■副腎から分泌されるホルモン … 131　　■胎盤から分泌されるホルモン … 136

　■副腎髄質ホルモン ……………… 133　　■松果体から分泌されるホルモン … 136

　■性腺から分泌されるホルモン … 134

16章 体液の調節と腎臓の働き ……………………………………………… **137**

- 腎臓の構造 …………………… 137
- 腎臓の仕事 …………………… 139
- 腎臓の働き …………………… 141
- ネフロン各部位の働き ………… 141

17章 脳神経系の成り立ちと働き ………………………………………… **147**

1 神経系の成り立ちと働き ……………………………………………… 147

- 神経系の成り立ち …………… 147
- 脳・脊髄の各部位の働き ……… 149
- 脳神経の働きの基本 ………… 150
- 神経細胞の静止膜電位と活動電位 … 151
- インパルスの伝導 …………… 153
- シナプスの働き ……………… 155
- 神経伝達物質 ………………… 156
- 脳の発達とシナプス ………… 158
- 脊髄の成り立ちと働き ……… 162
- 脳幹の成り立ちと働き ……… 164
- 間脳の働き …………………… 165
- 大脳辺縁系の成り立ちと働き … 167

2 脳と内臓のコントロール …………………………………………… 169

- 自律神経の成り立ちと働き … 169
- 交感神経と副交感神経の特徴 … 171
- 自律神経反射 ………………… 172
- 内臓の働きをコントロールする脳 … 173

3 運動を調節する脳—小脳と大脳基底核 ……………………………… 174

- 小 脳 ………………………… 175
- 大脳基底核 …………………… 176

4 大脳新皮質の成り立ちと働き ……………………………………… 177

- ヒトを人間にする大脳新皮質 … 177
- 大脳新皮質 …………………… 178
- 機能の局在 …………………… 179
- 脳波と意識レベル …………… 182
- 睡眠とその機序 ……………… 183

5 高次脳神経機能 ……………………………………………………… 187

- 左脳と右脳 …………………… 187
- 連合野の働き ………………… 188
- 脳と言葉 ……………………… 190

18章 感覚系の成り立ちと働き …………………………………………… **199**

1 感覚系の成り立ち …………………………………………………… 199

- 感覚の種類 …………………… 199
- 感覚受容器 …………………… 200

2 体性感覚 ……………………………………………………………… 201

- 皮膚感覚 ……………………… 201
- 深部感覚 ……………………… 202
- 体性感覚の伝導路 …………… 203
- 大脳皮質体性感覚野 ………… 204

3 内臓感覚 ……………………………………………………………… 204

- 関連痛 ………………………… 204

4 特殊感覚	205

- 視　覚 …………………… 205
- 聴　覚 …………………… 210
- 平衡感覚 ………………… 214
- 嗅覚と味覚 ……………… 216
- 嗅　覚 …………………… 216
- 味　覚 …………………… 217

19章 生殖と発生 ……………………………………… **219**

- 精子と卵子の形成 ……… 219
- 受　精 …………………… 219
- 性染色体と性の決定 …… 221
- 胚子，胎児の発育 ……… 222
- 胎　盤 …………………… 223
- 妊娠と分娩 ……………… 224

③部　生命科学の歴史と展望

20章 生命科学の歴史と展望 ………………………………… **226**

1 生命に対する素朴な問い ……………………………………… 226

2 生命の科学的アプローチの萌芽 ……………………………… 226

3 機械論と生気論の論争 ………………………………………… 228

4 20世紀の生命科学 ……………………………………………… 230

5 21世紀の生命科学の展望―有機体論と生命科学 …………… 231

21章 生命科学の発展と生命倫理 ……………………………… **233**

22章 医療・コメディカルの分野で活躍する方々に ………… **237**

【附録】20〜21世紀 医学・生命科学分野に与えられたノーベル賞一覧 ………… **239**

①医学・生理学賞 ……………………………………………………… 239

②化学賞 ………………………………………………………………… 243

③物理学賞 ……………………………………………………………… 245

あとがき …………………………………………………………… **246**

索　引 ……………………………………………………………… **247**

Box

Box 1　iPS 細胞と ES 細胞の違い ………………………………………………… 24

Box 2　血圧と血圧の測定 ……………………………………………………………… 111

Box 3　クレアランスと糸球体ろ過量（GFR）………………………………… 139

Box 4　レニン・アンギオテンシン・アルドステロン系 ………………… 142

Box 5　尿の濃縮機序 ………………………………………………………………………… 144

病気の話

肝臓の病気 ……………………………………………………………………………………… 70

膵臓の病気 ……………………………………………………………………………………… 74

肺の病気 ………………………………………………………………………………………… 83

心臓の病気 …………………………………………………………………………………… 104

腎臓の病気 …………………………………………………………………………………… 145

脳神経系の病気 …………………………………………………………………………… 192

1部

生命とは何だろう

1 生命の生物学的特徴

■ 生命は物質からできている

　私たちヒトの身体は心臓や肺，脳，筋，皮膚，腎臓などさまざまな臓器からなっています．そしてそれらの臓器の働きの調和の上に私たちの生命が保たれているのです．しかし顕微鏡などを使ってそれぞれの臓器，あるいはそれをつくっている組織をよく見ると，生物の体は小さな細胞という単位からなっていることがわかります．

　細胞は英語で cell といいますが本来の言葉の意味は小部屋のことです．みかんの皮をむいてひと房ひと房を食べるとき，小さな一つひとつの粒状のものが部屋のように区切られています．それが細胞です．17世紀の後半にオランダのリュウエンフック，イギリスのフックらが顕微鏡をつくり，木の葉や生きものをよく見るとちょうど部屋のような細胞が集まって全体ができていることがわかりました．フックはそれを小部屋−細胞と呼んだのです．地球上に住むあらゆる生き物の共通点は細胞が集まってできていることです．つまり生き物の最小単位は細胞なのです．ヒトの身体には60兆個もの細胞があるといわれています．

　それらの細胞をさらに細かく分析していくと，水（全体の60〜70%）やタンパク質（16%），脂質（13%），炭水化物（0.6%）や，その他ナトリウム，カルシウムなどのイオンやさまざまな無機物質（5%）から成り立っています．またそれらの成分をさ

らにもっと小さく元素のレベルまで分けていくと，水をつくっている水素や酸素，あるいはタンパク質や脂肪，炭水化物をつくっている炭素，窒素，酸素，水素など生命をもたない無機物にもある単純な元素からできていることがわかります．私たちヒトの身体も単なる物質なのです．この点では生命をもつ私たちの体も，机や鉛筆，そして石ころのような物質からできているのです．

　春になったらきれいに咲く花も，そして青い空の下でぱっと満開になる桜の花もやがては散ります．同じように花の回りに飛んでいるハチたちもやがては死にます．飛んでいるハチも，冷たく草の間にころがっていて動かないハチも，美しく咲いていた桜の花びらも，そして散ってしおれた花びらもそれらの細胞をさらに分析していけば同じ物質になってしまいます．医師は医学生時代に人体解剖という実習を行いますが，そのときもまったく同じような経験をするのです．ヒトの成り立ちを学習させていただくためにメスを入れていく冷たい体と，それを学んでいるあたたかい学生の体，これらを形成する細胞や成分は物質からできており，何ら違いはありません．そこでいったい何が生命なのだろうと不思議に思うのです．

■ 生命の生物学的特徴

　生命とは何だろう，という問いに対して

必ずしも1つの言葉で答えることはできないのですが，現代生命科学が明らかにしてきた事実から，生命は表1-1に示しますような特徴をもつという点ではある程度の合意が得られています．

その第1の特徴は前述したように植物や動物を含めてすべての生物が細胞といわれる単位からなっていることです．動物の細胞と植物の細胞とでは植物の細胞壁や葉緑体があることなど少し差はあるにしても，原則として細胞は同じ働きをもっており，このことは多様な生物種があるにもかかわらず，それらが同じ祖先をもつ可能性を示しているといえるかも知れません．

第2の特徴としては，細胞分裂を通して自己と同じものをつくりだし（自己複製），自己保存することです．つまり自分と同じ細胞，生命をつくりだすことです．私たちの身体のさまざまな臓器をつくる細胞も，もとはといえば母の卵巣にできた1個の卵細胞が受精によって分割をはじめ，そして分裂を重ねて60兆という天文学的な数の細胞に分裂，複製されるのです．この自己

複製について重要な役割を果たしているのが遺伝子です．遺伝子は原始の生物である原核生物では細胞質の中に存在していましたが，進化した真核生物（細胞の中に核がある）では，核の中の染色体の上に存在しているのです．遺伝子は核酸というDNAからなる単純な物質にすぎませんが，その中にある塩基といわれる物質の配列の仕方によって私たちの体の構造や生きていくためのさまざまな性質が決められます．つまりこの塩基配列の中にさまざまな遺伝的なプログラムが宿されているのです．生命の複雑で多様な要素を決める物質としては，DNAはあまりにも単純すぎる物質であり，そのような単純な物質の塩基の並びに生命の表現が隠されているとは，生命とは本当に不思議なものだといわざるを得ません．

生命の第3の特徴としては，それぞれの細胞，ひいては個体全体が生命を維持するために代謝を行い，変化していることです．つまり細胞の内と外の物質を出し入れしたり，取り込んだ物質を分解，あるいは別のものに合成したりして生きていくための物質交換，代謝をしているのです．この代謝によって生きるためのエネルギーを生み出し，また細胞や臓器の構造を維持している物質をつくっているのです．その意味で生きている細胞は常に物質の代謝を通してダイナミックに変化し，静止することがありません．もしこの代謝が止まれば，それは死を意味しています．

第4の特徴としては，細胞内であるいは細胞と細胞同士で，情報交換して全体としての調和を保つ性質のあることです．細胞が進化し単細胞から多細胞になるに従って，1つの個体の中にさまざまな組織や器

表1-1 「生命」の生物学的特徴

①生命は細胞から成り立っている	細胞 （生命の最小単位）
②生命体は自己を複製する機構をもっている	自己複製， 遺伝プログラム
③生命を維持するための機構	代謝（合成と分解）
④生体内での情報交換・コミュニケーション	ホメオスタシス （動的恒常性）
⑤生物は進化する	進化・多様性・ 適者生存
⑥生物には時間が必要	時間・タイミング
⑦生き物は必ず死ぬ	生と死

官が形成されるようになりましたが，1つ
の個体として生きていくためには，それら
の細胞や器官がお互いに情報を交換して調
和のとれた働きをする必要がでてきまし
た．この調和のとれた働きのことをホメオ
スタシス（動く恒常性）といいます．たと
えば細胞の中では代謝をはじめ，さまざま
な物質交換，変化が起こっており，それら
の状況を円滑に行わせるために単一の細胞
自身の中でも細胞内情報伝達が起こり，さ
まざまな運動や物質変化を通してコミュニ
ケーションが行われているのです．また多
くの細胞からなる多細胞生物では細胞同士
の情報の交換，コミュニケーションが起こ
り，いわゆる細胞間情報伝達を行って連絡
し合い，お互いの調和を保っています．こ
れの発達したものが神経系や内分泌（ホル
モン），免疫系であるといえます．

　第5の特徴は，生物が時とともに進化す
ることです．これは3番目の性質の遺伝子
の働きにも関係するのですが，生物が自己
複製の過程で環境やさまざまな要因に適合
しながら変化してきたということです．進
化はevolutionといいますが，これは必ず
しも前に向かって進歩することを意味して
いません．さまざまな変異を得て変化して
きたということです．後で述べますように，
今地球上に住む数百万種という多様な生物
もおそらく37億年も前に単一の細胞とし
て海の中に生まれ，そのあと長い時間をか
けて環境に適応しつつ無数の変異や淘汰を
繰り返しながら変化し，進化してきた結果
ということができるでしょう．

　第6の特徴として，生物には時間の要素
が宿されているということです．たとえば
発生の過程で，ある特定の時間にある特定

の物質や酵素が合成，放出されたり，ある
物質が分解消失されることによって，発達
中の未分化な臓器や組織がある特定の時間
に形成され，それがある誘導因子に従って
在るべき場所に移動するのです．つまり生
命の形成・存在には時間の要素が基礎に
なっているのです．

　第7の生物の特徴としては，生物は必ず
死ぬということです．生物のことを「生き
もの」といいますが，別の言い方をすれば
同時に生物は「死にもの」ともいえるかも
知れません．長い生物の進化の中で恐竜の
ように絶滅してしまった生物もあります．
現在までに長く生き延びてきた多くの生物
も1つの細胞として独立に生き続けてきた
のではありません．1つの細胞，1つの個
体には寿命があり，生と死を繰り返しなが
らそれぞれの種を維持してきたのです．

　私たちの体の中ですら常に生と死が繰り
返されています．たとえば食べた養分を吸
収する腸の上皮細胞は1秒間に80万個，
つまり皆さんが今この本を読んだり，ある
いは私がこれを書いたりする一瞬のあいだ
に腸の上皮細胞だけで80万個も死んでい
るのです．したがって1日に700億個，こ
れは重量にすると250gのステーキにも相
当するほどの量で，これだけの細胞が死に，
そしてそれに見合う無数の新しい細胞が新
生されているのです．リンパ球も同じよう
な速度で生と死を繰り返しています．つま
り私たちの体は静止して不変なようであっ
ても，神経細胞と心臓の心筋細胞を除いて
は体のすべての細胞は常に死と新生を繰り
返し，多くの細胞の死の上に個人の生そし
て自分が維持されているといえるでしょ
う．

2 生命の誕生と細胞

　生命についてその基本的な単位は細胞からできあがっているといいましたが，細胞はどのようにして生まれたのでしょうか？　生命を担う細胞はいろいろな地層から見出される化石などの研究から約37億年前に海の中で誕生したといわれています．150億年前のビッグバンで知られる大爆発によって生まれた宇宙の中で，地球が太陽のひとかけらとしてできたのが45億年前です（図2-1）．その頃の地球は，太陽からは強い紫外線が注がれ，いたるところで火山の爆発があり，ゴツゴツとした山や岩がむき出しになった荒涼たるものでした．さらに地球の周りは内部から噴き出したガスで満ちていて，そのガスに太陽の紫外線や雷による強い放電などによってさまざまな化学反応が進んだといわれています（図2-2）．このガスはしだいに複雑な物質となり，海の中に蓄積され，また岩石から流れる溶岩などが海中に溶け込んで，さまざまな化学反応が進み，いわゆる化学進化が起こりました．

　このような化学物質から生命ができたと考えられているのです．たとえば，ミラーという科学者の単純な実験によって，水素やメタン，アンモニア，水をガラス管に入れて，強い電気放電を散らしたり紫外線を当てると，アミノ酸や有機物が合成されていることがわかっています（図2-3）．またアミノ酸を海水中に溶かして高温に保つと，アミノ酸が結合してタンパク質ができることもわかってきています．またさまざまなタンパク質がコロイド状塊を作り外部環境のイオン濃度を変えることによって1つの集合体をつくるコアセルベートが生命の始まりだという説もあります．いずれにしてもタンパク質やさまざまな物質が生命の誕生する以前，海の中にも存在したと考えられています．

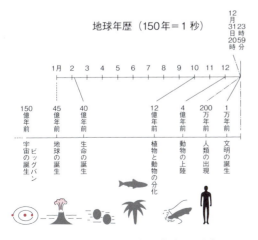

図2-1　宇宙・地球・生命の誕生

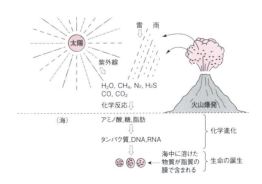

図2-2　37億年前に海の中で誕生した生命

■ 細胞の誕生

当時の海の中には，さまざまな化学反応で自然に合成されたタンパク質以外にも，糖や脂質など生命の素材になる成分が溶け込んでおり，このようないろいろな物質がいわゆる化学進化をして多様な物質が合成されていったと考えられます．その他に無機塩類といわれるナトリウムやカルシウムなどのミネラルも十分に海水中には溶け込んでいたのでしょう．このようなタンパク質やさまざまな物質が海の中で油の薄い膜で包まれて小さな粒子となったのが最初の生命，すなわち細胞だったのです．

油を水に一滴たらすと水面の上に薄い膜ができます．あのような薄い膜が二層になって生命のもとになるさまざまな物質を取り囲み，細胞ができあがったのです．すなわち原始の海にあったタンパク質やRNA，DNA，糖などが集まって，脂質でできた細胞膜で包まれた粒子が生命のもととなり，それが分裂を繰り返すようになったのです．つまり細胞膜によって海という外界環境と自己ともいうべき細胞の内部環境が隔てられたことが生命の始まりなのです．

生命の祖先と思われる細胞は1つの粒子，独りぼっちの単細胞でした．ちょうど大腸菌のようなものです．これらの細胞は一つひとつ独立して，他の細胞と連絡がないままに細胞が集まってコロニーという集団をつくりました．しかしこのコロニーの中では細胞同士は特別な情報交換はしていませんでした．

やがて細胞は進化して，細胞同士が集まって栄養物質を交換したり，情報交換したりして，集団をつくって生活するようになりました．それが多細胞生物であり（図2-4），ヒトや動物，植物などは多くの細胞からできている多細胞生物であるといえます．この多細胞生物は化石の調査などによって30億年ぐらい前から進化してきた

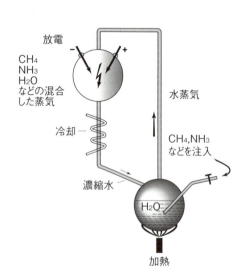

図2-3 ミラーによる低分子からのアミノ酸合成実験

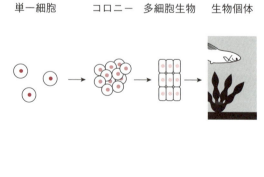

図2-4 細胞は単細胞から多細胞生物へと進化した

といわれています.多細胞生物ではお互いの細胞がただ無目的にバラバラに存在しているだけでなく,私たちヒトの60兆の細胞からなる体をみてもわかるように,お互いの細胞がコミュニケーション,つまり情報を交換し,助け合いながら全体として生活しているのです.神経細胞は細胞と細胞の間の直接的な情報交換をしたり,ホルモンを出す細胞は血液循環を介して遠くの細胞と情報を交換します.多細胞生物はこのような情報交換をして初めて調和のとれた1個の個体として生きていけるのです.

■ 細胞内の分業

原始的な細胞では,細胞の構造は単純で,その中に明確な核はありませんでした(原核細胞).それでも少し進化したラン藻という生物では,空気中の二酸化炭素を使って光合成をする器官が発達してきます.また進化した細胞では,細胞の中に多くの小器官が発達し,核という小器官では,その中に染色体があり,さらに染色体には後に述べる遺伝子の重要な役割をしているDNAがあります.さらに図2-5にもありますようにミトコンドリアというエネルギーの産生器官や,リボソームというタンパク質の産生工場,あるいはタンパク質を貯蔵しているゴルジ体やさまざまな小器官があり,細胞の中にも小さな小世界が存在(混在)しています.植物細胞では光合成を行う葉緑体などの分業体制を組み,光や栄養さえ与えれば,それ自体で生きていける小さな工場を備えています.そして植物では細胞膜の外にさらに細胞壁という城壁

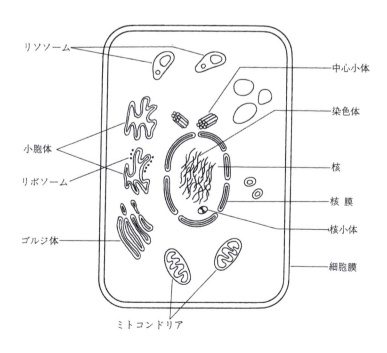

図 2-5 細胞内小器官

8   1部　生命とは何だろう

表 2-1　細胞内小器官のさまざまな働き

区画	主な機能
細胞質	細胞内での物質運搬と物質の代謝を司る
核	染色体上に遺伝情報をもつ DNA が存在
リボソーム	核からの遺伝情報に基づきタンパク質を合成
小胞体	合成されたタンパク質を蓄積し，ゴルジ装置に送る
ゴルジ体	合成されたタンパク質や脂質を修飾し，選別輸送する
ミトコンドリア	好気的呼吸によるエネルギー（ATP）の産生をする
リソソーム	細胞内の異物，不要物，微生物を消化，分解する
エンドソーム	細胞内への物の取り込みと選別を行う
ペルオキシソーム	細胞内不要物分子の酸化を行う
葉緑体（植物）	光合成によって炭水化物（糖）の合成と炭素固定を行う

に囲まれた独立した生命体をつくっていま
す．これらの細胞が生きている生命の基本
となったのです（表 2-1）．

　このようにして海の中で誕生した細胞た
ちがさまざまな姿を変えて海中に住むよう
になりましたが，やがて 12 億年ぐらい前
に植物と動物が分化しました．そして 4 億
年ぐらい前に動物が陸地に上陸してきたと
推測されています．陸上に上がった動物は
呼吸をするために肺をもつことが必要とな
りました．肺魚やシーラカンスはその境に
当たる動物です．そして動物や植物は時間
をかけてますます多様化し，その中でヒト
という生物種も生まれてくるのですが，私
たち人類というヒトの祖先はせいぜい 200
万年ぐらい前に生まれたのです．そして人
類の文明らしきものが生まれたのはせいぜ
い 1 万年前です．つまり，生物としての私
たちヒトの出現は，つい最近のできごとな
のです（☞図 2-1）．

■ 地球年暦と生命

　地球の誕生が 45 億年前，生命が生まれ

たのが 37 億年前，人類が生まれたのが
200 万年前といっても，その時間感覚がピ
ンとこないかもしれません．そこで仮に地
球が生まれてから今日までの 46 億年を 1
年として換算した地球年暦（☞図 2-1）を
つくると 150 年が 1 秒に相当し，37 億年
前に生命が誕生したのは 2 月 17 日頃で，
動物と植物が分化したのが 9 月頃，動物が
陸にあがってくるのは 11 月の終わりにな
ります．そして人類が出現するのは 12 月
31 日の夜 8 時で，文明が誕生するのは 12
月 31 日夜 11 時 59 分，ちょうど除夜の鐘
が鳴っている頃です．これを見ても霊長類
といわれる私たち人間はこの地球生物界で
は本当に新参者であることがわかります．

　さらに地球が生まれてからの歴史の中で
は，私たちひとりの現在の人間の平均寿命
である 80 年は地球年歴にすると 0.5 秒に
相当し，本当に存在してもしなくてもわか
らないような小さな存在であることに気づ
くのです．

3 不思議な細胞膜の働き

　太古の昔に海の中で誕生した細胞は，細胞の外の環境（海）と内の環境が膜によって隔てられることによって始まったと述べましたが，この海という外の環境と細胞内という中の環境を分ける壁，すなわち膜ができたということが生命の誕生にとって最も大切な出来事だったのです．この隔壁がなかったらタンパク質も他のさまざまな物質もただの石ころや水のように単なる物質として終わっていたはずです．タンパク質やDNAは生命の根源だともいわれるのですが，しかしそれらはあくまでも物質であって，もし細胞膜によって囲まれなかったらこの世界には生命などなかったはずです．

■ 細胞膜の成り立ちと働き

　細胞膜は，油すなわち脂質からなる二重の層からできており，ちょうど油を水に浮かせたときに，水の表面にできる油の膜が二重になって細胞膜を形成しています．膜をつくる脂質には，ひげがついています．脂質を構造的にみると，その中のグリセリンに脂肪酸が結合していますが，その脂肪酸の部分がひげに当たります（図3-1）．グリセリンは水に接しやすく親水性なので外向きになって，脂肪酸からできているひげのような炭素の鎖の部分は水と接しにくい疎水性なので膜の内側を向いています．細胞膜は，このような油の膜が二重に重なって二重層からできているのです．この二重層になった脂肪の膜にさらにタンパク質がモザイク状に埋まり込んでおり，このタンパク質の塊が，あとで述べるような生理的なチャネル（水路の門のような働きをする孔）の機能を果たすのです．

　外の環境と中の環境の違いは，膜を隔てたイオンの濃度差に表れています．細胞膜によって隔てられた外の環境と細胞内の環境が異なっているということは，外にあるさまざまな物質の濃度と，中にあるさまざまな物質の濃度に大きな差が存在するということです．たとえば塩辛い海の水には食塩（NaCl）が多量に含まれ，ナトリウム（Na^+）イオンがきわめて高濃度ありますが，細胞の中には非常に微量しか存在しません．逆に細胞の中にはカリウム（K^+）イオンがたくさんあるのですが，海水中にはカリウムイオンの濃度がきわめて低いのです（図3-2）．このように外と細胞膜を隔てた中の物質の濃度が異なっているということが生きているということなのです．濃度の比率は異なりますが，海の動物でも陸地に棲む動物でも，この関係はまったく同じことです．たとえばイカの場合でも，海水では細胞の中の9倍の高濃度のNa^+と低濃度のK^+を含みます．細胞内ではナトリウム濃度が低く，カリウム濃度が高いのです．これは現在の海の生き物ですが，ヒトの血液中のNa^+，K^+濃度は，4億年前私たちが陸にあがってきたときの海の濃

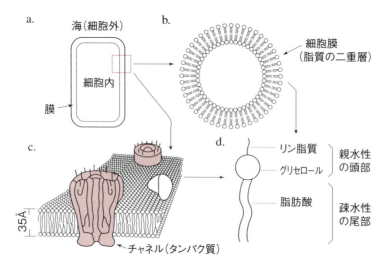

図 3-1 細胞膜の構造
膜は脂質(d)の二重層からできています(a, b, c). (d)は二重層のうちの一層構造. 膜にはタンパク質でできたチャネルが無数に散在しています (c).

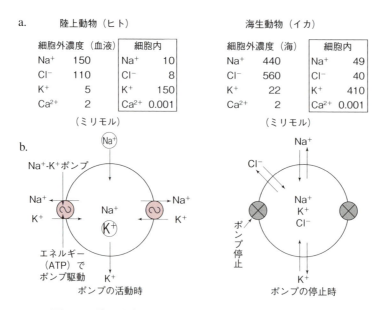

図 3-2 陸上動物,海生動物の細胞内外のイオン分布
a. 細胞外液には Na^+, Cl^- イオン(食塩)濃度が高く,細胞内には K^+ イオン濃度が高い. b. これらのイオン分布は ATP(エネルギー)により駆動される膜のポンプの働きによって保たれています. ポンプが停止すると内外のイオン分布の差がなくなり, Na^+, K^+, Cl^- の内外の濃度は均一になってしまいます.

度なのです．つまり，ヒトはそのときの海の環境を身体の中に閉じ込めて，循環する血液として陸地にもって上がってきたのです．海水の方はその後岩塩などが溶け込んでどんどん塩辛くなったと考えられています．

　循環するヒトの血液に含まれるさまざまなイオンの濃度を海に似せてつくってくれるのが腎臓の働きです（☞ 16 章「体液の調節と腎臓の働き」）．腎臓は普通，尿をつくり，老廃物を排泄すると考えられていますが，それは末端の仕事で，体内の血液の濃度を私たち人類の祖先が 4 億年前に陸地にあがってきたときの海の濃度にするのが腎臓の重要な働きなのです．

■ 膜のポンプを駆動するエネルギー

　さて，細胞外には Na^+ イオンの濃度が高く，細胞内には K^+ イオン濃度が高いという状態をつくっているのは，膜のところに埋まり込んでいるポンプです．膜にはATP アーゼという，高エネルギーをもったATP を分解する酵素があり，ATP を分解してADP とするときに，1 つの P（リン）をはずすことによって 12,000 カロリーというエネルギーを得ることができます．

　そのエネルギーによってポンプが駆動され，細胞の「中」のイオンを外にかい出します．風でも水でも，濃いところと薄いところがあれば濃い方から薄い方向に流れていこうとして，全体で同じ濃度分布になろうとします．それは宇宙のならいで，細胞の外にあるたくさんの Na^+ は細胞の中に入って，内と外で同じ濃度になろうとします．しかし膜に存在するポンプが働いて，入ってきた Na^+ を外にかい出し，外から

K^+ を内にかい入れて，いつも「外」には Na^+ が高く，K^+ は「中」に高い状態を保とうとするのです（図 3-2）．それが生体膜で行われている不思議な現象なのです．

　このときに使うエネルギーは相当なもので，私たちが口にする食べ物のエネルギーのほとんどすべてがこのポンプの駆動に使われているといえるほどです．つまりヒトの体をつくる 60 兆個の細胞を生かすために，私たちは食事をして，食物のもつエネルギーで細胞膜に働いてもらっているのです．ですから生きているとは細胞膜が生きているということなのです．この膜が働かないとポンプがすべて停止し，細胞の中と外のイオンや他の物質の濃度が同等になり，死が訪れるのです．つまり「生きている」ことを表現しているのは，細胞膜の働きそのものであるといえます．

■ イオンや物質はチャネルを通って移動する

　細胞膜を隔てて外の物質と中の物質の濃度が相違しているということは，常に物質が出入りしながらお互いにある種の平衡を保っているということです．それではどのようにして外の物質が細胞の中に入り，中の物質が外に流れ出ていくのでしょうか．それは脂肪の二重膜にモザイク状に埋まり込んでいるチャネルというタンパク質からなる孔の開閉の働きです．すでに図 3-1 で説明しましたように，細胞膜は脂質の二重層からできていて，その膜にモザイク状にタンパク質の塊が無数に埋まり込んでいます．おもしろいことにこのタンパク質には膜を貫通するような小さな孔があって，必要に応じてその孔が開いたり閉じたりしているのです．この孔のことをチャネル（水

路）と呼び，孔を形成しているタンパク質にはアンテナのようなセンサーがあって，それを受容体といいます．そしてそのセンサーが働いているときに，ある特殊なイオンが通るように孔が開いたり閉じたりする仕掛けになっているのです．つまり必要に応じて開閉する働きがあるのです．たとえば Na^+ に対しては，特別に Na^+ のチャネルがあり，K^+ に対しては K^+ チャネルがあり，カルシウムや塩素にも特殊なタンパク質のチャネルがあります．

　チャネルは，普通の状態では閉じているのですが，ある状態のときだけ開きます．1つは電位依存性といって，その部位の膜が電気的にプラスになったときにだけそのチャネルが開いて，ある物質が外から中に入ってきます．チャネルが開くもう1つ興味ある仕組みは，チャネルをつくっている受容体（タンパク質）にある特別な物質が結びついたときにだけ，そのチャネルが開いたり閉じたりするのです．このようにチャネルが開くのを受容体（リガンド依存性，化学物質依存性）といって，ある物質がそれを受け取る受容体に結びついたときだけ特殊なイオンや物質が膜を通過することになるのです．たとえば神経のところで述べる神経伝達物質が情報を伝えるときに重要な働きをする機序は，この受容体依存性のチャネルの開閉によって起こると考えられています．つまり特殊なタンパク質からできた孔があって，それが開いたり閉じたりすることによって，細胞の中の環境を外の環境とは異なった状態に保っているのです．その状態が「生きている」ということなのです．

4 遺伝子とは何だろう

1 遺伝子の成り立ち

■ 遺伝子とは何か

　進化における突然変異や淘汰を通して，海の中で生まれた細胞には，大腸菌やチフス菌などの細菌のように単細胞のまま生き続けてきたものもありますが，多くの細胞は寄り集まって多細胞の生物が生まれました．植物，動物を含めて何百万種というさまざまな生物が生まれてきたのです．そしてそれらの生物をつくり上げるにあたって，非常に大きな役割を果たすことになったのが遺伝子です．

　遺伝といえば誰でも，昔，中学校や高校の理科の時間に習ったメンデルの法則を知っているでしょう．メンデルは修道院にいた牧師でしたが，8年間かかって修道院の周りに植えてあるエンドウ豆のでき方を観察し，1865年にメンデルの法則として発表しました．当時，その結果は人からは注目されず，1900年のはじめまで長い間無視されていました．メンデルはエンドウ豆の丸い豆の花としわのある豆の花を掛け合わせたら，1代目（F_1）にできるエンドウ豆は丸い豆で，その同じ丸いエンドウ豆同士で掛け合わせると，2代目（F_2）にできるエンドウ豆は丸，丸，丸で，しわのあるエンドウ豆が1つ出てくる，すなわち3対1の割合でエンドウ豆の性質（表現型）が伝えられることを見つけたのです．この場合配偶子とか遺伝子で説明すると，丸（R）がしわ（r）に対して強い，優勢であるという条件をつけると，減数分裂（細胞分裂するとき染色体が2つに分かれる）で出てくる遺伝子はR，rの一種類ずつで，掛け合わせた組み合わせで表すとRR，Rr，Rr，rrということになり，RR，Rrは丸く，rrのみがしわのあるエンドウ豆ということになり，その割合が3対1であることが理解できます（図4-1）．この場合，Rやrなどを遺伝子型といい，豆が丸い，しわがあるというのを表現型といいます．

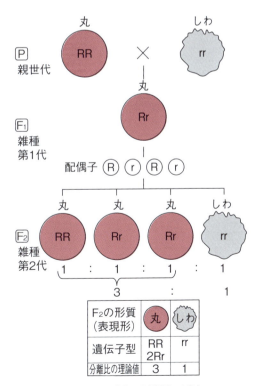

図4-1　1遺伝子雑種の遺伝

ここでは丸かしわかという1つの因子だけについて注目しましたが，丸くて黄色いエンドウ豆，しわがあって緑色のエンドウ豆を掛け合わせた場合（P），1代目（F1）で出てくるのは丸くて黄色いが，それを掛け合わせて2代目（F2）に表れるのは，丸くて黄色い，丸で緑，しわで黄色，さらにしわで緑というエンドウ豆が生まれます．これを表現型レベルで見ると，9:3:3:1になって現れてきます（図4-2）．メンデルの時代には，今日のような遺伝子の分子生物学的なことはまったくわからなかったのですが，表現型に関してはいろいろな解析がすでになされていました．

ヒトの場合，細胞の核の中に，染色体（chromosome）が46本あります．すなわち父からもらったものと母からもらったもの22が対になって44あり，その上に特別な性染色体XYがあり46本となります．性染色体がXYの場合は男性，XXでは女性となります．核の中にある46本の染色体上にある遺伝子の組み合わせによって，私たちの体の中のあらゆるものが規定されることになります（☞第2部19章生殖と発生）．

ヒトの46本の染色体の中から対になった1つずつを取り上げてみると，男性の場合も女性の場合も，父と母それぞれからもらった配偶子と母からもらった配偶子をもっており，この二人が結婚して子どもができるときの配偶子の組み合わせの可能性を考えると，組み合わせとしては先述したメンデルの遺伝とまったく同じで，4種類のものが生まれると考えられます（図4-3）．1つの配偶子だけについていえば，男性の方から選ばれる確率は1/2，女性の場合も1/2で，全体としてその配偶子の現れる確率は1/4となります．こういう対が23個あるので，可能性としては男性だけで1/2の23乗となり，男性，女性と両方では46対あるので1/2の46乗になり，父または母とまったく同じ形質が出てくる可能性は70兆分の1の確率になります．つまり，生まれてくる子どもが父とまったく同じ，母ともまったく同じになる確率は0に近いのです．もしまったく同じ個体が生まれてくるとしたら，今問題になっているクローン人間ということになります．そういうことからすると，自分の子どもをもつということは，自分とは異なった個体が

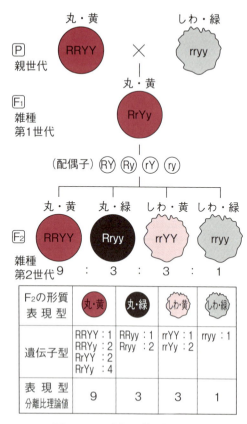

図4-2　2遺伝子雑種の遺伝

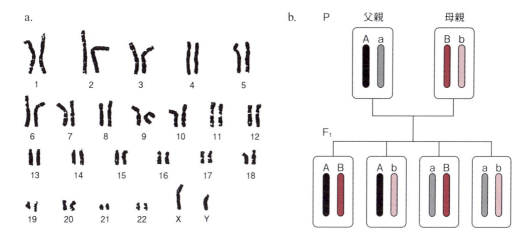

図4-3 ヒトの染色体（46本）と父母のある相同染色体からできる子どもの染色体
a. ヒトの22対の相同染色体とX, Yの性染色体.
b. 父親, 母親のある対になった相同染色体の受精からは子ども（F₁）の染色体の4種の組み合わせができます.

できており，顔は似通って鼻は同じように見えるけれど，人間としては違う人間ができているということを意味しています．

2 遺伝子とDNA

各細胞の核の中の染色体に配列されているのが遺伝子ですが，遺伝子を形作る最も重要なものは，DNAという物質です．DNAはリボースという5炭糖，プリン，ピリミジンという塩基，そしてリン酸という3つの物質がつながった非常に単純な物質で，それが糸状になっていて，二重のらせん構造を描いています（図4-4）．DNAのらせん構造については，ワトソン，クリックたちが1953年にネイチャーという雑誌に非常に短い論文を投稿し，ノーベル賞を受賞しました．そのことが契機になって，分子生物学や分子遺伝学が非常に盛んになり，生物の命についてもう一度考え直してみるというきっかけをつくったと考えられます．

DNAはこのような二重のらせん構造になっていますが，これがヒストンというタンパク質に巻き付いてヌクレオソームとなり，それが寄り集まって，クロマチン線維を作っています．実際には図4-5に示したように，この長いらせん状の糸が染色体の上に巻き付いています．

対応する二重になったらせん構造の糸は硬く結びついているわけではなく，非常にルースに結合しています．先述のようにDNAは非常に単純な物質からできており，1つの糸の中でリン酸とリボースという五角形をした糖が交互に連続して並び，もう一方の糸との間を，アデニン（A）とチミン（T），シトシン（C）とグアニン（G）という塩基が橋渡しをしています（図4-4, 4-6）．このような橋渡しの結合が無数に並んでいます．ヒトの場合には，この塩基の

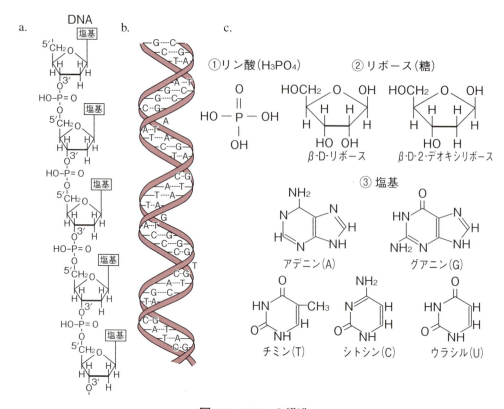

図 4-4 DNA の構造

DNA はデオキシリボースとリン酸が鎖状に連なり，その鎖が 2 本対になり塩基（A-T, C-G）の橋に結合されてらせん状の構造となっています（a，b）．c には核酸の構成物質である①リン酸，②リボース（五炭糖），③塩基の分子構造を示しています．

配列が 30 億個連なっており，莫大な情報をゲノム中に貯蔵しているのです．肉眼では見えないような細胞，たとえば大腸菌でも，染色体上の DNA の長さの総計は 2mm もあり，ヒトの細胞では 1.8m もあって，肉眼で見えるほどの長さをもっています．ヒトでは 1 個の細胞に 46 本もの染色体があるので，1 個の細胞中には 1.8m もの長さに連なった塩基配列にあることになり，60 兆の細胞では 1,000 億 km で，太陽と地球を 300 往復するほどの長さになるのです．これが染色体に巻き付いています．生物種，個体によって背が高いとか低いとか，髪が黒いとか茶色とかという形質がすべてこの中に宿されているのです．

このように DNA はリボースという五角形（五炭糖）をした糖とリン酸が無数に鎖状に連なり，二本の鎖を A－T，C－G という塩基が橋渡しをしていますが，リボースという糖の中の 1 つの OH が H に置換した構造をしたデオキシリボースが連なっているものを DNA（デオキシリボ核酸，deoxyribonucleic acid）といい，OH がついているものを RNA（リボ核酸，

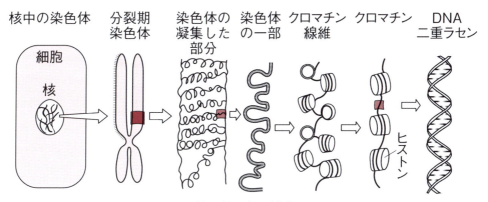

図 4-5 染色体の部分構造と DNA
染色体上にクロマチン線維が鎖状に巻きつき，クロマチンは DNA のらせん構造よりなります．

ribonucleic acid）といいます（図 4-4）．DNA は遺伝子そのものとして働き，RNA は後で述べるように DNA の情報からタンパク質を合成する際の仲介物質として重要な役割を果しています．

橋渡しをしている A, T, G, C という物質はプリン（A, G），ピリミジン（T, C）という塩基物質ですが，らせんの糸の橋渡しをする際に水素結合が相補結合という非常に離れやすいやわらかい結合をしています．この結合にあたって，A と T, G と C が常に対になって結合します．それは図 4-6 のように A と T は 2 本の手を出し合って結合し，C と G は 3 本の手を出し合って結合しているからなのです．この A－T，C－G がらせんの糸の上でどのような順序で配列しているかが重要な意味をもっています．この配列の並び方によって，さまざまな形質が表れてくることになるのです．

ここで，ヒトの生命が生まれるとき，母の卵と父の精子が受精して卵割が起こり生命が発生し始めるのですが，形態的に精子は頭部にある DNA が主体で受精によって，母方の卵細胞をもとにして生命が誕生してきます．受精後，時間の経過につれて 1 つの卵細胞は 2 つに分割され，さらに 4 個，8 個，16 個，32 個，64 個といった具合に

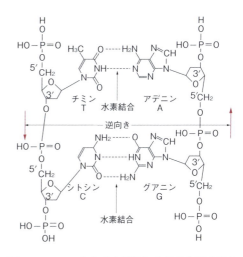

図 4-6 DNA のらせん構造における塩基の結合
DNA 塩基間は相補結合をしており，A と T は 2 本の水素結合，C と G は 3 本の水素結合で連結しています．したがって塩基 A に対して T，C に対しては G のみが結合し得ることになります．

分裂を繰り返し，60兆もの細胞に増殖していくわけです．その結果母親の子宮の中で，鼻や手や頭が形成され一人の赤ちゃんとして誕生します（☞19章）．そのときにはもとの1個の細胞が母親のお腹の中で60兆個の細胞になっています．その時に重要なことは，増殖した一つひとつの細胞の中に同じ染色体，遺伝子が形成されていることです．そのためには遺伝子のコピーをたくさんつくらないといけません．同じDNAを複製して必ずそれぞれの細胞に同じコピーを入れていかなければならないのです．つまり細胞分裂に際しては，DNAを複製するということが必要で，2本のらせん構造になっていたDNAが，もう一度DNAポリメラーゼという特殊な酵素を使いながら，同じ構造をしたDNAを複製します．対になったA－T，G－Cの配列の同じDNAをつくっていくことになり，結果的には同じ糸から同じ糸をもう1本つくり，それがまたもう1本つくるというように，60兆個もの細胞の中に同じ構造のDNAがそのまま入り込んでいくことになります．

3　遺伝子の働き

遺伝子を形作るDNAは核の中の染色体の上に乗っているわけですが，このDNAの塩基配列の並び方（情報）が生きることに必要なさまざまなタンパク質を合成する設計図となります．つまりその並び方が，それぞれの生き物の形をつくったり，代謝を行わせる多様な酵素タンパク質の鋳型となるのです．この鋳型の設計図の受け渡しをしている飛脚のような働きをしているも

のが伝令RNA（mRNA／メッセンジャーRNA）といわれるものです．核の中でDNAと同じ塩基配列をコピーしたmRNAをつくり（転写），そのmRNAが核膜の穴を通って細胞の中に出，細胞質の中にあるリボソームというタンパク質合成工場にその情報を伝えます．つまりDNAのもっていたAATCG……といった塩基配列の並び方をmRNAがコピーして，それに基づいて特定のタンパク質を合成するわけです．

ここでDNAの場合，らせん構造の塩基対の配列でA→T，T→A，C→G，G→Cが対になっています．これがmRNAに読みかえ（転写）が起こるときにはTはウリジン（U）という塩基に読みかえられ，DNAのA→Tは，mRNAでA→Uとなりますが，意味としてはTとUは同じものなのです．このようにリボーズとリン酸の連結系に並ぶACUGC……といった塩基の配列について重要なのは，これらの文字が3つ並んだ，GGAとかCUU，GUA…の3文字の単位が1つのアミノ酸に相当し，アミノ酸からタンパク質をつくる際の司令となることです．塩基の3つ並んだ3文字のことをコドンといい，タンパク質合成の基本の情報となります（表4-1）．mRNAは核から細胞質を出て，リボソームに付着します．一方，細胞質の中にある運搬RNA（transfer RNA，tRNA）は特定のアミノ酸と結合したアンチコドンを形成してmRNAのコドンに結合します（図4-7）．つまりmRNAの情報に従って，tRNAが集めてきたアミノ酸を原料に特定のアミノ酸配列をしたタンパク質がリボソーム上で合成されることになります（翻訳）．たとえば3文字からなるコドンの並びで，AAG

が並ぶとリジン，GAA が並ぶとグルタミン酸を細胞質の中から集めてきて，一定の数と順序に従ったタンパク質をつくり出すことになるのです．

アミノ酸は，その分子の中に，$-NH_2$（アミノ基）と $-COOH$（カルボキシル基）を持つ非常に単純な物質です．アミノ酸の骨格としては炭素（C）と水素（H）が連なっていて，その骨格に $-NH_2$ と $-COOH$ が結合している構造となっています．その C と H の結合の仕方にさまざまなものがありますが，今この世界に存在しているアミノ酸はたった 20 種類しかありません（図 4-8）．その 20 種類のアミノ酸の結合の仕方，結合の順序，配列の長さなどのいろいろな組み合わせによってさまざまなタンパク質が生まれてくるのです．

要約すると，もともと核の染色体にあった DNA の塩基の配列 ATGGCC……（☞ 16 頁，図 4-4）の情報を mRNA という RNA に転写して核の外にもっていき，リボソームに結合し，AUG，GCC，……の 3 文字の並び方によっていろんな種類のアミノ酸を選び取ってきて，それらをつなぎ合わせ，さまざまなタンパク質をつくっていくのです（図 4-7）．

私たちの体の中でタンパク質は，いろいろな細胞の骨格や臓器の骨格をつくってい

表 4-1　mRNA のコドンに対応するアミノ酸

		2 番目の文字				
		U	C	A	G	
1番目の文字	U	UUU UUC｝フェニルアラニン（Phe） UUA UUG｝ロイシン（Leu）	UCU UCC UCA UCG｝セリン（Ser）	UAU UAC｝チロシン（Tyr） UAA UAG｝終止コドン	UGU UGC｝システイン（Cys） UGA 終止コドン UGG トリプトファン（Trp）	U C A G
	C	CUU CUC CUA CUG｝ロイシン（Leu）	CCU CCC CCA CCG｝プロリン（Pro）	CAU CAC｝ヒスチジン（His） CAA CAG｝グルタミン（Gln）	CGU CGC CGA CGG｝アルギニン（Arg）	U C A G
	A	AUU AUC AUA｝イソロイシン（Ile） AUG メチオニン（Met）（開始）	ACU ACC ACA ACG｝トレオイン（Thr）	AAU AAC｝アルパラギン（Asn） AAA AAG｝リジン（Lys）	AGU AGC｝セリン（Ser） AGA AGG｝アルギニン（Arg）	U C A G
	G	GUU GUC GUA GUG｝バリン（Val）	GCU GCC GCA GCG｝アラニン（Ala）	GAU GAC｝アスパラギン酸（Asp） GAA GAG｝グルタミン酸（Glu）	GGU GGC GGA GGG｝グリシン（Gly）	U C A G

3 つの文字（塩基）の並びからなるコドンについて，左は 1 番目，上には 2 番目，右には 3 番目の文字が書かれてあり，3 つの文字の並びは，それぞれアミノ酸に対応します．図中 AUG（メチオニン）は開始コドン，UAA，UAG，UGA は終止コドンと書かれていますが，これは 1 つのタンパク質が合成されるにあたって，そのタンパク質に対する遺伝子の翻訳 AUG から始まって終止コドンで終わることを意味しています．タンパク質が合成された後，メチオニンは切り離されます．

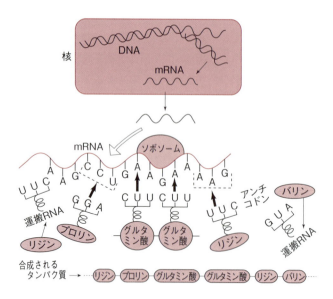

図 4-7　DNA の情報とタンパク質合成

　DNA の情報は伝令 RNA（mRNA）に伝えられ，それが核外に出てリボソームというところで，特定のアミノ酸配列をしたタンパク質を合成する鋳型となります．

ますが，動的な意味で重要なのは，私たちの体の中にある数万という多様な酵素がタンパク質でできていることです．酵素は体内のいろいろな化学反応を進めていくための触媒のようなものですが，酵素がないと生物の中で代謝が進まず，私たちは生きることができません．つまり酵素は，代謝や化学反応の担い手として，私たちが生きているという現象をつくっているのです．

　ヒトの体の中で，食べたものを消化したり，さまざまな物質を分解，合成したりするのは酵素の働きによるのです．たとえば私たちが食べる炭水化物や糖はグルコースとなり，結果的にエネルギーになりますが，グルコースは最後には二酸化炭素と水になってしまいます．これも重要な代謝であり，この反応にも無数の酵素が関与しています．代謝の流れでは，体内には 10 万にも及ぶような反応があるといわれており，そういう反応をすべて調節しているのは，タンパク質である酵素なのです．また鼻が高い，低い，あるいは 1 つの手が 5 本の指でできているのも，遺伝子がつくったタンパク質である酵素の働きであるといえます．つまりその酵素の構造や作用を決めるのが遺伝子であり，遺伝子は生命の根幹といわれるゆえんなのです．

　37 億年前に 1 個の細胞ができ，2 つ，3 つと分裂していく最初の頃は，おそらくタンパク質そのものが次へ次へと伝わっていくことになっていました（タンパク質ワールド）が，それが RNA という核酸を介するようになり，やがてより安定している DNA が遺伝子としてそれを担うようになりました．DNA は非常に安定した物質ですが，それが自然淘汰の中で変異が起こり，

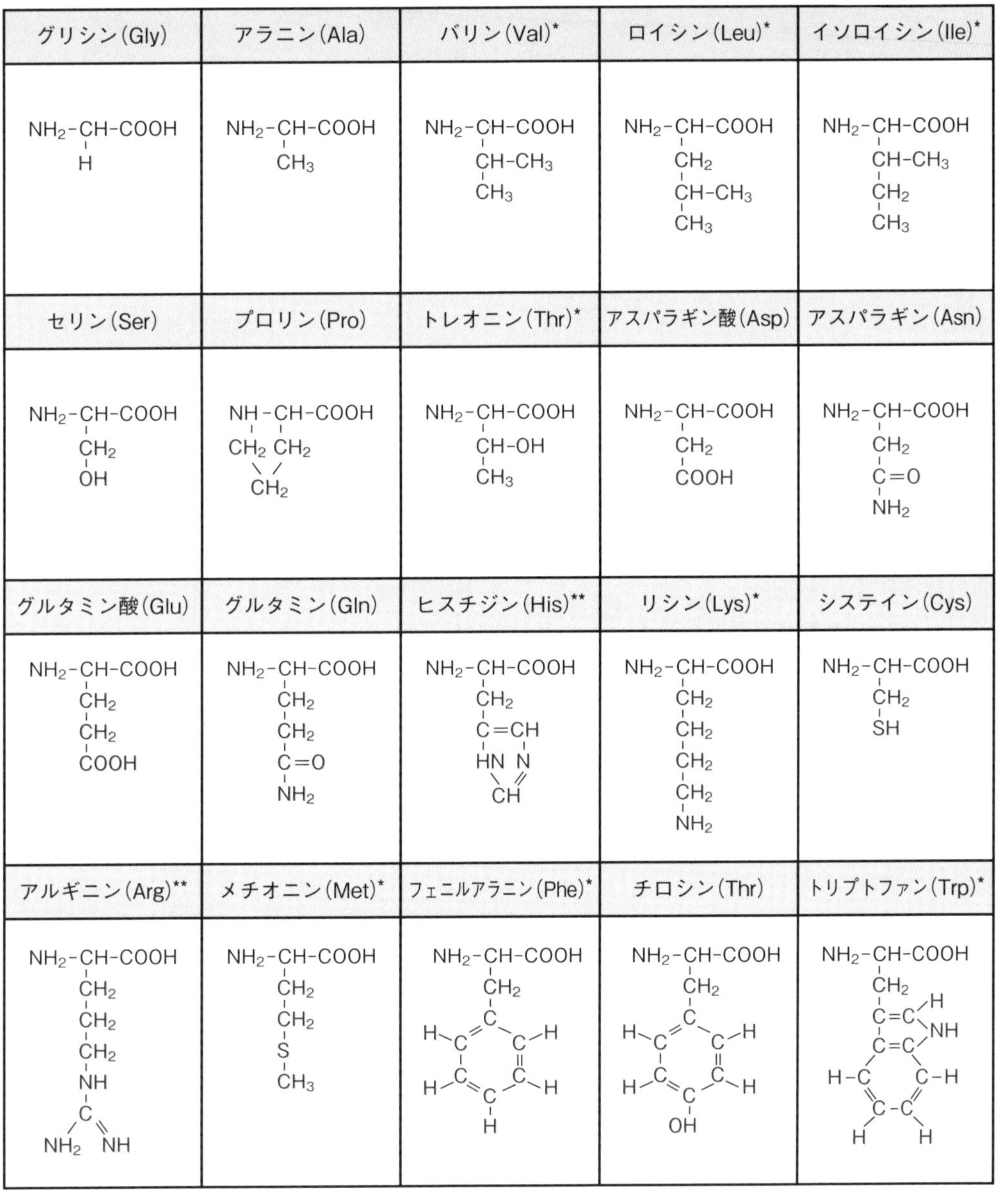

グリシン(Gly)	アラニン(Ala)	バリン(Val)*	ロイシン(Leu)*	イソロイシン(Ile)*
NH_2-CH-COOH H	NH_2-CH-COOH CH_3	NH_2-CH-COOH CH-CH_3 CH_3	NH_2-CH-COOH CH_2 CH-CH_3 CH_3	NH_2-CH-COOH CH-CH_3 CH_2 CH_3
セリン(Ser)	プロリン(Pro)	トレオニン(Thr)*	アスパラギン酸(Asp)	アスパラギン(Asn)
NH_2-CH-COOH CH_2 OH	NH-CH-COOH CH_2 CH_2 CH_2	NH_2-CH-COOH CH-OH CH_3	NH_2-CH-COOH CH_2 COOH	NH_2-CH-COOH CH_2 C=O NH_2
グルタミン酸(Glu)	グルタミン(Gln)	ヒスチジン(His)**	リシン(Lys)*	システイン(Cys)
NH_2-CH-COOH CH_2 CH_2 COOH	NH_2-CH-COOH CH_2 CH_2 C=O NH_2	NH_2-CH-COOH CH_2 C=CH HN N CH	NH_2-CH-COOH CH_2 CH_2 CH_2 CH_2 NH_2	NH_2-CH-COOH CH_2 SH
アルギニン(Arg)**	メチオニン(Met)*	フェニルアラニン(Phe)*	チロシン(Thr)	トリプトファン(Trp)*
NH_2-CH-COOH CH_2 CH_2 CH_2 NH C NH_2 NH	NH_2-CH-COOH CH_2 CH_2 S CH_3	NH_2-CH-COOH CH_2 （ベンゼン環）	NH_2-CH-COOH CH_2 （ベンゼン環） OH	NH_2-CH-COOH CH_2 （インドール環）

20 種のアミノ酸は NH_2-CH-COOH（黒）の部分にさまざまな側鎖（赤）が結合してできています.
＊はヒトの必須アミノ酸, ＊＊はヒトの成長期に追加される必須アミノ酸

図 4-8 タンパク質を構成する 20 種のアミノ酸

さまざまな生物が生まれてきたと考えられています.つまり生物のいろいろな相異は,タンパク質の作り方によって決まるといってもよいでしょう.

DNA は染色体上に存在し,そこでは 4 種類の塩基がさまざまな配列をもって並んでいますが,DNA の塩基配列の中で遺伝子に関係したエキソンといわれる部分と,

イントロンという遺伝子そのものに関係ない部分とがあります（図4-9）。実際にはこういうエキソンといわれている遺伝子の形質がmRNAに伝えられ，リボソームでいろいろなタンパク質をつくっています。30億という塩基配列の中で実際に遺伝子として形質表現に用いられている部分は全体の5％といわれています。2003年にはヒトのゲノム解析によって遺伝子を解読して，塩基配列を全部決められ，ヒトの遺伝子は22,287であると発表されました。

遺伝子は生き物のいろいろな形や性質を決めていきますが，最近は遺伝子の組み換えの仕事がたくさん出されてきています。大腸菌などの細菌の中には，ミトコンドリアのDNAやプラスミドDNAというものがあります。このプラスミドDNAを利用して大腸菌にさまざまなタンパク質を合成させることができます。細菌は30分で倍，倍に増殖するため，非常に多くのものを増幅してつくることができます。たとえばこのプラスミドDNAを大腸菌から取り出して，その中にヒトや動物の特定の遺伝子を組み込みます。インスリンをつくり出したかったら，インスリンをつくり出す遺伝子をこのプラスミドDNAの一部に組み込んで，これをもう一度細菌の細胞の中に入れ込むと，細菌は自分の遺伝子として大量のインスリンを合成するようになります。つまり，目的とするタンパク質を細菌につくらせて，そのいいところだけを取って人間が利用しようとするものです。組み換えDNAや組み換え食品などの原理もこういうところにあるのです（図4-10）。

インスリンは一種のタンパク質（ペプチド）で，アミノ酸が2列に並んだ形になっていますが（☞15章，図15-14），豚や牛や羊など，いろいろな種類のインスリンが

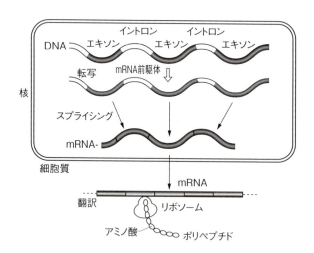

図4-9　伝令RNA（mRNA）の合成とそれによるリボソームでのタンパク質（ポリペプチド）合成
DNAの塩基配列にはタンパク質のアミノ酸配列を指示する領域（エキソン）とアミノ酸配列とは関与しない領域（イントロン）があり，DNAに基づいてつくられたRNAは，核外に出るまでスプライシング（イントロンの部が除去）されてmRNAが完成します。

4 遺伝子とは何だろう　23

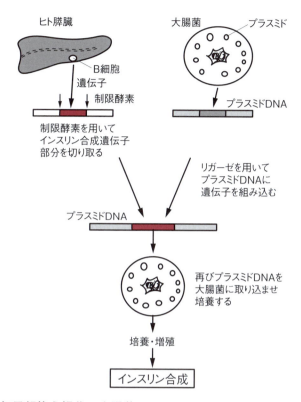

図4-10　遺伝子組換え操作で大腸菌にヒトのインスリンを大量合成させる原理

アミノ酸配列	1	2	8	9	10	21
ヒト	Gly	Ile	Thr	Ser	Ile	Asn
ブタ	Gly	Ile	Thr	Ser	Ile	Asn
ウシ	Gly	Ile	Ala	Ser	Val	Asn
ヒツジ	Gly	Ile	Ala	Gly	Val	Asn

図4-11　動物の種（ヒト，ブタ，ウシ，ヒツジ）におけるインスリン構造（A鎖）の相異

これらの種のA鎖においては8，9，10番目のアミノ酸配列にわずかの差があるだけです．各円内のアミノ酸，Thr, Ala, Ser, Gly, Val, Ile, Asn は図4-8を参照．ヒトのインスリン全構造については図15-14参照．

あります．興味深いのは，動物の種類は異なってもインスリンはお互いにほとんど同じ構造をしていることです．これはおそらく，動物は異なっても，もともと同じ生物から互いに派生してきたということを示していると思われます．ヒト，豚，牛，羊のインスリンの構造をみても，図 4-11 のように少しのアミノ酸の配列の差を除いてほとんど同じであることがわかります．

またヒトの遺伝子とチンパンジーの遺伝子は 99% 同じです．1% 遺伝子が違うだけで，人になるかチンパンジーになるかが決まるのです．少しの遺伝子の相異からまったく違うものができあがるわけで，このことからも遺伝子を形成する塩基配列，すなわちコドンの配列がそれぞれの遺伝子の働きを決めていると考えられます．

Box 1

iPS 細胞と ES 細胞の違い

　2012 年のノーベル生理学賞医学は日本の山中伸弥博士が発見した iPS 細胞の研究成果に授与されました．山中博士は神戸大学医学部の出身で，筆者自身，博士の学生時代に「生理学」を教えたこともあり喜びにひとしおのものがあります．

　iPS 細胞は，Induced Pluripotent Stem Cell の略で，「人工多能性幹細胞」（induced ＝誘導された〈人工の〉，pluripotent ＝多くの能力をもった〈多能性〉，stem cell ＝幹細胞）の単語の頭文字をとったものです．人工的に誘導された（幹）細胞が心臓や肝臓，神経など体のさまざまな器官の多様な細胞になり得るということです．この細胞の性質を知るためには，ヒトや動物の発生する初期，受精した卵細胞が細胞分裂を繰り返し，さまざまな臓器の細胞に分化する直前の状態の細胞のことを思い浮かべると理解しやすいと思います（☞ 19 章，図 19-3，4）．

　通常卵細胞に精子が入って受精が起こると，卵割といって細胞が分裂し始めます．動物によってまた環境によってその分裂のスピードは異なりますが，ヒトの場合受精後 1 つの卵が卵割を開始し，1 日で 2 つの細胞に，2 日で 4 つの細胞に，3 日で 8 つの細胞にといった具合に分裂を繰り返します．細胞はどんどん増え，8 日ごろになると全体が桑の実やヤマモモの実のように細胞がぎっしりと詰まった塊ができます．この状態を桑実胚といいます．この桑実胚から各臓器になる細胞が分化し始め，いちばん外側の外胚葉の細胞群からは神経や皮膚，感覚器が形成され，中心部にある内胚葉からは消化器や呼吸器や心臓など内臓器官ができ，内外の中間部に位置する中胚葉の細胞群からは骨や筋，結合組織などが形成されていくのです．このようにさまざまな器官の細胞群に変化する前の細胞は，体の中のあらゆる細胞になる原基（幹）ということで，この細胞群のことを胚生幹細胞（embryonic stem cell；ES 細胞）（図 4-12a）というのです．

　この ES 細胞を増殖培養して，心臓や肝臓の組織をつくり，それを心筋梗塞や，肝障害のある患者の臓器に植え込み，機能を再生させるという再生医療へ応用することが試みられました．しかしこのような一端受精した受精卵からできる ES 細胞には，生命になるべきすべての遺伝プログラムがその中に宿されており，その生命を他人の病気の治療に利用

できるかどうかという生命倫理の問題があり，ローマ法王をはじめ宗教的にも倫理的にもその研究と応用が禁止されていました（一昨年からアメリカではその研究は許可されましたが）．また ES 細胞の応用では，それを他人の生体に移植するため免疫の拒否反応が起こることも大きな問題でした．そのときに現れたのが iPS 細胞だったのです．

　iPS 細胞は ES 細胞のように生殖細胞由来のものとは違って，体のどの部分にもある体細胞（研究には主に皮膚の線維芽細胞が使われていますが）に特殊な 3 つの遺伝子（Oct3/4，Sox2，Klf4）をレトロウイルスを使ってその細胞の遺伝子に組み込むだけで，その細胞が'初期化し'，多様な細胞に分化する ES 細胞と同じような細胞に生まれ変わるのです（図 4-12b）．このことはできあがった通常の細胞が，この操作によって細胞が分化していく以前の元の細胞に若返るというリプログラミングを意味しているのです．受精した ES 細胞と違って，iPS 細胞は他の生命を利用するという生命倫理の障碍をクリアできたことと，患者自らの体細胞からの iPS 細胞を利用するという点で免疫拒否反応の問題も解決できることから，今後再生医療や新しい薬物の開発研究への応用が期待されています．

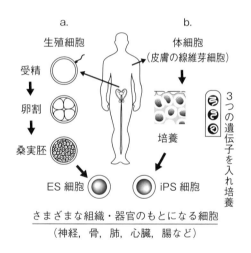

図 4-12　ES 細胞（胚性幹細胞）と iPS 細胞（人工多能性幹細胞）の違い

iPS 細胞は受精卵からではなく，通常の体細胞（たとえば皮膚の線維芽細胞）に特殊な遺伝子（たとえば Oct3/4, Sox2, Klf4 などの遺伝子）を導入することによって，ES 細胞と同じように多種類の細胞に分化発達しうる幹細胞となります．

4 遺伝子からタンパク質へ

タンパク質はグルタミン酸やアスパラギン酸のようなアミノ酸（☞21頁，図4-8）が無数に連なった構造をもつ物質ですが，それぞれのタンパク質は前節で述べたように遺伝子のもつ暗号である塩基の配列によって決められ合成されたものです．私たちの体内のタンパク質は7万種類もあり，数にすると18億個も存在しているといわれています．できあがったこれらのタンパク質も体の中でじっとしているのではなく，さまざまな変化をし，まるで生命をもっているかのように，誕生，成長，成熟，老化し，死んでいくのです．

三大栄養素の一つとして食べ物から摂取されたタンパク質は消化管で消化酵素（酵素もタンパク質でできています）によってバラバラに分解され，単一のアミノ酸として腸の上皮細胞から吸収されます．そしてアミノ酸は，血液を介して肝臓や体のあらゆる細胞に運ばれそれぞれの臓器，組織の細胞で必要なタンパク質に再合成されます．各細胞でのタンパク質の誕生，合成のされ方は，前節で詳しく述べたように，細胞核にある遺伝子の情報に基づいてアミノ酸の配列の仕方が決められ，無数のアミノ酸が数珠状に連なったタンパク質が合成されるのです（☞20頁，図4-7）．図4-13aは赤血球のヘモグロビンを構成するタンパク質の一つであるβ-グロビンが形成されるためのDNA遺伝子の塩基配列ですが，この配列にあるコドンの情報に従ってさまざまなアミノ酸が一列に並べられ，β-グロビンタンパク質が合成されます．このようにアミノ酸が一列に並んだ構造のことを1次構造といいます（図4-13b-①）．しかしこのままではヘモグロビンとしての生理的な機能を発揮できません．

さらにタンパク質は立体構造をもつように成長，成熟します．バソプレシンやオキシトシン（図4-14）のように一部のペプチドホルモンでは，アミノ酸が一列に並んだ1次構造のままで作用をもつこともありますが，たいていの場合その一列のアミノ酸のつながりが折り紙のように折り畳まれたり，環状の立体構造になって初めて作用を表すのです（2次，3次，4次構造）（図4-13b）．つまりタンパク質分子がつくる形が生理作用にとって重要な意味をもつのです．このような折り畳みや，環状の立体構造のことをフォールディング（折り畳み）といいます．このフォールディングにはシャペロンというタンパク質が関わっています．つまり各細胞の中で遺伝子の情報に従って造られ，1次構造をしたタンパク質は，細胞内にあるシャペロンによって折り畳まれ，さまざまな形をしたタンパク質につくり変えられるのです．1次構造をしたグロビンタンパク質はねじれてヘリックスの2次構造をつくり，それがさらに空間的な3次構造を形成します．それらの3次構造をもったグロビンタンパク質が4個寄り集まって4次構造をもったヘモグロビンが形づくられ（図13b-①〜④），初めて酸素や二酸化炭素と結合するヘモグロビンに成長するのです．このとき立体構造の形に少しの変化が起こっても，あるいはもとの一列に並んだアミノ酸の中の1つのアミノ酸が他のアミノ酸に入れ替わってもヘモグロビンは機能を発揮できず，健康に異常をきたすのです．たとえば赤血球で酸素と結合

a.
```
CCCTGTGGAGCCACACCCTAGGGTTGGCCA
ATCTACTCCCAGGAGCAGGGAGGGCAGGAG
CCAGGGCTGGGCATAAAAGTCAGGGCAGAG
CCATCTATTGCTTACATTTGCTTCTGACAC
AACTGTGTTCACTAGCAACTCAAACAGACA
CCATGGTGCACCTGACTCCTGAGGAGAAGT
CTGCCGTTACTGCCCTGTGGGGCAAGGTGA
ACGTGGATGAAGTTGGTGGTGAGGCCCTGG
GCAGGTTGGTATCAAGGTTACAAGACAGGT
TTAAGGAGACCAATAGAAACTGGGCATGTG
GAGACAGAGAAGACTCTTGGGTTTCTGATA
GGCACTGACTCTCTCTGCCTATTGGTCTAT
TTTCCCACCCTTAGGCTGCTGGTGGTCTAC
CCTTGGACCCAGAGGTTCTTTGAGTCCTTT
GGGGATCTGTCCACTCCTGATGCTGTTATG
GGCAACCCTAAGGTGAAGGCTCATGGCAAG
AAAGTGCTCGGTGCCTTTAGTGATGGCCTG
GCTCACCTGGACAACCTCAAGGGCACCTTT
GCCACACTGAGTGAGCTGCACTGTGACAAG
CTGCACGTGGATCCTGAGAACTTCAGGGTG
AGTCTATGGGACCCTTGATGTTTTCTTTCC
CCTTCTTTTCTATGGTTAAGTTCATGTCAT
AGGAAGGGGAGAAGTAACAGGGTACAGTTT
AGAATGGGAAACAGACGAATGATTGCATCA
GTGTGGAAGTCTCAGGATCGTTTTAGTTTC
TTTTTATTTGCTGTTCATAACAATTGTTTTC
TTTTGTTTAATTCTTGCTTTCTTTTTTTTTT
CTTCTCCGCAATTTTTACTATTATACTTAA
TGCCTTAACATTGTGTATAACAAAAGGAAA
TATCTCTGAGATACATTAAGTAACTTAAAA
AAAAACTTTACACAGTCTGCCTAGTACATT
ACTATTTGAATATATGTGTGCTTATTTGC
ATATTCATAATCTCCCTACTTTATTTTCTT
TTATTTTTAATTGATACATAATCATTATAC
ATATTTATGGGTTAAAGTGTAATGTTTTAA
TATGTGTACACATATTGACCAAATCAGGGT
AATTTTGCATTTGTAATTTTAAAAAATGCT
TTCTTCTTTTAATATACTTTTTTTGTTTATC
TTATTTCTAATACTTTCCCTAATCTCTTTC
TTTCAGGGCAATAATGATACAATGTATCAT
GCCTCTTTGCACCATTCTAAAGAATAACAG
TGATAATTTCTGGGTTAAGGCAATAGCAAT
ATTTCTGCATATAAATATTTCTGCATATAA
ATTGTAACTGATGTAAGAGGTTTCATATTG
CTAATAGCAGCTACAATCCAGCTACCATTC
TGCTTTTATTTTATGGTTGGGATAAGGCTG
GATTATTCTGAGTCCAAGCTAGGCCCTTTT
GCTAATCATGTTCATACCTCTTATCTTCCT
CCCACAGCTCCTGGGCAACGTGCTGGTCTG
TGTGCTGGCCCATCACTTTGGCAAAGAATT
CACCCCACCAGTGCAGGCTGCCTATCAGAA
AGTGGTGGCTGGTGTGGCTAATGCCCTGGC
CCACAAGTATCACTAAGCTCGCTTTCTTGC
```

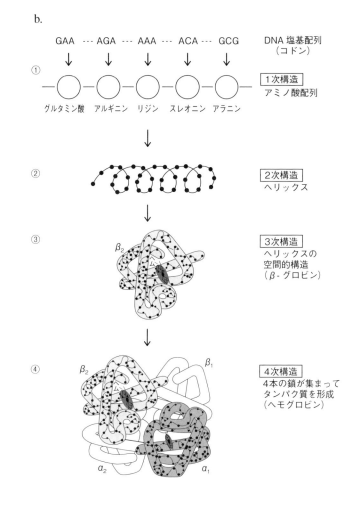

図 4-13 β-グロビンの DNA 塩基配列

a. 血液中の酸素を運搬するヘモグロビンの一部である β-グロビンタンパクをつくるヒト遺伝子 DNA 配列塩基．3 文字ずつの塩基配列（コドン）に基づいてアミノ酸を配列結合し，β-グロビンを合成します．

b. ①(a)の遺伝子情報（塩基配列）に基づいて形成されたタンパク質の 1 次構造，それがヘリックス状の構造した 2 次構造②，および 3 次構造に折り畳まれ，さらにそれらが進み 4 次構造④のグロビンタンパク質を形成します（☞図 14-6）．

するヘモグロビンの β-グロビンタンパク質を形成するアミノ酸配列の中でグルタミン酸というアミノ酸 1 つがバリンというアミノ酸に入れ替わっただけでもヘモグロビンは酸素と結合できなくなり，機能が失われてしまうのです．近年問題となった狂牛病（BSE）はタンパク質のフォールディング異常の病気なのです．

コラーゲンは骨や結合組織，皮膚などの形成など細胞や体の構築に重要な働きをし

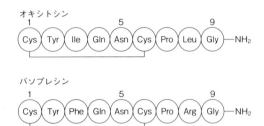

図 4-14 オキシトシン，バソプレシンのアミノ酸配列

各アミノ酸の文字は 21 頁，図 4-8 参照．

ている構造タンパク質の一種で，細胞と細胞の間隙を充たすクッションの役割を果たしています．コラーゲンタンパク質は一列に 1,000 個以上のアミノ酸が連なった 3 本の 1 次構造の鎖がらせん状に巻き付いてプロコラーゲンを形成した後，細胞外に分泌されてコラーゲン束（線維）となり，初めてその役割を表します．肌の滑らかな張りもコラーゲンが支えているのですが，皮膚のその部位で各細胞が自らつくり出しているものなのです．

したがってコラーゲン食品を食べたり，肌に塗っても効果はありません．健康食品や化粧品の宣伝にコラーゲンという言葉が出てきます．しかしコラーゲン由来のアミノ酸は必ずしも体内のコラーゲンにはなりません．コラーゲンを構成するアミノ酸はグリシン，アラニン，プロリンといったどの食品にも含まれているありきたりのアミノ酸です．普通の食事をしていれば原材料としては十分です．つまりコラーゲンというタンパク質も，体内でいったんバラバラの単一アミノ酸にまで分解され，体の必要な部位で自らの細胞によって合成，さらにフォールディングされ，そのつど新しくつくり出さなければならないのです．

一方，誕生し，成熟したタンパク質は体内で永遠に生きることはできません．老化したタンパク質，そしてつくりそこねた（ミスフォールディングされた）タンパク質は，蓄積されると凝集して障害を起こします．たとえば認知症の原因の一つであるアルツハイマー病は，一種のタンパク質代謝異常で，β-アミロイドタンパク質やτ-タンパク質といった不要なタンパク質が凝集によって細胞内外に蓄積して起こるといわれています（図 4-15）．ミスフォールディングされたり，代謝異常でつくられたタンパク質は，品質管理され，不要なものは素早く壊され融解して死なねばならないのです．タンパク質の寿命は数秒から数か月といわれています．つまりタンパク質も体内でめまぐるしい変化，代謝を繰り返しているのです．このように私たちがまったく気づかないところで常にタンパク質の生死のドラマがあり，それが私たちの健康を支えてくれているのです．

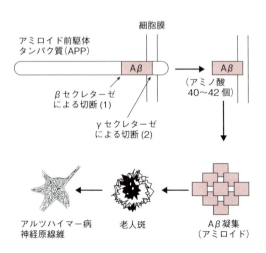

図 4-15 β-アミロイドの形成

私たちの体には7万種類のタンパク質があり，それらのタンパク質は，臓器，細胞の骨格の構築材料となり，体内の代謝の化学反応のすべてを円滑に進行させる酵素や，神経，内分泌，免疫における情報伝達，そして筋収縮，物質輸送などを行い，私たちの健康，生命維持の基本になるさまざまな大切な働きをしているのです．

5 代謝とは何だろう ―摂取した食べ物は 体内でどのように代謝されるのだろう

生命は物質からできていますが，無生物とは違って生きている細胞や組織の中では物質が常に動的に変化しています．この物質が変化していることを代謝といいます．代謝はまた新陳代謝ともいい，文字通り新しいものと古いものが入れ替わるということを意味しています．たとえば，いろいろなイオンや物質が細胞の中に入り，あるいは細胞の中から外に出ていきます．私たちの体を全体として考えても，ものを食べ，尿や便としてそれらの物質の変化したものを体外に排出しています．それらをまとめて新陳代謝，代謝といいます．

私たちが生きていくためには，いろいろな食べ物を摂取し，体の中でそれらをエネルギーや体の構成物質として利用します．それには遺伝子の役割が非常に大きいわけですが，それらの遺伝子の情報，あるいは司令に従っていろいろなものが動的に変化し，そして体を形づくっているのです．

ところで，私たちはいろいろな物を食べますが，それらは体の中でどのように変化し，どのようにして細胞や器官を形づくるのに役立っているのでしょうか．食べ物は炭水化物（糖），脂肪，そしてタンパク質という三大栄養素からなっています．これらが混合したものを私たちは朝昼晩の食事を通して体の中に取り入れています．炭水化物は光合成によって植物が太陽のエネルギーを蓄積したものであり，それを分解して私たちの細胞の生きるエネルギーとして利用しています．脂肪やタンパク質は他の動物や植物の合成したものです．体の中に摂取したこれらの三大栄養素を再びいったんバラバラの小さな分子にまで分解，消化して，消化管から体内に取り入れ，取り入れたものをもう一度，自分たちの体に合うように肝臓や他の臓器，組織，細胞で再合成をするのです．

では摂取した食べ物が，ヒトの体の中でどのように変化するのか，代謝という観点からもう少し詳しくみていきます．

炭水化物は，その文字が示すように炭素と水素からなる物質ですが，誰でもよく知っているのは，米，おもち，パンなどの主成分であるでんぷんです．でんぷんは図5-1にあるように，ブドウ糖（グルコース，単糖類）という糖が，たくさん寄り集まった物質です．それは口から胃，腸を通過する過程でアミラーゼという酵素によって分解され，腸の上皮細胞の表面ではグルコースの分子が2個つながったマルトース（二糖類）といわれる物質に変化しています．もしこれが，糖のいちばん小さな分子であるグルコースまで分解されてしまうと，ブドウ糖を直接の栄養源にして，細菌が腸内で繁殖して危険なので，腸の中では細菌が糖を直接利用できない二糖類であるマルトースの形で存在しています．それが，腸上皮細胞表面にある，ジサッカリダーゼ（二糖類分解酵素）という酵素によって分解されると同時に腸上皮細胞からグルコースと

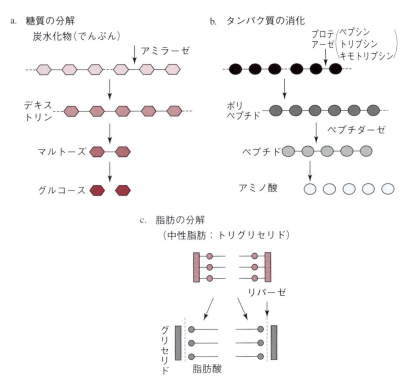

図 5-1　炭水化物，タンパク質，脂肪の分解消化

して細胞の中に取り込まれ，それが血液中に吸収され肝臓に送られ，そこで再び高分子のグリコーゲンに合成されます．グリコーゲンは運動時など必要に応じて再びグルコースに分解され，血中の糖として存在しています．したがって私たちが食事をした後で，すぐ血糖値が上がるのは，このグルコースが血液中に取り込まれていることを示しています．グルコースはさらに小さな分子に分解されてその中にしまい込まれていたエネルギーが細胞の生体膜のチャネル駆動，あるいは筋収縮のエネルギーとして利用されるのです．たとえばグルコースは6つの炭素がつながった物質ですが，図 5-2 にも示すように，さらに分解されて3つの炭素がつながったアセチル CoA という物質になります．その途中でエネルギー物質である2分子の ATP を合成していくことになり，さらにアセチル CoA は酸素によって酸化されて大量の ATP を合成します．そしてアセチル CoA という物質自身は TCA 回路，酸化的リン酸化，電子伝達系という代謝の経路を通して最終的には二酸化炭素と水になるのです．したがってグルコースが二酸化炭素と水になる過程で大量の酸素を使うので，私たちが日頃呼吸している酸素は，すべてこの経路の中で利用されることになり，このことをグルコースが酸化されるといいます．つまり1分子のグルコースが酸化されることによって

38個ものATPが合成されます.

　細胞の膜が外の環境と中の環境を一定の物質の割合で保つためには，膜にあるポンプが稼動することが必要であるとも述べましたが，グルコースが分解して産生される大部分のエネルギーは，この膜の外と中の平衡を保つポンプを動かすために使われているのです．したがって私たちがお菓子を食べたり，あるいは米やパンを食べたりする，その中の炭水化物は最終的にはすべて二酸化炭素と水に分解されると同時に，その途中で合成されるATPというエネルギーを使って細胞が生きることの基本になっているのです（☞図3-2）．

　一方，タンパク質は遺伝子の働きの項で述べたように，アミノ酸がたくさん結合してなり立っています．したがってタンパク質を分解すると最後はアミノ酸になります（図5-1）．そしてそのアミノ酸になる途中の段階のものをペプチドといいます．タンパク質は胃でペプシンというタンパク質分解酵素によって小分子のペプチドであるペプトンに分解されます．腸の中では，膵液の中に分泌されたプロテアーゼ，すなわちトリプシンや，キモトリプシンというタンパク質分解酵素によってさらに小さな分子，単一のアミノ酸，あるいは2つつながった小さな分子のアミノ酸に分解され，腸の上皮細胞から吸収されて血液の中に輸送され，各組織や細胞の中でアミノ酸から必要な新しいタンパク質が合成されます．そのとき遺伝子の情報に基づいてさまざまなタンパク質を合成し，それをもとに細胞の骨格をつくっていくことになります．また，アミノ酸は図5-2にもありますように，アミノ基転移反応を介してTCA回路という回路に入って，アセチルCoAとなり，糖の分解の逆反応によって再びグルコースに合成されたり，あるいは後に述べる脂肪の合成にもアミノ酸が利用されます．したがってアセチルCoAを介してアミノ酸は糖や脂質とも関連しあっているのです．

　脂肪は，炭素と水素そして酸素の長い枝からなる脂肪酸と，グリセリンといわれる一種のアルコールがエステル結合してつながったものです（図5-1）．脂質は膵液に含まれるリパーゼという酵素によってグリセリンと脂肪酸に分解されて，腸の上皮細胞に吸収され，リンパ管を介して血液に取り込まれ，各組織で再び生体にあった脂肪に再合成されていきます．体内に入った脂肪酸やグリセリンは，それを元として再び

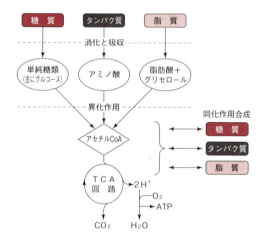

図5-2　三大栄養素（糖質，タンパク質，脂質）摂取後の生体内変化

それぞれの物質はグルコース，アミノ酸，グリセロール，脂肪酸などの単一の分子にまで分解され，再びその生体に適したタンパク質や脂肪に合成されます．また合成された物質はアセチルCoA-TCA回路を介してエネルギー源となるほか，他の要素に変換することができます．

組織の中でグリセリンと脂肪酸のエステル化が起こり，いろいろな部位で脂肪が合成されます．また，脂肪の構成要素の一つである脂肪酸は，酸素を使ったβ酸化と呼ばれる方式によって酸化されて，アセチルCoAという物質にまで分解されます．このアセチルCoAは，アミノ酸にも変異することができ，糖質にも変異することができます．また一方，そのアセチルCoAからコレステロールを合成し，ステロイドをつくることも行われます．このようにしてタンパク質，糖質，そして脂肪はお互いに別々の物質ですが，生体の代謝系の中の要になっているアセチルCoAという物質を介して，お互いに関連し合い，どちらの方向にも利用し得るのです．

したがって，たとえば断食をして，飢餓状態のときには体の中にある糖だけでなく，脂質やアミノ酸を分解しながらアセチルCoAを通してエネルギーを産生し，そのエネルギーを消費して各細胞は生き続けることができるのです．あるいはまた，脂肪を含まない食事をしたときでも，甘いものを食べることによって，簡単にアセチルCoAという分子を通して脂肪の合成がなされます．若い女性が甘い物を食べているだけで，脂肪太りになるのもこのためなのです．

それらを要約してみると図5-2にもありますように，炭水化物，脂肪やタンパク質からなるいろいろな種類の食べ物は，口から胃，腸（消化管）を通っていく間に消化され，小さな分子に分解されます．そして腸の上皮細胞から吸収され，体の中で再び自分自身の体に適合したタンパク質，脂肪，炭水化物や核酸など，さまざまな物質に再

合成されていきます．それを同化経路あるいは同化作用といいます．

さらに糖のいちばん小さな分子であるグルコースは，血液で体中の細胞に運ばれ，さらに小分子に分解されて，最後は二酸化炭素と水になってしまいます．その過程でたくさんのエネルギーを産出します．そのエネルギーを利用して，体のすべての細胞は生きているのです．つまり，私たちは炭水化物や脂肪，タンパク質を外から摂取して，それらを体の中で分解して自分に必要な形の物質に再合成し，また必要に応じて分解と合成を繰り返しながら生きているのです．このような物質の動きのことを代謝といい，この代謝を支えているのは個々の化学反応なのです．そのとき，一つひとつの反応で触媒をしているのが酵素の働きです．酵素はさまざまなタンパク質からなっています．酵素の数は数万から十万に及ぶといわれており，さまざまな化学反応を進行させるために，重要な役割を果たしています．

図5-3はヒトの体の中で起こっている代謝と化学反応を模式的に表したものの一部ですが，無数の点々は，代謝されていく一つひとつの物質を表し，それぞれの物質をつないだ線は代謝の化学反応を示しています．そして中心部の太い線と大きな丸で描いてある一部分は，前述のグルコースが分解されてアセチルCoAになり，TCA回路に導入されるところを示しています．すでに述べたようにアセチルCoA－TCA回路の反応系を中心にして炭水化物や脂肪やタンパク質，すなわちグルコースである糖や脂肪酸，そしてアミノ酸が交互に変化し合うことによって，生体に必要ないろいろな

物質を合成，分解して生きているという状況をつくっているのです．

したがって，図5-3にあるような無数の代謝化学反応が体内で正常に行われているかどうかが，健康であることの基本なのです．病気の項でも述べますが，糖尿病は糖の代謝の異常であり，さまざまな病気も多かれ少なかれ何らかの代謝の異常によって引き起こされるといってもよいでしょう．そしてこれらの物質が体をつくっているそれぞれの細胞の中で動的に，しかも瞬間，瞬間絶え間なく変化していることが生きているという状況であり，これらの変化が停止したときには，細胞，器官，生命の死を意味します．つまり物質が動的に変化しているという代謝は，バクテリアのような単細胞生物からヒトのような個体に至るまで，生命を生命として存在させるための基本的な性質であり，この動きなくしては，生命は一瞬たりとも生きているということができないのです．

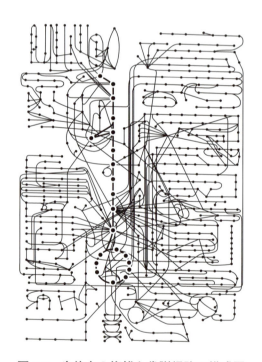

図5-3　生体内の複雑な代謝経路の模式図

図中実線は化学反応を示し，小さな・は反応の基質および反応生成物を示しています．図の中心部の●と円形の部分は解糖系，TCA回路（☞図5-2）を示しています．生体の中ではこのように化学反応が無数に存在し，それらの反応を触媒する数万の酵素が働いています．このような反応系によって炭水化物，タンパク質，脂肪は交互に変換して細胞の構成要素となっているとともに，生きるためのエネルギーを産生しています．（B. Albertsら，より）

6 内部環境の維持と生命
―ホメオスタシス（生体の動く恒常性）

　生命の単位としての細胞が海の中で生まれたときから，各細胞は環境（海）とともに生きてきました．環境がなければ生命はなく，生命なくして環境は存在しなかったといえるでしょう．私たちの祖先が5億年前に海から陸に上がってきたとき，私たちは海の環境を血液として体の中に閉じ込めて上がってきました．と同時に大気という環境とも適応し，肺を通して酸素を摂りいれ，食べたものの酸化によってエネルギー産生を行い，生き続けてきたのです．細胞にとっても個体にとっても外界の環境なくして生きていくことができないのです．

　細胞や個体にとって，細胞内あるいは個体内の環境が安定に保たれていることがきわめて大切です．たとえば夏や冬に外界の温度が変化しても私たちの体温は36～37℃になるように，体の中の環境（内部環境）が一定になるように工夫されています．このように体の内部の環境が一定に保たれていることをホメオスタシス（動く恒常性）といいます．この考え方は19世紀の後半にベルナールというフランスの生理学者が「生体の中では内部環境を一定に保つシステム」があることを提唱し，20世紀になってキャノンという人がホメオスタシス（homeostasis）という言葉で呼びました．特にこの恒常性というのはさまざまに変化する要素が必ずしも一定のところに固定されているのではなく，常に動的に変化しながら生体の内部環境を一定に保つというこ

とです．この恒常性を保つという考え方の背景には，N.ウイナーという人が提唱したフィードバック，フィードフォーワードという機構に基づいたサイバネティクスという概念があります．これは決して難しい言葉ではなくて，たとえば室内のクーラーでは室温が上がれば自動的にスイッチが入り，部屋の温度が下がり過ぎれば直ちにスイッチが切れるように，設定温度のところでスイッチが入ったり切れたりして部屋の温度が一定に保たれます（図6-1）．これと同じように，生体の中でも脈拍や血圧，あるいは血糖が動的に変化しながら一定の恒常的な範囲に保たれているのです．激しい運動をすると，エネルギー源や酸素を活動している筋や組織へ早急に送るために早急に送るために，脈拍数は増え，血圧も上がりますが，運動が終わるとすぐにそれぞれ元のあるべきレベルに回復します．

　細胞が単細胞であった頃には，異なった細胞の間のコミュニケーションは必要でなく，おそらく細胞の中でのさまざまな出来事を細胞内で処理していたと思われます．しかし，たくさんの細胞が集まった多細胞生物に発展してくると，細胞同士がお互いの状況を知らせ合うような情報交換が必要となってきました．つまり単細胞生物から多細胞生物に進化するにしたがって細胞間同士，あるいは細胞と器官のあいだの状況を情報交換することによって，個体全体の調和を保って生きていけるようなシステム

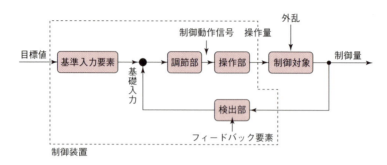

図 6-1 フィードバック制御系の構成図

ちょうど自動音声調節器と同じように，スピーカーに出てくる音声が小さければ増幅して音声強度をあげ，声が大きければそれを小さくするようにフィードバック制御系が働いています．生体におけるホルモンやさまざまな物質の濃度もこのようなフィードバック系によって制御されています．

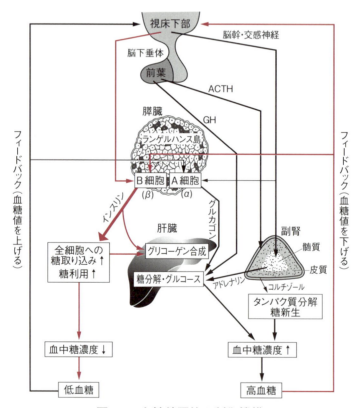

図 6-2 血糖値調節の制御機構

血糖値は正常な場合，グルコース濃度 70～90mg/100ml 血液に維持されていますが，これには図のような血糖値を感知して血糖値を下げるホルモン（インスリン），血糖値を上げるホルモン（グルカゴン，成長ホルモン，副腎皮質刺激ホルモン，糖質コルチコイド），交感神経（アドレナリン）などが相互に作用して血糖値を一定のレベルに維持するよう制御されています．

6 内部環境の維持と生命―ホメオスタシス（生体の動く恒常性）　37

ができあがってきました．その1つが神経系であり，もう1つは血液循環を介した内分泌系です．後者の場合は液性の情報伝達ともいい，その代表的なものがホルモンという物質を介した内分泌系です．最近では広い意味で抗原抗体反応としてよく知られている免疫系もこの液性の調節の中に入れられています．それらの神経性や液性の調節によって，ヒトの場合には60兆もある細胞が統合された調和をもって1つの個体を形成するように調節されているのです．

　このことについて私たちの血液の中の糖分であるブドウ糖（グルコース）の濃度が一定に保たれるメカニズムについて考えてみましょう（図6-2）．人の場合，100ml中の血液に70〜90mgのグルコースが存在していますが，そのグルコース濃度は膵臓にあるランゲルハンス島のβ細胞から分泌されるインスリンという血糖値を下げるホルモンやランゲルハンス島のα細胞から分泌されるグルカゴンという血糖値を上げるホルモンのほか，カテコールアミンや成長ホルモンなどの調節によって決められます．たとえば食事の後で，血糖値が上がるとそれを下げるように即座にインスリンが膵臓のβ細胞から分泌されて血糖値が下がります．また血糖値が逆に下がり過ぎるとグルカゴンのほか，カテコールアミン，成長ホルモン，グルココルチコイドといったインスリン抵抗性ホルモンが分泌され，血糖値を上げるように働くのです（☞第2部15章，膵臓のホルモンの項130頁）．血糖値を保つために，血糖値が常にどのレベルにあるかということを感受しながらそれぞれのホルモンの分泌のされ方が決められるのです．このことをフィードバックのメカ

ニズムといいます．つまり，ある物質が増え過ぎるとそれを減少させるように，またある物質が減少し過ぎるとそれを増加させるように，内部環境の状態を一定に保つように調節されているのです（☞図6-1）．

　一方，神経の働きにおいても，特に体の内臓に分布している自律神経は交感神経と副交感神経がお互いに拮抗的に働き，内臓の活動を安定化しています．さらに脳の視床下部においては自律神経系の中枢と内分泌系の調節中枢とが相互に作用し合い生体内の環境を安定に保つように働いています．このようにそれぞれのシステムの安定性を保つホメオスタシスの機構は，非生物界の物質には決して見出されない，生きている生命をもっているものの特質であるということができます．

　さらにそれに付け加えて，生きている生命体の中では，細胞，組織，そして器官が順次統合され，1つの大きな系（システム）をつくっていくわけですが，そのようなシステムの中にも一定の調和が見出されるのです．たとえば腎臓という臓器を例にとってみますと，腎臓の近位尿細管の表面にある上皮細胞は，水やナトリウムイオンのほか，さまざまな必要な物質を体の中に再び取り入れる役割をしていますが，遠位尿細管の上皮細胞では水やナトリウムの出し入れはバゾプレシンやアルドステロンといったホルモンの作用によって近位尿細管の上皮細胞とは異なった働きをします．そして腎臓全体からみると，一つひとつの上皮細胞が行っている個々の働きとは別のさらに総合化された働き，すなわち体液（血液，細胞外液，細胞内液）のホメオスタシスという大きな機能をもつようになるのです

(☞ 16 章,体液の調節と腎臓の働きの項表 16-1).このように一つひとつの細胞,組織,器官がより高次のレベルの機能をもった単位を形成し,体の内部環境を一定に保っているのです.

そしてそれらを総和した形で個体が維持され,全体としてはまったく別の意味をもった機構が生まれてくることを統合化された「創発」(有機構成)といいます.

この統合化のシステムを構成する一つひとつの単位をインテグロン(図 6-3)といい,個々のインテグロンはその下位のインテグロンの集合によって形成されるのですが,それはさらに高次のインテグロンの構成に参加しており,それぞれのインテグロンはどの下位のインテグロンにも存在しないまったく新しい特性と能力を備えるようになるということです.このような「創発」のシステムによって個体の調和のとれた生存が可能になるのです.

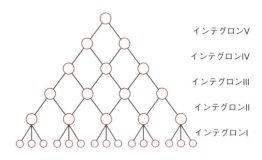

図 6-3 個々のインテグロンを集積したシステム統合化による「創発」

7 ヒトはどのように進化してきたのだろう―バクテリアからヒトへの進化

　生命の誕生は37億年の昔，海の中で発生した単細胞生物（バクテリア）に始まると述べました．その単細胞生物から，今日見るようなヒトを含めた多様な生物がどのように進化してきたのでしょうか．

　バクテリアから現在のような多様な生物が進化してきた過程を示す全生物の系統樹にはさまざまな見解がありますが，現在のところ原核生物界，原生生物界，植物界，菌界，動物界という5界説（図7-1）という考えが有力です．最近ではDNAの解析から，真正細菌（bacteria），古細菌（archaea），真核生物（eukaryote）という3つ大きなカテゴリーに分類することも試みられています．そして現在地球上には多種多様な生物が生息し，わかっているだけでも150万種で，その半数以上は昆虫類という綱に属する生物で占められています．しかし未発見，未記載の生物も多数あり，地球上すべての生物の種の数は2,000万種程度でないかと推測されています．

　図7-2は45億年前の地球の起原から現

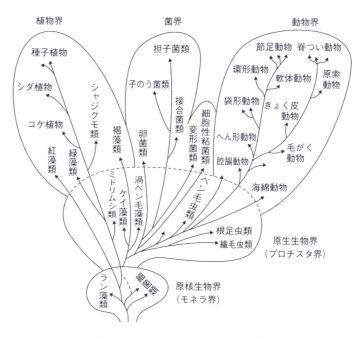

図7-1　5界説による生物の分類
核膜の有無で原核生物界と原生生物界に分類しています．（鈴木孝仁監修：視覚でとらえるフォトサイエンス生物図録．数研出版，p209 図，2002年より引用）

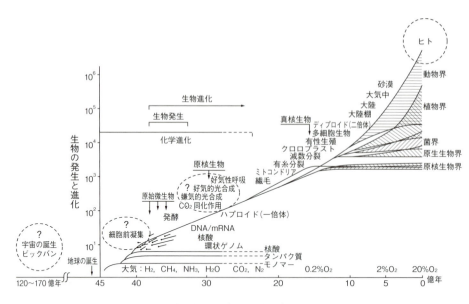

図7-2　地球の起源（45億年前）と生物の進化

在に至るまでの進化の模様を模式的に描いたものですが，45億年前の地球は荒涼たる環境（☞図2-2，図7-2）で，その中でさまざまな化学進化が起こり，約37億年前に生命の起源といわれる細胞が誕生したと考えられています．おそらくその当時は単純な単細胞であった生物が変異を繰り返しながら進化し，多様な種類の生物が生まれ，種族保存のためタンパク質や核酸のDNA，RNAが利用されていったと考えられます．長い年月の間，生物は単細胞のまま発展を続けてきましたが，15億年ぐらい前から多細胞へと進化し，さまざまな分化を重ねて多くの種類の生物が生まれました．そのうちに植物や動物が生まれ，その一種としてヒトも含まれるのです．

地質時代の区分から生物の進化の状況を見ると，図7-3に示しますように45億年前の地球の誕生から5億6千万年までを先カンブリア時代といいます．初期の単細胞生物は海洋中の有機物を利用した，酸素を使わない嫌気的な生物でしたが，その後二酸化炭素を用いて有機物を合成する光合成細菌やシアノバクテリアが海洋中に現れ，それが産生する酸素が大気中に徐々に増加してきました．そして生物は多細胞化し，細胞内に核のある真核生物が生まれました．真核生物の最も原始的な生物は，原生生物と呼ばれ，鞭毛虫やマラリア原虫，さらに光合成を行うミドリムシのほか，単細胞でありながら分化をする粘菌などがあります．ここからさらに植物といわれる，一群の生物が現れます．植物は，細胞壁をもち，細胞内の葉緑体で光合成を行い，二酸化炭素と水から有機物（炭水化物，糖）を合成し，太陽の光エネルギーを貯留することから独立栄養生物ともいわれ，それ以外の生物に生きるための栄養，エネルギーを与えるのです．最後に動物が誕生しました．動物の細胞は細胞壁をもたず，光合成もで

地質年代		絶対年代（億年）	動物界		植物界	
先カンブリア時代		46	無脊椎動物時代	原生動物, 海綿動物, 腔腸動物などが出現	藻類時代	細菌類の出現 シアノバクテリア類の出現 緑藻類の出現
古生代	カンブリア紀	5.42		三葉虫の出現		藻類の繁栄
	オルドビス紀	5.00		魚類の出現 三葉虫の繁栄		
	シルル紀	4.36	魚類時代	サンゴ, ウミユリの繁栄		陸上植物の出現
	デボン紀	4.09		両生類の出現 魚類の繁栄	シダ植物時代	裸子植物の出現 木生シダ類の大森林形成
	石炭紀	3.60	両生類時代	両生類の繁栄, フズリナ（紡錘虫）の繁栄, 爬虫類の出現		
	ペルム紀（二畳紀）	2.84		三葉虫とフズリナの絶滅		
中生代	三畳紀	2.42	爬虫類時代	爬虫類の発達 哺乳類の出現	裸子植物時代	ソテツ類の出現
	ジュラ紀	2.08		大型爬虫類（恐竜）の繁栄 鳥類（始祖鳥）の出現		針葉樹の繁栄
	白亜紀	1.40		大型爬虫類とアンモナイトの繁栄と絶滅		被子植物の出現
新生代	第三紀	0.64	哺乳類時代	哺乳類の繁栄	被子植物時代	被子植物の繁栄
	第四紀	0.06		人類の繁栄		

図 7-3　地質時代区分と生物の出現

（出典：文系のための生命科学 第 2 版．羊土社, p16, 図 1-5 より転載）

きないので，植物や他の生物のもつエネルギーや栄養物質を摂取して生きるので従属栄養生物と呼ばれています．

　先カンブリア紀の末期になると緑藻類や原生動物である放散虫や海綿生物が出現してきました．古生代に入ると藻類が繁茂し，その光合成による酸素の産生の増大が大気中の酸素を増加させました．増加した酸素は，地上 10 〜 50km の成層圏で紫外線に

よってオゾンに変化し，できたオゾン層が結果的に生体にとって有害な紫外線を遮ることとなりました．強い紫外線が地上に届かないようになり，生物は紫外線による破壊から免れて，海から地上に進出するようになったと考えられています．海では魚類が出現するとともに両生類が現れ，陸上ではシダ植物が繁茂するようになりました．

　さらに中生代になると恐竜や爬虫類が繁

栄し，ソテツをはじめ針葉樹などの裸子植物が繁茂しました．哺乳類が誕生したのは，今から1億5千万年前の中生代で，単孔類，有袋類が分化し，現在の哺乳類が広く世界に適応拡散したのは8千年前といわれています．

6千年前の新生代に入ると，植物では被子植物が繁茂するようになり，動物では特に哺乳類が繁栄するようになりました．そ して約300〜600万年前にヒトの祖先が誕生したと考えられています（図7-3, 4）．

人類の祖先は，おそらくサルや他の霊長類の進化の過程の一種として生まれ，四足動物から二足直立の姿勢をとるようになりました．まずアフリカにアウストラロピテクス・ロブストゥスという生物が生まれ，さらにホモ・ルーデンスやホモ・ハビリスへと進化し，それが100万年前にホモ・エ

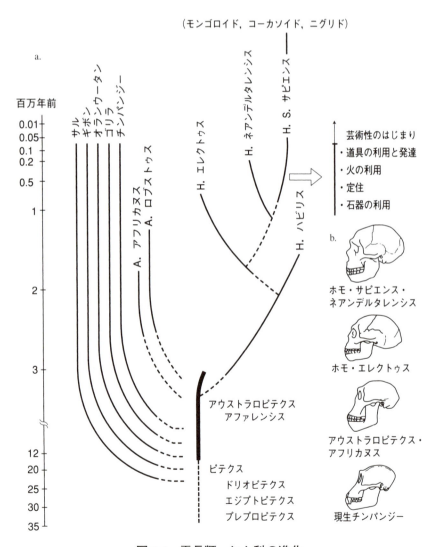

図7-4　霊長類，ヒト科の進化
a. は系統樹を示す．b. は頭蓋骨の形

レクトスといわれる直立の猿人に進化した と考えられています. やがてこれらはホモ・ ネアンデルターレンシス（ネアンデルター ル人）やホモ・サピエンスという種に分化 していきました. それらの大部分は絶滅し ましたが, ホモ・サピエンスはずっと現在 まで生き残ったのです. ホモ・サピエンス は, 大きく分けるとモンゴロイド, コーカ ソイド, ニグリドという 3 つの種類があり ます. これらの人類の祖先は 100 万年ぐら い前の世代に石器を使い始め, 50 万年前 に定住する傾向が生まれてきました. そし て 20 万年前に火を使い始めたといわれて います. さらに彼らは道具を使うことを覚 え, 今から 5 万年前には絵を描く, 物をつ くる, 彫刻するなどの芸術性があらわれて, 現在のような人類に発展したのです. 二足 直立し, 手を使い, 著しい脳の発達によっ て, ヒトは多様な生物の中でも特異な位置 を占めるようになったのです.

8 生命と時間

　生命が生命として存在するためには時間が必要です．つまり生命が形としての生命を作り，維持するためには時間の要素が必須なのです．

　誰もがよく知っている現象に「刷り込み現象（imprinting）」があります．これは鷹や鶏で発見された現象で，生後ある幼い特定のきわめて短い時期に，その鳥が見たものを母鳥と信じ込むという現象ですが，その幼い鳥は成長しても，そのときに見たもの（たとえそれが赤い玉であっても）を母鳥と信じてそのあとをついて回るという現象です．しかしこれには，幼い鳥の発育時の決められたきわめて短いタイミングが必須であって，その時間の前，あるいは後ではもうこの刷り込み現象は銘記されません．つまりこの現象の発現にはこの限られた時間，タイミングがきわめて重要な意味をもっているのです．

　これと同じように，生命の形成，発達，そして生きるという現象には，時間の要素が深くかかわっています．ヒトの発生について考えてみると（☞ 2 部 19 章），私たちの生命は，単細胞としての母の 1 つの卵と，父の精子の合体（受精）から始まります．ずっと古い昔，精子の中にホムンクルスといわれるような，ヒトの形をした（小人）生物が宿っていて，それが母の胎内で成長して 1 人前のヒトとして誕生すると考えられたこともありました．しかし現在では，誰もが知っているように，母の遺伝子と，

父の遺伝子の合体によってまったく新しい生命が形作られること，そしてその遺伝子の中に新しい生命のすべてのプログラムが宿され，時間の経過とともに卵割（細胞分裂）によって，あるべき細胞，組織，器官，臓器が生み出され，十月十日の月日をかけて 1 つの個体が形成されていくのです．その形成されていく有様は，まったく時間の関数としての変化の集積であるといえるでしょう．

　つまり遺伝子の中に，いつ，どこで，どのようなタンパク質（多くの場合，タンパク質としての酵素の形成）が出現するかのプログラムが宿され，ある特定のタイミングのときに，それらのタンパク質（酵素）の発現，あるいは酵素の活性化あるいは不活性化によって，さまざまな物質が合成されたり分解されたりしながら，時間に規制されつつ，組織や器官，個体が形成されるのです．たとえば，体の中の腎臓や消化器，心臓，肺，脳，生殖器が形成されながらそれぞれあるべき場所に収まるためには，形成されつつある組織や器官が，特定の部位に移動せねばなりません．そのためにはその特定の時期にある種の誘導物質が合成分泌され，その誘導に沿って細胞，組織，器官があるべき部位に誘導されるのです．「刷り込み現象」で述べましように，この時間，タイミングを外せば，正常な器官の形成，そしてその器官のあるべき部位が失われてしまうのです．脳のような神経細胞のきわ

めて複雑な神経回路の成り立ちも，腎臓の糸球体や尿細管の複雑な構造も，この時間に規制された遺伝子の働きの成果に他ならないのです．

そして最も驚くべきことは，ヒトを含めたあらゆる生物は，生命発生以来の 37 億年の時間，歴史をその体の中に閉じ込めて生きているという事実です．個体発生において，母の胎内で卵という単細胞と精子の合体から出発した胚は，子宮の中で卵割，細胞分裂を繰り返し，さまざまな組織，器官を形成しながら個体へと進化していくのですが，ヒトの胎内での発生途中の姿を見ると，他の脊椎動物と同じ形をして，尾もあり，また水鳥のように指と指の間に水かきもあります（☞ 223 頁，図 19-5）．それらの水かきも，ある特定の時期に発現する遺伝子によるタンパク酵素の作用でアポトーシスという現象が起こり，消失して行くのです．卵という単細胞から出発して，ヒトという個体として形成されていく有様は，私たち一人ひとりが 37 億年の生命の歴史を，母の胎内で一気に 280 日という短時間に反復して生まれてくることに他ならないのです．

また生まれてからも，生物は，さまざまな環境に影響を受けつつ，時間に支配されながら成長していくのです．赤ちゃんや子どもが，即座に大人になることはできません．体の発達も，脳の発達も，神経細胞ができ，その神経線維の軸索の発達髄鞘化も，シナプスの発達も，すべて時間という要素によって決められているのです．このように見てくると，生命という現象は形（空間）と時間の表現であるといえるかもしれません．

9 生命における生と死

　8章で述べましたように生命は，時間の要素によって限定されています．そしてその最も際立った例が生と死の問題でしょう．生命には生とともに必ず死があります．つまり生き物は同時に死に物でもあるのです．もし永遠に生きる生き物がいれば，それは生物とはいえません．そのことは大腸菌のような単細胞生物から植物，動物などの多細胞生物，サル，ヒトにおいても同じことで，そのライフスパンに差はあるにしても，生きているものは必ず死ぬのです．

　単細胞生物においては，単一の細胞の死はその細胞自身の死といえますが，多細胞生物においては1つの細胞あるいは部分的な細胞の死は，その生物個体の死を意味しません．たとえばヒトの場合，小腸の上皮細胞の寿命は2日で，1秒間に80万個，1日に700億個，全体の重量にすると，200gのステーキにも相当する量の腸上皮細胞が壊れ死んでいます．それらの上皮細胞の死は，ヒトという個体が生きていくためには絶対に必要なことで，破壊された細胞の中にある酵素（ジサッカリダーゼ）の働きでエネルギー源である糖を最終段階の単糖類にまで分解して，瞬時に細胞内に取り込むのです．そして壊れた細胞の成分は腸から再吸収され新しい代謝のための材料となるのです．と同時に腸絨毛のリーベルキューン腺小窩というところから，壊れた細胞を補充するように次から次へと同じ数だけの細胞が新生され，全体の数を常に一定に保っているのです（☞2部12章，図12-5）．血液の中の白血球も1秒間に80万個も壊れ，同時に新生されていますし，赤血球の寿命は120日です．このように体の中のあらゆる細胞にはそれぞれの寿命と役割

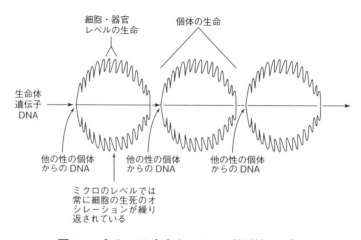

図9-1　ミクロの生命とマクロ（個体）の生命

があるのです．脳神経細胞や，心臓の筋あるいは骨格筋などは再生せず，生まれた形の細胞を一生維持するのですが，それでもそれらの細胞を構成する物質は常に物質交換という代謝によって入れ替わり，変化しているのです．

つまり私たち個体としてのマクロの生命は，無数の細胞や細胞内小器官のミクロの生命の生死のオッシレーション（繰り返しの連続）のうえに生かされているといえるでしょう（図9-1）．どのような多細胞生物も，このような個体内のミクロの生命の生死を繰り返しつつ，個体としての限られた寿命，ライフスパンを全うしているのです．

体の成り立ちと
働き・病気

2部

10 体の成り立ちの概略

　第1部で述べましたように，生物が単細胞（バクテリア）であったときには，1つの細胞だけで生きていました．しかし生物が進化して多細胞生物になると，ただ単に多くの細胞がコロニーをつくるだけでなく，各細胞集団の間に分化が起こって，それぞれの役割分担が生じてきました．そして同じ働きをする細胞同士が集まって組織を，そしてそれらの組織が集まって1つの器官（臓器）を，さらにさまざまな器官が集まってまとまった働きをする系（消化器系，神経系など）を形成するようになりました（図10-1，表10-1）．1つの個体はこれらの細胞，組織，器官，系が統合された上に成立しているのです．ヒト（人）の場合60兆個という多くの細胞が，それぞれの役割を果たしながら，個体（自分）を維持してくれているのです．ここでは，私たちの体を構成するさまざまな組織や臓器，系の成り立ちと働きの概略について述べましょう．

1 細胞の成り立ち

　体を構成する細胞には，肝細胞，神経細胞，上皮細胞などさまざまな形や大きさをした細胞がありますが，その大きさは数μから200μぐらいで平均10μ程度の大きさです．細胞の形には球形（卵細胞，脂肪細胞，赤血球）をしたものや立方体（上皮細胞），扁平形（上皮細胞，内皮細胞），星状形（神経細胞），円柱形（腸上皮細胞），紡錘形（線維芽細胞）をしたものなどさまざまなものがあります．しかしそれぞれの細胞の形や行っている仕事や役割は異なっていてもその成り立ちは共通していて，細胞膜に包まれ，その中の細胞質中に多様な細胞内小器官が存在し（☞第1部2章，図2-5），それらの細胞内小器官の協調と働きで細胞が生きていくことができるのです．また細胞を包む細胞膜の重要性については第1部3章で述べたとおりです．

2 組織の成り立ち

　同じ形や働きをもった細胞の集団は組織と呼ばれています．組織には**上皮組織**，**支持組織**，**筋組織**，**神経組織**（図10-2）があり，これら4種の組織から器官がつくられます．たとえば脳は大部分神経組織からなり，心臓や骨格筋は筋組織，腸は上皮組織や筋組織でできています．上皮組織は体や器官の表面，あるいは器官の内腔表面にあり，消化管，気管，尿管，卵管，血管などでは管腔面にあります．

　上皮組織の細胞は絶えず死と再生を繰り返しており，皮膚の表皮の細胞は1か月で死滅し，新しい細胞に入れ替わります．胃や腸の上皮細胞は2〜4日で死滅して常に新しい細胞が新生されます．上皮細胞は皮膚の表面では内部を保護し，消化管では物質を吸収し，腎臓の糸球体では血液をろ過し，尿細管上皮ではNaや水を吸収し，腺

10 体の成り立ちの概略　51

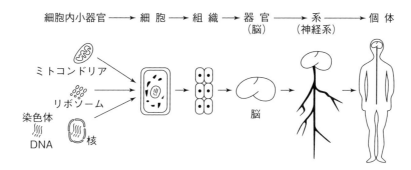

図 10-1　細胞から器官・系へ
1つの個体が成り立つためにはたくさんの系（消化器系，循環系，呼吸系，内分泌系，神経系，…）が協調して働いており，さらにそれらの系は器官や細胞から成り立っています．

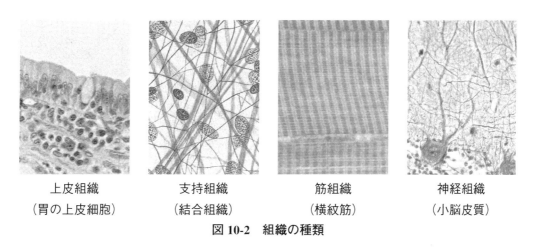

上皮組織	支持組織	筋組織	神経組織
（胃の上皮細胞）	（結合組織）	（横紋筋）	（小脳皮質）

図 10-2　組織の種類

組織では消化酵素や消化液を分泌します．特殊なものとして，視覚，聴覚，嗅覚あるいは平衡覚の感覚上皮細胞があり，これらの細胞は感覚の受容のためのセンサーとして働いています．

支持組織は体のさまざまな器官や組織をつなぎ，間隙を埋め合わせる重要な働きをしており，身体のあらゆる部位に存在しています．支持組織は結合組織，軟骨組織，骨組織，血液，リンパに分けられます．骨組織と軟骨組織は身体そのものを支持しています．支持組織は細胞成分が少なく，細胞間の細胞外基質に富んでいます．細胞外基質には，支持組織がつくり出した膠原線維，弾性線維，細網線維があり，線維と線維の間はタンパク質や多糖類で満たされています．また細胞外基質が液状であったり，ゲル状であったり，あるいは硬質のものであったりするので，同じ支持組織でも血液のような液体から骨組織のような最も硬い組織があります．

筋組織は収縮，および短縮するために分化した組織で，筋細胞（筋線維）の集合体です．筋細胞は太さ約 5〜100 μm で，長

さは 20μm 〜 10cm あります．筋細胞には縞模様のついた**横紋筋**とついていない**平滑筋**に分けられます．生理学的には，骨格筋（横紋筋）のように自分の意志で筋を動かすことのできる随意筋と消化管（食道，胃，腸），呼吸器（気道），泌尿器（尿管，膀胱），生殖器（子宮，卵管，精管，精囊）の中腔性の器官を形成する平滑筋のように自分の意志で動かせない不随意筋とがあります．横紋筋における横紋の縞は筋線維の暗く見える暗調帯（A 帯）と明るく見える明調帯（I 帯）が交互にあることから起こります．A 帯はアクチンフィラメントとミオシンフィラメント，I 帯はミオシンフィラメントからなり，いずいれも筋収縮の際に重要な働きをしています．

神経組織は脳，脊髄の中枢神経や全身に分布する末梢神経を形づくり，外的ないし内的環境の変化に対応する行動だけでなく，思考や記憶など高次神経活動を司っています．神経組織は神経細胞(ニューロン)と神経膠細胞（グリア細胞）からなっています．神経細胞は情報を伝達するとともにそれらを統合し，神経膠細胞は神経細胞の代謝や栄養補給をする支持細胞と考えられています．神経細胞は直径約 5 〜 150μm で球形，卵形，紡錘形をしていますが，神経細胞体から樹状突起，軸索突起を出しています（☞**図** 17-5，6）．樹状突起は他のニューロンからの情報を受け取り，細胞体からのびる軸索突起は数μm から長いものでは 1m に達するものもあります．軸索の末端は神経終末と呼ばれ，神経終末とその終末に接する次の細胞膜部分をまとめてシナプスと呼ばれています．

3 組織から器官，系の形成へ

このようなさまざまな種類の組織が集まって，体の支持や，呼吸，循環，消化吸収，代謝，感覚，運動，生殖，排泄などを行うための諸器官が分化発達してきました．たとえば，体を支えるべき骨格，酸素を吸入し，二酸化炭素を排出する肺，血液循環を行う心臓や血管，摂取した養分を消化吸収する消化管，養分を代謝して物質の分解・合成を行う肝臓，感覚，思考，運動を行う脳神経など多様な機能をもった臓器があります．そして同じ目的と働きをもった器官同士が集まってシステム（系）を構成しているのです．

体を構成する系には**表** 10-1 に示しますようにさまざまなものがありますが，それらを構成する細胞，器官，系が円滑に協調しあい，機能しあって個体が安定して生存しうるのです．

10 体の成り立ちの概略 53

表10-1　ヒトの体をつくる系～器官とその働き

系	構成	働き
骨 格 系	骨，関節	身体各部の支柱として働く 臓器の保護（腔所をつくる） 運動（関節－筋） 造血，骨髄（赤血球・白血球・血小板）
筋 　 系	骨格筋（横紋筋） 平滑筋	運動，姿勢維持 消化（機械的）
循 環 系	心臓 血管	酸素・二酸化炭素・養分の運搬 動脈－毛細血管－静脈 ポンプ 肺循環，体循環
	（リンパ系）リンパ節・扁桃 　　　　　　胸腺，脾臓	（免疫・抗体産生）
呼吸器系	鼻，咽頭，喉頭， 気管，気管支，肺	酸素を取り入れ，二酸化炭素を排出（外呼吸） 発声，免疫
消化器系	口，歯，腺，咽頭，食道，胃， 小腸（十二指腸，空腸，回腸）， 大腸，肝臓，胆嚢，膵臓	栄養素の消化（機械的・化学的）と吸収， 代謝，合成と分解（同化と異化）
泌尿器系	腎臓，尿管 膀胱，尿道	体液の調節 尿の産生と排出
生殖器系	♂精巣，精路，陰茎，陰のう ♀卵巣，卵管，子宮，腟，乳腺	精子形成，射精 月経，受精，妊娠，出産
内分泌系	脳（視床下部），下垂体， 甲状腺，副甲状腺，心臓，膵臓， 副腎，性腺，松果体，胸腺， 消化管	細胞（器官）－細胞（器官）の情報伝達， 体内のホメオスタシスの維持 自律神経系との協調
免 疫 系	リンパ系，骨髄 白血球	自己と他の認識，抗原－抗体反応 外敵侵入の阻止，貪食作用
神 経 系	中枢神経系 末梢神経系	感覚，運動，体内ホメオスタシス 行動，意識，記憶，認識，知覚，認知，判断 などの高次神経機能

11 身体の支持と動きをつかさどる 骨格系と骨格筋

1 骨格系の成り立ちと働き

　身体の支持は骨によって維持されています．身体は 200 余りの骨からなり，骨の総重量は体重の 18％を占めています．骨は，身体各部の支柱となり（支持），いくつかの骨が相連続して腔所をつくり，その中にある臓器を保護しています（保護）．骨は筋の収縮力を借りて受動運動を行います（運動）．骨の骨髄には造血機能があり，ここで赤血球・白血球・血小板を新生しています（造血）．また骨は多量のカルシウムやリンを含み，特にカルシウムの貯蔵庫としても大切な働きをしています（貯蔵）．

■ 骨の形

　骨は形によって長骨（大腿骨，鎖骨など），短骨（短く，不規則な形をしている手根骨，足根骨など），扁平骨（頭頂骨，肩甲骨，腸骨など），および含気骨（空気を含む空洞のあるもので，篩骨，上顎骨など），種子骨（手と足の腱の中にある）があります（図 11-1）．

■ 骨の構造

　長骨は管状をしており，両端を骨端，中央の部分を骨幹といいます．長骨の内部の骨質は肉眼的に 2 つ部分，外層の緻密質と内層の海綿質からなっています．扁平骨は両面の薄い緻密質と中間にある海綿質からできています．緻密質には，骨の長軸方向に通る穴，ハバース管があり，骨細胞がハバース管を同心円状に取り囲んでいます．またフォルクマン管は骨の長軸方向に直角に侵入し，ハバース管と連絡しています（図 11-2）．

　海綿質は骨梁を形成し，骨梁の間隙は骨髄腔と呼ばれています．海綿質の小腔と骨髄腔は骨髄を入れ，造血の場となっています．骨髄には赤色骨髄と黄色骨髄がありますが，腸骨，胸骨，脊椎の骨髄は赤色骨髄で，終生，造血機能を行っています．黄色骨髄は長骨の骨幹にありますが，造血はあまり行われず，骨髄に多くの脂肪組織を貯蔵しています．

■ 骨の化学成分

　骨は膠様質（有機物）と石灰質（無機物）からなり，無機成分は骨の 50 〜 60％を占めますが，そのうち，リン酸石灰（85％），炭酸石灰（10％），リン酸マグネシウム（1.5％）が主なもので，カルシウムに関しては体のカルシウムの 90％が骨に存在し，血液中のカルシウム濃度を一定に維持するために大きな役割を果たしています．

2 人体の骨格の成り立ち

　身体の骨格は①頭蓋，②脊柱，③胸郭，④上肢骨，⑤下肢骨に分かれますが，その配置や構成する骨は図 11-1 に示すとおりです．

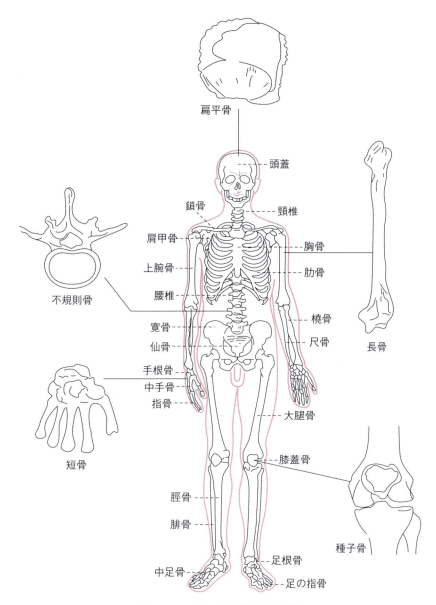

図 11-1 ヒトの骨格と骨の形

■ 頭蓋部の骨

頭部を形成する頭蓋の骨には，脳を容れる脳頭蓋と顔面を形成する顔面頭蓋があり，15 種 23 個の骨からなっています．

■ 脊柱の骨

脊柱は身体の中軸で，頭部，胸部，腹部を支えています．脊柱は 32 ～ 34 個の椎骨とそれぞれの間にある椎間円盤からなっています．椎骨は 7 個の頸椎，12 個の胸椎，

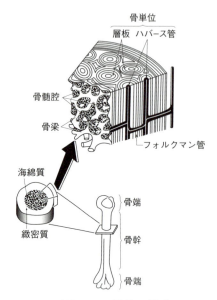

図11-2　長骨の構造

（高辻功一：6.生活行動を支える運動器系．遠山正彌，他編：人体の解剖生理学．金芳堂，p208，図6-3，2016より）

5個の腰椎，5個の仙椎，3〜5個の尾椎です．5個の仙椎と3〜5個の尾椎は，成人では癒合していて，それぞれ仙骨，尾骨と呼ばれています．

■ 胸郭の骨

　胸郭は胸の前面にある1個の胸骨と12対の肋骨，12個の胸椎からなる胸部の篭状の骨格です．胸骨は胸部の全面中央にあり，小刀状の扁平骨です．肋骨は左右で12対あり，弓状の長骨で肺を保護するほか，呼吸運動にも重要な働きをしています．

■ 上肢の骨

　上肢は上肢帯と自由上肢に区別されます．上肢帯には鎖骨と肩甲骨があり，自由上肢には上腕骨，橈骨，尺骨，手根骨，中手骨，指骨などがあります．

■ 下肢の骨

　下肢は下肢帯と自由下肢に区別されます．下肢帯には寛骨が，自由下肢には大腿骨，膝蓋骨，脛骨，腓骨，足根骨，中足骨，指骨があります．寛骨は腸骨，坐骨，恥骨からなり，左右の寛骨と仙骨，尾骨で骨盤を形成しています．

3 骨格筋

　筋には横紋筋と平滑筋がありますが，体の支持や運動に関与する筋は骨格筋です．身体には600余りの骨格筋があります．顔の表情をつくる顔面の皮膚から皮膚につく皮筋を除いて，すべての骨格筋は2個以上の筋につき，関節で骨を動かし，運動を行います（図11-3）．

■ 筋の基本的な働き

　筋は収縮することによって，関節運動を引き起こし，さまざまな運動を行います．その基本的な動作は，筋の骨の付着部位によって，屈曲と伸展，外転と内転，回内と回外，内反と外反，背屈と底屈の運動が起こされます（図11-4）．

　屈曲は腕を曲げたり，膝を曲げたり，指を曲げたりするときの運動で，関節の角度を小さくして，骨と骨を近づけます．**伸展**は屈曲の反対で関節の角度を広げ，腕や膝を伸ばす運動を起こします．**外転と内転**は上肢や下肢を身体の中心（正中）から遠ざけたり，近づけたりするときの運動で，足を開いたり，閉じたりするときの運動です．回内と回外は前腕の運動で，**回外**では前腕の橈骨と尺骨は平行になりますが，**回内**で

11 身体の支持と動きをつかさどる骨格系と骨格筋　57

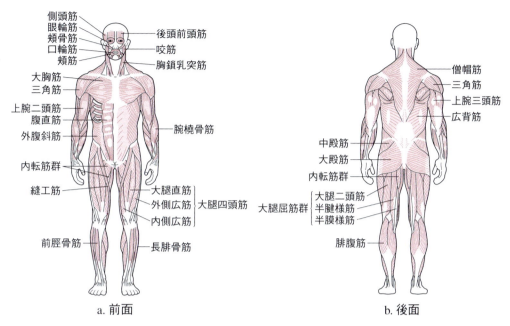

図 11-3　身体の主な筋群

(高辻功一：6.生活行動を支える運動器系．遠山正彌，他編：人体の解剖生理学．金芳堂，p221，図 6-23，2016 より)

は橈骨と尺骨の遠位端が交叉するようになります．**内反**は足底を内側に翻し，**外反**は足底を外側に翻します．**背屈**は足背（足の甲）を上に引き上げる運動で，**底屈**は足の指を下方に伸ばす運動です（図 11-4）．

4　身体の筋

■ 頭部の筋

頭部の筋はその働きから，表情筋と咀嚼筋に分けられます．表情筋は顔面筋とも呼ばれ，後頭前頭筋，鼻根筋，皺眉筋，眼輪筋，笑筋，頬筋，頬骨筋，口輪筋からなっており，顔の皮膚を引っぱったり，怒ったり，笑ったりする顔の表情をつくる筋群です．咀嚼筋は咬筋，側頭筋，外側翼突筋，内側翼突筋からなっています．咀嚼筋は上

顎骨に下顎骨を合わせ，歯で食物を噛み切ったり，粉砕して細かくします．

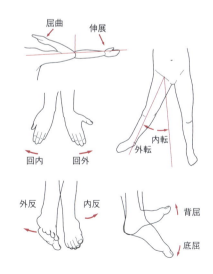

図 11-4　筋と関節で生じる基本的な動作

(遠山正彌，他編：人体の解剖生理学．金芳堂，p230，図 6-30，2016 より)

■ 頸部の筋

頸部には，胸鎖乳突筋，僧帽筋，斜角筋群のように頸部，頭部の運動のほか，開口運動に関与した筋群（顎二腹筋，茎突舌骨筋，顎舌骨筋，おとがい舌骨筋，肩甲舌骨筋，胸骨舌骨筋，胸骨甲状筋，甲状舌骨筋）があります．

■ 胸部の筋

胸部には大胸筋，肋間筋，横隔膜があり，大胸筋は前胸部をおおう平たい筋で，上腕の内転運動に関与しています．内，外肋間筋は胸郭をせまくしたり，広げたりする呼吸運動（胸式呼吸）に重要です．横隔膜は胸腔と腹腔の境となっている筋性の膜で，腹式呼吸に重要な働きをしています．

■ 腹部の筋

腹部の筋は，前腹筋（腹直筋），側腹筋，後腹筋に分けられます．これらの筋は腹壁をつくって内臓を保護しています．筋が収縮すると，横隔膜の収縮とあいまって腹腔を狭くし，腹腔内圧を高め，排便や排尿，分娩，嘔吐の運動に関与します．腹直筋は前腹壁をつくる筋で，一対の腹直筋が正中線の両側を縦走しています．側腹筋には内，外腹斜筋，腹横筋があります．後腹筋は腰方形筋で方形状の薄い筋からなり，後腹壁をつくっています．

■ 上肢の筋

上肢の筋には，上肢帯筋，上腕の筋，前腕の筋，手の筋があります．上肢帯筋には三角筋，棘上筋，大円筋，肩甲筋などがあり，上腕を前後に上げたり，内転，外旋さ

せる働きをしています．上腕の筋には屈筋と伸筋があり，上腕二頭筋，烏口腕筋，上腕筋は屈筋で，上腕三頭筋は伸筋です．前腕の筋には手首を屈曲させる屈筋群，伸展させる伸筋群，そして回転させる回内筋，回外筋があります．

手の筋には短母指外転筋，短母指屈筋，母指対立筋，母指内転筋の他それぞれの指の運動に関与するさまざまな筋群があります．

■ 下肢の筋

下肢には下肢帯筋，大腿の筋，下腿の筋，足の筋があります．下肢帯筋には腸腰筋，大殿筋，中・小殿筋，大腿筋膜張筋，梨状筋があり，股関節を曲げたり，直立の姿勢を取らせたり，大腿の回転など股関節，大腿部の運動に関与しています．

大腿の筋は，伸筋群，屈筋群，内転筋群に分けられます．伸筋群には大腿四頭筋，縫工筋からなり，膝の関節を伸展させ，大腿の外転，外旋に関与します．屈筋群には大腿二頭筋（ハムストリング），半腱様筋，半模様筋があり，これらの筋は膝を曲げるように働きます．内転筋群には長内転筋，短内転筋，大内転筋，恥骨筋，外閉鎖筋，薄筋などがあります．これらの筋は大腿を内転させる働きをしています．

下腿の筋には伸筋群，屈筋群，腓骨筋群があります．伸筋群には前脛骨筋，長指伸筋がその役割を果たしています．屈筋群には，下腿三頭筋，後脛骨筋，足底筋，膝窩筋，長母指屈筋，長母指筋があります．腓骨筋群には長腓骨筋，短腓骨筋があります．

足の筋には，足底，足背に多数の小さな筋があり，指の運動をつかさどっています．

12 消化器系の成り立ちと働き

　私たちがなぜ食べないと生きていけないのか，摂取した食べたものが体内でどのように変化するのかの概略は1部「代謝」の項で述べました．食べた食物を物理的に粉砕し（機械的消化），消化酵素を用いて分子のレベルにまで化学的に分解し（化学的消化），さらにそれを吸収して体の各細胞が利用できるようにお膳立てをするのが消化器系です．消化器系は口腔，食道，胃，小腸（十二指腸，空腸，回腸）大腸（盲腸，虫垂，上行結腸，横行結腸，下行結腸，S状結腸），直腸からなる消化管，そして分泌活動を行う唾液腺，胃小腸腺，膵臓，さらに肝臓，胆嚢などの副器官からなっています．

1 消化管の成り立ちと働き

　消化管は口腔から肛門まで連なった1本の管からできあがっており，その管の中は体にとっては外部に相当し，私たちが食べた食物は口から体の中に摂取していると

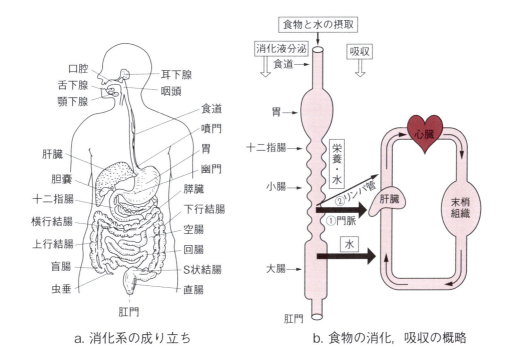

a. 消化系の成り立ち　　　　b. 食物の消化，吸収の概略

図 12-1　食べ物の消化と吸収

b. 消化された炭水化物・タンパク質はアミノ酸・糖として吸収され門脈①を介して，肝臓に運ばれます．また，脂肪は分解されグリセロール，脂肪酸となり，リンパ管②を介して血管（鎖骨下静脈）に運ばれます．

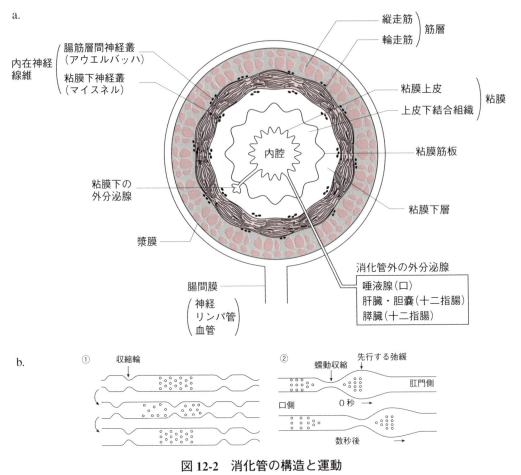

図 12-2 消化管の構造と運動
a. 消化管の基本構造　b. 分節運動と蠕動運動
①分節運動の収縮は，口側，肛門側のどちらの方向にも進みません．これにより腸内容は十分に混和されます．
②上方収縮と下方弛緩により，腸内容は口側より肛門側に移動します．

思っていますが，実は食物が消化され排出されていく過程は体の外で行われているのです（図12-1）．

消化管は部位によって構造的に少しの差はありますが，その管の基本構造は図12-2a に示しますように食物の通過する内腔は粘膜層（粘膜上皮，上皮下結合組織），および粘膜下層に覆われ，その外層は管を輪状に取り巻く輪走筋と，縦状に走る縦走筋の2種類の筋に囲まれ，最外層は漿膜で覆われています．消化管には内在性神経としてアウエルバッハ神経叢やマイスネル神経叢があり，外来性の神経としては副交感神経や交感神経の自律神経が分布していて，消化管の収縮運動や消化液の分泌活動を調節しています．

消化管は摂取した食物を輸送し，消化液を混和して消化を促進し，消化産物と粘膜

12 消化器系の成り立ちと働き　61

表 12-1　消化管の運動と神経性調節

相	消化管	運動	関与する神経部位と神経反射
頭	口腔 胃	（唾液分泌） 蠕動運動	視覚・嗅覚・大脳 視床下部，迷走神経
口腔 食道	口腔 咽頭 食道	嚥下運動 嚥下反射 蠕動運動	迷走神経，口腔，咽頭刺激 舌咽神経，脳幹 （嚥下中枢）
胃	胃	蠕動運動	胃壁伸展刺激 迷走神経，脳幹
腸	小腸	分節運動（輪状筋の収縮） 蠕動運動（縦走筋の収縮）	小腸壁内神経 迷走神経，脳幹
	大腸	分節運動 振子運動 蠕動運動	大腸壁内神経 迷走神経，脊髄 骨盤神経
直腸	直腸	排便	直腸壁内神経 骨盤神経，脊髄

面との接触を助けて吸収を促進するために種々の運動をします．消化管の筋は原則としてすべて平滑筋ですが，口腔，咽頭，食道上部，食道中部および外肛門活約筋には横紋筋があります．輪走筋の律動的な運動は管を収縮させたり弛緩させたりすることによる分節運動を起こしますが，縦走筋は律動的に収縮して，消化管の縦方向の運動を繰り返させる蠕動運動を起こし，内容物と消化液の混和を行わせるとともに，内容物を肛門の方向に向けて輸送するのです（図 12-2b）（ロー肛門の法則）．これらの運動は消化管の壁内神経叢による腸内反射と迷走神経を介する腸外反射によって調節されています（表 12-1）．

■ 消化液の分泌

消化液には唾液，胃液，膵液，胆汁，腸液などがありますが，いずれもその部位の分泌腺から分泌されます．消化液が分泌される機序には神経性の機序と体液性の機序

があります．神経性機序は消化管粘膜が直接刺激されることにより起こる無条件反射によるものと，食物を連想したり，嗅いだり，見たりしたときに起こる条件反射によるものがあります．この場合その反射が内在性神経を介して行われる局所反射と，中枢神経系あるいは自律神経系を介して行われる中枢性反射とがあります．

体液性機序は胃におけるガストリンや十二指腸から分泌されるセクレチン，コレシストキニンなどの消化管ホルモンによる調節です．この場合，食物がその局所を刺激することによって，その部位から消化管ホルモンを分泌させ，血液を介してそれらのホルモンが胃や腸に働き消化液の分泌を調節します（図 12-3）．

消化液の分泌はその経過によって，脳相，胃相，腸相に分けられています（図 12-4）．脳相は神経性調節による相で迷走神経を介する反射的な分泌が行われます．食べ物が口腔粘膜を刺激して起こる無条件反射

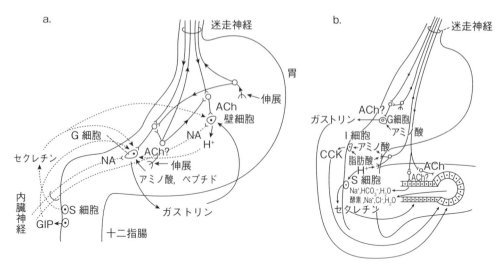

図 12-3　胃液 (a) と膵液 (b) の分泌調節

──→は促進，--→は抑制
Ach：アセチルコリン，NA：ノルアドレナリン，H^+：水素イオン

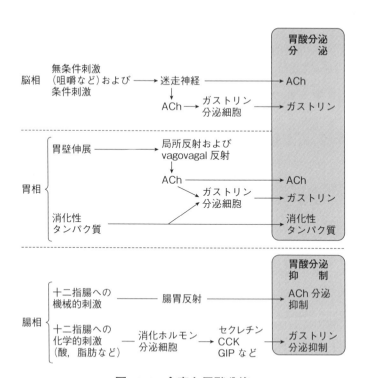

図 12-4　食事と胃酸分泌

と先述のように，食べ物を連想したり，臭いを嗅いだりすることから起こる条件反射とがあります．したがってご馳走を思いうかべたり，美味な臭いだけで唾液や胃液が分泌されるのです．食べ物が食道を通って胃に入って起こる大量の胃液分泌の相を胃相といいます．これには食物による胃壁の伸展や胃粘膜の機械的刺激による局所反射機序と，消化された物質による化学的刺激による機序があります．幽門部付近に存在するガストリン分泌細胞はタンパク質が分解されたアミノ酸に反応してガストリンを分泌し，ガストリンは血液循環を介して壁細胞に作用し，塩酸を含む大量の胃液を分泌させます（図 12-3a）．腸相ではペプトン，アミノ酸といったタンパク質消化産物や脂肪の乳びなどが十二指腸粘膜に化学的刺激を与えると，セクレチン，VIP，GIP，コレシストキニン（CCK）といった消化管ホルモンが分泌されます．セクレチン，VIP，GIP は胃のガストリン細胞や壁細胞に働いて胃液の分泌を抑制し，同時にセクレチンは膵臓に作用してアルカリに富んだ膵液を大量に分泌させます．一方，CCK は胆嚢を収縮させ，腸への胆汁の流れを促進させとともに，膵臓の腺細胞に働いて，消化酵素の分泌を促すのです（図 12-3b）．

表 12-2　消化液の 1 日分泌量

消化液	容積（ml）
唾　　液	500 〜 1,500
胃　　液	1,000 〜 2,400
膵　　液	700 〜 1,000
腸　　液	700 〜 3,000
胆　　汁	100 〜　 400
計	3,000 〜 8,300

これらの消化液の分泌は 1 日に 3 〜 8 l にも達するのです（表 12-2）．

■ 消　化

食物は胃腸の機械的消化とともに唾液，胃液，膵液の消化酵素によって消化されます．すでに代謝の項で述べたように，食物中の炭水化物は唾液，膵液中のアミラーゼによって分解され，腸管内ではマルトースや蔗糖などの二糖類として存在します．タンパク質は胃液中のペプシン，さらに膵液のトリプシン，キモトリプシンによってペプチドやアミノ酸にまで分解されます．この場合これらのタンパク質分解酵素が，胃や膵臓のタンパク質そのものを消化してしまうことを避けるため，実際には胃ではペプシノーゲン，腸ではトリプシノーゲン，キモトリプシノーゲンなど不活性の形で分泌され，分泌された後胃では塩酸によって，小腸ではエンテロキナーゼという酵素でペプシン，トリプシンといった活性型の酵素に変えられタンパク質を消化するのです．脂肪は膵液のリパーゼによってグリセロールおよび脂肪酸にまで分解されます（☞ 12 章膵臓の項，表 12-5）．

酵素の消化作用を助けるものに胃液の塩酸，膵液のアルカリ液，胆汁中の胆汁酸塩があります．腸からは酵素は分泌されませんが，小腸の上皮細胞，特に刷子縁膜下に存在する酵素が，細胞の破壊によって刷子縁周辺に流出し，それが最終消化を行うのです．たとえば上述のように炭水化物はアミラーゼによって消化されマルトースといった二糖類として腸管内に存在していますが，上皮細胞の破壊で流出したジサッカリダーゼ（マルターゼやスクラーゼ，ラク

ターゼなど）という酵素によって刷子縁周辺でグルコースにまで分解され，分解された瞬間に上皮細胞から吸収されるのです．これは腸内にある細菌がグルコースを利用して繁殖できないようにするための方策であると思われます．

■ 吸　収

消化によって分解され低分子となった栄養素や，水，ビタミン，塩類は腸上皮細胞から吸収され，血液中やリンパ液中に入ります．吸収はその90%は小腸で行われ，あとの10%が胃と大腸で行われます．

小腸粘膜面は，栄養分の吸収に適した構造をもっています．ヒトの小腸の長さは約3m，直径4cmほどの長い管ですが，図12-5にも示しますように，その内面壁は無数のひだ（絨毛）からなり，上皮細胞の管腔側にある刷子縁膜の微絨毛すべての表面積は，消化管腔の600倍で200m^{2}にも達するのです．そこから吸収された分子レベルの養分は絨毛下に豊富に分布する血管やリンパ管に取り込まれていくのです．

グルコースとアミノ酸は上皮細胞の刷子縁膜にある輸送担体に結合して細胞内に吸収されます（図12-6）．この輸送担体は同時にNa$^+$とも結合し，グルコースやアミノ酸は，Na$^+$の濃度勾配に従って細胞内に共輸送されます．細胞内に入ったNa$^+$は細胞側壁から細胞間隙にポンプによって能動的に汲み出され，グルコースやアミノ酸は拡散によって毛細血管に取り込まれ，最

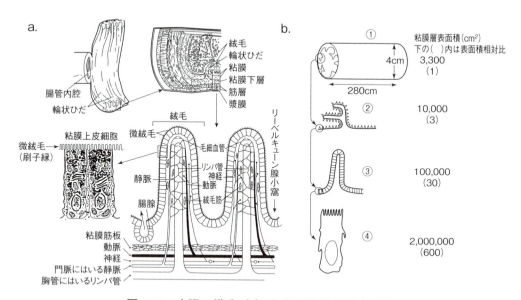

図12-5　小腸の構造（a）と小腸粘膜表面積（b）

(a) 小腸壁の断面図．輪状ひだから絨毛，粘膜状は細胞微絨毛へと表面積が次々と拡大されています．吸収された栄養素は静脈を介して門脈へ，脂質はリンパ管を介して胸管に送られます．(b) では①ヒト小腸を280cmの長さの管とみなし，その漿膜側の表面積を（1）とします．②はKerkringのひだによる粘膜表面積の増加，③は絨毛による増加，④は微絨毛による増加を示しています．これらの表面積をm^{2}に換算すると①0.33，②1.0，③10.0，④200となり④は①の600倍にもなっています．

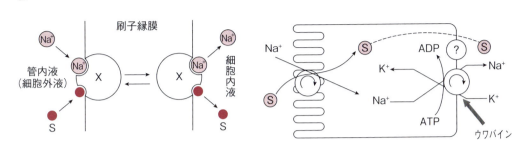

図 12-6 糖，アミノ酸と Na^+ の共輸送

a. 糖やアミノ酸Ⓢと Na^+ との共輸送．膜内の担体（X）と三者複合体をつくってⓈと Na^+ が膜を通過します．

b. 細胞内に入った Na^+ は上皮細胞膜に存在するポンプによって血液中に送られます．ウワバイン投与でポンプ機能が抑制されると，糖・アミノ酸の輸送も停止します．

終的には門脈血に含まれ肝臓に送られます（図 12-7）．

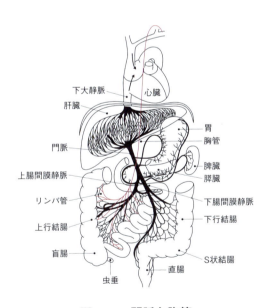

図 12-7 門脈と胸管

胃腸で消化吸収された栄養素は門脈（図中央の太い血管）を介して肝臓に送られ，さらに分解合成され，心臓を通して全生体に循環されます．腸で分解吸収された脂質は主にリンパ管，胸管（図中央の縦に走る赤色で示す細い管）を介して鎖骨下静脈に送られます．（Crouch らより改変）

疎水性の脂質および脂質消化産物である脂肪酸やグルセリドは，肝臓，胆嚢から腸管に流入してきた胆汁酸塩と混合したミセルをつくり，刷子縁膜に運ばれ，細胞内部に拡散し，細胞内で酵素の作用で再びモノグリセリドやジグリセリドに再合成されます．これらの脂肪はさらにリポタンパク質の膜に覆われたカイロミクロンとなり絨毛下の中心リンパ管に入ります．これらの脂質消化産物は，門脈には流入せず，リンパ管から胸管，鎖骨下静脈を経て，全身に送られるのです（図 12-7）．

2 肝臓の成り立ちと働き

肝臓は腸から吸収した分子レベルの栄養素をさらに自身の体の構成要素として合成し直したり，不要なものを分解，解毒したり，脂肪が消化されやすくする胆汁をつくったり，免疫に関与したり，代謝を中心として多様な役割を担っています．

■ 肝臓の成り立ち

　肝臓は1,600gもある大きな臓器で，右の肋骨の内側で横隔膜の下側にあり，右の上腹部に位置する実質臓器です（図12-8）．肝臓を構成しているのはその働きの中心をなす肝細胞と，動静脈血管，栄養代謝物質を輸送する門脈血管，胆汁を輸送する胆管，そしてリンパ管や神経などです．腎臓や脳などは臓器中の部位によって構造が異なっていますが，肝臓は肝細胞の集まった均一的な構造をした臓器です（図12-9）．

　肝臓の中を通っている血管には3つあり，動脈と静脈のほかに，もう1つ門脈という血管があります．腸には小腸と大腸が

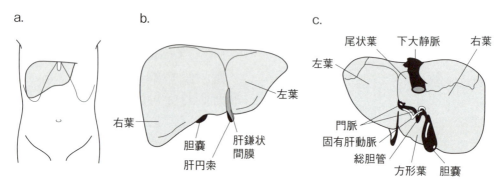

図12-8　肝臓の位置と形態
a．腹壁での肝臓の位置　b．肝臓の前面　c．肝臓の下面
（高辻功一，高田明和，遠山正彌：からだを理解するための解剖・生理学．金芳堂，p169，図6-2-20 より）

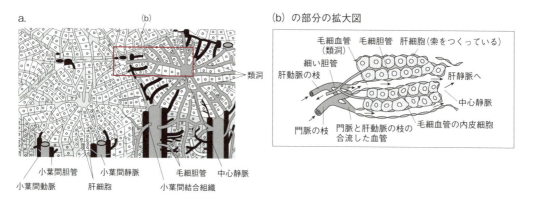

図12-9　肝臓の微細構造
a．肝小葉と小葉間結合組織　b．(b) の部分の拡大図
（高辻功一，高田明和，遠山正彌：からだを理解するための解剖・生理学．金芳堂，p.169, 図6-2-21, 1999 より引用改変）

あって，その回りに網目のように走っている腸管膜静脈があり，その血管の血液には，腸から吸収された栄養分が含まれていますが，これらの血管が集まって最終的に門脈となり，肝臓に入ります（図 12-7，12-9）．つまり口から摂った食べ物の栄養素は腸で吸収され，門脈を介して最初に肝臓に送られ，そこで処理をして自分に使える形に変え，全身のさまざまな部位に送られるのです．この門脈から肝臓に流れ込んでいる血液は肝臓全体の 70％ を占め，動脈からの血液は 30％ しか占めていません．一方，出ていく肝静脈は，集まって下大静脈となり，このすぐ上にある心臓に入っていきます（図 12-7）．

　肝臓には肝細胞がぎっしりと詰まっています．これは単純に詰まっているのではなく，ある形をもった集団があり，その集団を肝小葉と呼びます．肝小葉は肝臓が機能するための最小単位で，その大きさは約 1mm³ で，それが成人では 100 万個もあります．この 1mm³ の小葉の中には肝細胞が 50 万個も詰まっているので，肝臓には 50×10^{10} 個という天文学的な数の細胞があるのです．

　肝臓を顕微鏡で見ると，肝細胞からなる肝小葉の塊はきれいな六角形の形をして，周りの部分にグリソン鞘と呼ばれる結合織が並んでいます．6 つの角の頂点には小葉間動脈や静脈があり，その血管が放射状に並んで，細胞の回りに流れ込むのです．中心にはそれが流れ込んでいく中心静脈があって，外から入ってきた血液はこの中心静脈に向かって流れています．これは一種の水路のようなもので類洞と呼ばれています．この類洞を血液が通る過程で，肝細胞

と血液は直接接触し，そこでさまざまな物質のやりとりをするのです．このような処理を受けた血液は中心静脈を経てすべて静脈に集まり，心臓を介して全身に送られるのです（図 12-7，12-9）．

　肝細胞の 1 個を拡大してその構造を見ると，図 12-10 のような形をしています．門脈を通って類洞を流れる栄養物質は細胞に取り入れられます．細胞の中では，タンパク質を合成している場所，糖を分解，合成，蓄積する場所，そして解毒を専門にしている部位などがあり，さまざまな分業が行われているのです．ここで分解，合成された物質は，類洞を介して中心静脈の中に入って流れていきます．一方，細胞の別の膜面では胆汁が分泌され，同じ細胞でもそれぞれの膜面によって働きが異なっているのです．細胞同士が接している面は，横の細胞との連絡も取り合っています．つまり細胞を囲む 4 つの膜面で別々の働きをしていることになります．一般に細胞と呼ばれるものは単純な構造をしていますが，肝臓については 1 個 1 個の細胞の各膜面について働きが違い，機能的分化した構造になっています．仕事を分業するために工夫された，進化の結果としてできたものだと思われます．

　肝臓は非常に代償性に富んでおり，全体の 3/4 を摘出してもなお機能を維持することができます．すなわち 1/4 の大きさがあれば十分に体を維持していけるのです．またきわめて再生能力が強く，肝臓が障害を受けて一部破壊されても，どんどん再生して，元の状態に近いところまで戻ることができるのです．最近は生体肝移植がマスコミでも話題になっていますが，日本では

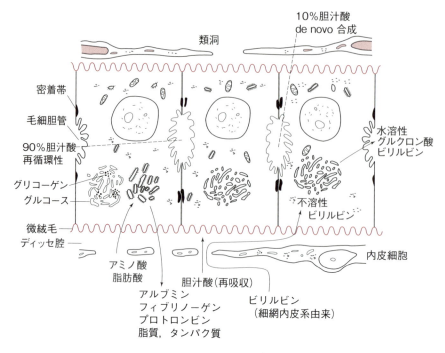

図 12-10　肝細胞の機能モデル

(Junquera, L. C. ら, Basic Histology, 1971 より一部改変)

生体肝移植が800例以上なされています．これはとりもなおさず肝臓が他の臓器と違い，高い再生能力をもっているからです．

■ 肝臓の働き

肝臓は，栄養素の処理，分解，合成，貯蔵，そして解毒，排泄，免疫機能など，目をみはるばかりの多彩な働きをしています（表12-3）．

肝臓は摂取したいろいろな栄養素の処理をして，分解や再合成を行い全身に送るほか，グリコーゲンのような物質を肝臓に蓄え，必要なときにそれを分解して全身に送ります．さらに体の外から入ってくる毒物や体の中で産生される毒物を解毒し，排出する働きをしています．また最近の研究によって，肝臓が外界に対する抵抗をつかさどる免疫機能のセンターでもあるといわれるようになりました．

口から摂取する食物の栄養素は，植物性のものにしろ動物性のものにしろ，本来自分の体の中にある構成物質とは異なる形

表 12-3　肝臓の主な働き

①栄養素の処理と貯蔵 　炭水化物，タンパク質，脂質の代謝 　（分解，合成）と貯蔵 ②ビタミンの活性化と貯蔵 ③ホルモンの処理 ④有害物質の処理・解毒 　アンモニア代謝 ⑤胆汁合成と排泄 ⑥免疫機能

（分子構造）をした物質です．したがってそれらの物質をいったんバラバラの分子状態にまで分解して，自分の体に特有な形に合成し直さなければならないのです．つまり外から摂ったタンパク質や炭水化物，脂肪を原料にして自分の体に適合した特有なタンパク質や炭水化物，脂質を再合成します．その分解，合成の仕方は代謝の項（☞1部5章, 図5-2）で説明したとおりですが，肝臓はこうした物質の合成，分解に大きな役割を果たしています．またヒトの体の中でつくることができないビタミンなどは，野菜や果物などから取り込んだものを肝臓で実際に使える形に活性化します．さらに

過剰なホルモンや不要になった物質を破壊するという働きもしています．

　肝臓には外から摂取されたり，体内で産生される有毒な物質を無毒化する解毒作用があります．たとえばアンモニアはタンパク質やアミノ酸など窒素を含む物質が代謝されるとできる最終産物です．末梢で代謝されてできるアンモニアや腸内細菌が腸で産生するアンモニアは肝臓に運ばれて処理されます．重症な肝臓病の人はアンモニアの処理ができなくなり，体の中にアンモニアが溜まって脳に作用し，意識障害などいろいろな弊害が出てきます．

肝臓の病気

肝臓の病気を起こす原因には，ウイルスによる感染や中毒性，代謝性，自己免疫性，遺伝性のものや腫瘍など，さまざまなものがあります（表12-4）．

肝硬変の原因はその80%がC型肝炎で，あとはB型肝炎とお酒を原因とするものが5〜10%です．肝硬変は肝臓が線維化して硬くなってしまう病気です．線維化によって血流が悪くなり，門脈圧亢進といって門脈の血圧が高くなります．さらに肝臓そのものの

表12-4　肝臓の病気

原因	臨床分類	ウイルス性肝炎
中毒性	急性肝炎	A型肝炎
感染性	劇症肝炎	B型肝炎
自己免疫性	慢性肝炎	C型肝炎
腫瘍性	肝硬変	D型肝炎
遺伝性	肝腫瘍（がん）	E型肝炎
胆汁性	脂肪肝	G型肝炎
	高ビリルビン血症	

働きが障害され機能低下が起こり，この2つが肝硬変の病気を決定づけます．肝臓に入る血液は動脈と門脈であり，これが肝臓の小葉の中でいろいろな処理を受けて心臓に送られていきます．肝硬変になると，ここまで血液は入ってくるが，小葉が線維化して血液の流れが障害され，血液が通れないため回り道をし，実際には肝臓の細胞と接触しないまま血液が素通りして流れていく現象が起こります．そうなると血液は肝臓の組織の中には到達できず，肝臓で処理を受けないまま，肝臓以外のところを回って心臓にいくというシャントができてしまって，合併症の原因ともなります．合併症としては，シャントができることによる門脈圧亢進や，腹水，静脈瘤が問題となります．また体の解毒能力が落ちることとシャントとの両方の原因で肝性脳症という意識障害が起こります．こういった代表的な症状以外にも体のいろいろな臓器に障害が出てきます．その重要なものの一つが，がんです．肝臓がんの70%がC型の肝硬変によるものです．

ウイルス性肝炎

A型肝炎は経口感染で，汚染された飲食物から感染します．冬場に生牡蠣を食べた後，急性肝炎を起こすことがあります．肝臓で増えたウイルスは胆汁の中に入って腸から便として排出されていくため，人糞を肥料に使っていた時代には，A型肝炎にかかった人の便などが野菜にかかって蔓延していました．症状は感冒様で，知らないうちにかかって治癒していることもあります．感染後1か月くらいで黄疸が出て，その前に尿が黄色くなりますが，だいたい2か月で治ります．一度感染すると終生免疫を獲得し，二度と感染しません．慢性化することはありませんが，まれに黄疸が長く続いて腎臓や膵臓，骨髄などに合併症を起こして重篤化することがあります．

B型肝炎は，現在は医療従事者が肝炎の患者に用いた注射針を間違って自分に刺してしまう場合などの医療事故や性交渉による感染によるといわれています．医療従事者以外で特に若い人に発病することがあり，夫や妻がキャリアであることがあります．劇症化する恐れもあるので注意が必要ですが，劇症化を防げば完治し，慢性化しません．B型肝炎の多くは赤ちゃんの時期に感染し，キャリアの母から出産時に感染するケースがあります．これらの人は小康性のキャリアといい，ウイルスはいるけれどもまったく発病せず，20歳くらいになって体が十分に

成長してから発病してきます．小康性のキャリアの人は日本では約 1 〜 2 ％で，発病したとしてもその 90 ％が自然に治ります．生体の中にウイルスは残りますが，発病しても治まるので困りません．慢性肝炎として続いていれば，時間の経過とともに自然によくなることもありますが，活動性の強い肝炎が続くと肝硬変に移行することもあります．

C 型肝炎は，注射針の不始末など血液を介して感染します．急性肝炎は約 3 割の人は治りますが，多くの人は慢性化することが問題です．治らなかった人は慢性肝炎となってゆっくりと徐々に進み，いずれは肝硬変へと移行します．平均 25 年で肝硬変になり，がん化します。人によっては 5 〜 15 年くらい無症候性で，活動化してくると少しずつ病気の進行度が速くなります．最近では C 型肝炎の治療にインターフェロンによる療法が功を奏しています．

3 膵臓の成り立ちと働き

膵臓は私たちが食べた食物を化学的に消化する消化酵素を分泌し，またホメオスタシスの項（☞1部6章）でお話した血糖値を調節するインスリンやグルカゴンなどの内分泌ホルモンを分泌している重要な臓器です．この場合消化酵素のように消化管に直接分泌されることを外分泌（消化管は体にとっては外部の管であるので），そしてインスリンホルモンのように血液中に分泌されることを内分泌といって区別しています．したがって膵臓はその両方を兼ね備えた臓器なのです．

■ 膵臓の成り立ち

膵臓は胃の後下部にあって，左右に走る長さ14～17cm，幅3～4cm，厚さ2～3cm，重さ約100gの細長い臓器で，頭部は十二指腸に入り，尾部は脾臓に接しています（図12-11）．膵臓の大部分は消化液（膵液）を分泌する外分泌腺と，そこに点在してホルモンを分泌する内分泌腺からなっています．膵臓には太い膵管が横に通っていて，各腺細胞から分泌された消化酵素液は膵管を通って十二指腸に出されます．膵管の十二指腸への入り口の部分（大十二指腸乳頭）には，また胆汁の流れ出る総胆管がつながっています．

■ 膵臓の働き

膵臓から腸に向かって分泌される膵液は，1日0.7～1lにも達し，その中には炭水化物（糖質），脂肪，タンパク質などの三大栄養素を分解消化する酵素が含まれています．胃液は塩酸（HCl）を含む強い酸性ですが，膵液は重炭酸ナトリウム（$NaHCO_3$）を含むアルカリ性です．

糖質を分解する酵素はアミラーゼといって，ブドウ糖の分子が無数に結合したでんぷんを分解し，ブドウ糖が2分子連なったマルトースにまで分解します．マルトースは小腸の上皮細胞の表面で，ブドウ糖に分解されると同時に小腸上皮から吸収されます．脂肪はリパーゼという消化酵素でグリセロールと脂肪酸に分解されます．タンパク質分解酵素はプロテアーゼとも総称され，トリプシノーゲン，キモトリプシノーゲン，カルボキシトリプシノーゲン，ヌクレアーゼなどがありますが，これらの酵素は膵臓そのものの中では働かず，分泌された後，腸液中に含まれるエンテロキナーゼという酵素によって活性化され，トリプシン，キモトリプシン，カルボキシトリプシンとなって分解酵素としての役割を果た

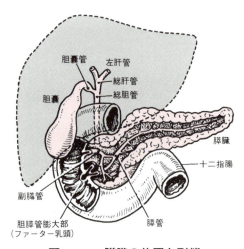

図12-11　膵臓の位置と形態
膵臓は胃の後下部にあり，この図は胃を取り除いた膵臓の形態を示しています．（岡田隆夫，他著：MINOR TEXTBOOK 生理学 第8版．金芳堂, p351, 図14-6 より）

し，高分子のタンパク質は，単一のアミノ酸にまで分解されてしまうのです（表12-5）．このように高分子であった三大栄養素は小腸の中で単一の分子にまで分解され，腸の上皮細胞から吸収されます．そして体内に取り込まれ，新しい自分自身の体の糖，脂肪，タンパク質として合成され，血や肉となるのです．したがって膵臓の働きがなければ，私たちがどのようなおいしい栄養分を摂っても，それらを自分のものとして利用することができないのです．またインスリンやグルカゴンといったホルモンの分泌がなければ，糖の利用ができず，糖尿病のような病気になります．つまり膵臓は私たちの食べたものを化学的に消化分解し，生命を維持するための基本となる臓器であるといえます．

表 12-5　膵液消化酵素の働き

膵液による消化

アミラーゼ（糖質の消化酵素）
　　　　でんぷん ⇒ マルトース

リパーゼ（脂肪の消化酵素）
　　　　脂肪 ⇒ グリセロール＋脂肪酸

プロテアーゼ（タンパク質分解酵素）
　トリプシノーゲン（→トリプシン）
　キモトリプシノーゲン（→キモトリプシン）
　カルボキシトリプシノーゲン
　　　　（→カルボキシトリプシン）
　　いずれも小腸内エンテロキナーゼ酵素で活性化
　　タンパク質 ⇒ ペプチド ⇒ アミノ酸

ヌクレアーゼ
　　　核酸（ヌクレオチド）⇒ モノヌクレオチド

膵臓の病気

膵臓の病気として恐ろしい病気に**急性膵炎**（表 12-6）や**膵臓がん**があります．膵炎はお酒，胆石，ストレスなどが引き金になりますが，軽症の場合には左上腹部に激しい痛みや吐き気，嘔吐，食欲不振，発熱などが起こります．重症の場合には，腹部全体の強い痛み，背中への放散痛，嘔吐，呼吸困難，冷や汗，意識低下，血圧低下，発熱，黄疸などきわめて重症な症状を表します．膵臓炎や膵臓癌の場合，強烈な痛みが起こるのは，炎症やがんによる膵管の閉塞などによって，膵臓自身で分泌したタンパク質分解酵素が十二指腸の方へ流出できず，それが何かの理由で活性化され，タンパク質で構築されている組織を自己消化し，膵臓自身を破壊するためなのです．

急性膵炎の診断は，上腹部の急性腹痛の発作と圧痛，血中や尿中，腹水中にみられるアミラーゼなど膵酵素の上昇，超音波や CT などの画像によってなされます．治療は重症度によって異なりますが，基本的には，入院して，絶飲食（膵の安静），輸液，タンパク質分解酵素の阻害薬の投与，激痛には鎮痛剤投与，さらに抗生物質などによる除菌や二次感染の予防がなされます．胆石がある場合には，その治療が必要です．膵組織に壊死や膵周囲膿瘍のある場合には，手術が必要となります．

膵臓がんは他臓器からの転移性の腫瘍を除き，膵臓に原発性に発生するのは膵外分泌系の悪性腫瘍で，近年増加しています．症状は膵炎と同様な上腹部の疼痛と体重減少が主症状で，がんが膵頭部にある場合には，黄疸を併発します．原因は不明ですが，家族性の腫瘍歴のある人や，糖尿病，慢性膵炎のほか，喫煙やコーヒの多飲などが指摘されています．治療としては，切除可能のものは外科手術しますが，不可能なものは，急性膵炎に対する基本的な治療のほか，化学放射線療法や抗がん化学療法が行われます．

表 12-6　急性膵炎の症状・診断・治療

【特徴的な症状】 （重症）	腹部全体の激しい痛み，背中に広がる放散痛，吐き気，嘔吐，呼吸困難，めまい，冷や汗，意識障害，血圧低下，腎機能障害，発熱，多臓器不全
【診断】	上腹部の急性腹痛発作と圧痛，血中，尿中，腹水中におけるアミラーゼなどの膵酵素の上昇，超音波，CT 画像における急性膵炎に伴う異常
【治療】	絶飲食（膵の安静），輸液，除痛，タンパク質分解酵素阻害薬の投与，抗生物質投与，外科的手術

13 呼吸器系の成り立ちと働き─肺と呼吸

　代謝の項で述べましたように，私たちは食べた糖質，タンパク質，脂質といった栄養素を酸化することによって得られるエネルギー（ATP）を利用して生きています．そのために絶えず外部から酸素を体内に取り入れ，代謝によって産生される二酸化炭素を外界へ排泄せねばなりません．肺は，呼吸によって心臓から送られてきた血液に十分な酸素を与え，代謝産物として血液の中に排出された二酸化炭素を体外に出すという重要な働きをしている器官です．

1 肺の成り立ち

　肺は右の肺，左の肺というように左右に2つあります．上部は肺尖といわれて，鎖骨の約2cm上方にまで突出していますが，肺の下端部は肺底といわれて横隔膜に接しています．右肺は左肺より大きく，右肺は上，中，下3葉，左肺は上・下2葉に分かれています．

　肺には空気が出入りする気道があり，喉頭から肺の中に気管が走っています．気管は肺門部といわれる部位で右と左の2本に分岐して気管支となります（図13-1）．さ

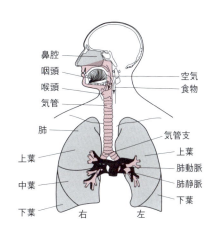

図13-1　気道と肺の成り立ち

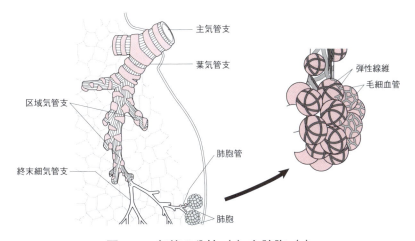

図13-2　気管の分技（a）と肺胞（b）

らに気管支は細かく分かれて20回以上の分岐を繰り返し，細い呼吸細気管支となって右の肺の上葉・中葉・下葉，左肺の上葉・下葉に分岐し，終末細気管支を経て最後は肺胞の集まりである肺胞嚢で終わっています（図13-2）．この道を通って肺の中に空気が出入りするわけで，このような気管支，細気管支を含めて気道と呼んでいます．肺は顕微鏡でみると，非常に小さな肺胞という小さな袋からできています．肺胞の大きさはだいたい100μmから300μmくらいの大きさをしていますが，この肺胞が肺全体に3億から7億個あるといわれています．肺胞は呼吸細気管支，肺胞管から袋状の嚢として突出してぶどう状になり，それらを引き延ばすと全肺胞の表面積は100m²にも達し，赤血球のヘモグロビンと酸素とを効果的に結合させやすくしています．

2 肺の働き

■ 肺の働きと特徴

❶肺の主な働きは，外気の空気と肺胞内の空気を交換（換気）することによって，吸入した空気中の酸素を血液に取り入れ，血液から不要になった二酸化炭素を呼息中の空気に排出（ガス交換）することです．

血液が肺胞から受け取った酸素は，心臓の働きによって，体の末梢の毛細血管へと運ばれ，酸素圧の低下した末梢の組織の細胞に取り入れられます．一方，各細胞が代謝によって産生した二酸化炭素は末梢の毛細血管で血液中に移行し，肺胞まで運ばれてきます（図13-3）．この血液による酸素と二酸化炭素の運搬には赤血球中のヘモグ

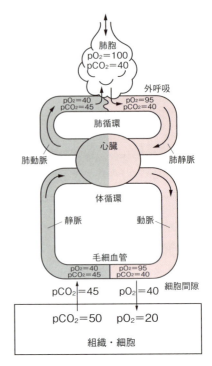

図13-3 外呼吸（肺と毛細血管）と内呼吸（体の組織細胞と毛細血管）の概略図

図中各数字は血液ないし組織中の酸素（O_2）および二酸化炭素（CO_2）圧（mmHg）を示します．（福田敦夫：7. 呼吸の機構．遠山正彌，他編：人体の解剖生理学．金芳堂，p242，図7-15より）

ロビンが重要な働きをしています．この場合換気とガス交換を通して行う肺の呼吸のことを外呼吸といい，末梢の組織での酸素を用いた代謝のことを内呼吸といいます．

❷また肺はガス交換を通して，血液の水素イオン濃度pHを一定に保つ働きをしています．血液のpHは約7.41に保たれていますが，二酸化炭素を体外に出すことによって血液の二酸化炭素濃度が低下し，アルカリ性の方に傾いて，pHが7.5～7.6になります．たとえば過呼吸といって，ハーモニカを吹き続けると呼吸運動を何度も何

度もすることによって頭がフラフラすることがあります．それは無理に呼息をしたために二酸化炭素が外に出過ぎて，血液の二酸化炭素濃度が低下し，アルカリ性になり過ぎるのです．この症状は過剰換気症候群といいわれるもので，これは女性に多く，夜中によく指先がしびれて，ひどいときには手がけいれんして救急病院に運ばれることがあります．よく聞いてみると恐い夢をみて過呼吸のために血液がアルカリ性になり過ぎて，ハーモニカを吹いたときと同じように神経症状を起こすのです．そのような人にはナイロン袋を口にあてて，自分の吐いた息，二酸化炭素を吸うことによって簡単に治療できます．血液の pH を一定に保つのは肺だけではなく，もちろん血液の中にある化学物質の緩衝作用や腎臓から酸やアルカリを排泄するという機序もありますが，呼吸によっても pH が保たれるという機構があることは重要です．どうして血液の pH が 7.4 という中性に保たれているかというと，すでに第 5 章の代謝の項で述べましたように，体の中では無数の化学反応が進行しています．それらの化学反応の調節をしているのがタンパク質である酵素という物質ですが，その酵素の働きが血液の酸度，水素イオン濃度が中性の条件下でいちばん働きやすいという理由によるものです．

❸さらに肺の特徴は，肺の中を多量の血液が流れていることです．血液は心臓から脳や腸や腎臓など全身に流れていきますが，それらのあらゆる場所から帰ってきた血液が右心房を通ってすべて肺に流れ込み，肺でもう一度酸素圧の高い血液に戻ります．つまり単位時間あたりの血流の量を

考えてみると，全身を回っているのと同じ量の血液が肺の中を通り抜けていくことになるのです．多量の血液が流れるために，肺での血圧が高くならないように血管抵抗が小さくできています．血流量が多いために，肺の手術時には非常に多量の出血をして，多くの場合輸血を必要とするのもその理由です．

❹肺のもう 1 つの特徴は，他の器官と違って呼吸によって酸素を取り入れるために，肺は常に外界に接して開いている臓器であるということです．そして外の物質を直接的に血液の中に取り込んでいることです．つまり肺は，外に対して開かれているオープンな器官なのです．これは肺という組織が外界と直接に接していることを意味します．したがって空気中にあるさまざまな有害な物質や，気体や微生物，ゴミなどが肺の中に入ってくる可能性が非常に高いのです．したがって肺の中にそうした外からのさまざまな物質や菌が入ってきても，外に出すように，あるいは無害化するように肺そのものに強い防御機構があるのが特徴です．外から入ってくる物質としてはさまざまなものがあって，化学物質としては最近問題になっている NOx といわれるような窒素酸化物や硫黄の酸化物などがあり，また色々なホコリやいちばん気をつけなければならないタバコの煙もあり，また石綿というケイ肺の元になるような物質もあります．さらに恐ろしいのは細菌やウイルス，かび，寄生虫などが肺の中に入ってくる可能性があるのです．このようなものが入ってこないように，あるいはもし入ってきても外に排出したり，無毒化するような機構が肺には存在しています．

いちばん外側にある防御機構は鼻にある鼻毛で，これはフィルターのように大きなものをそこで食い止めてしまいます．また鼻の上皮細胞では粘液が出て小さなホコリをその粘液に吸着して，そこでそれ以上入らないように働いています．気管支には手まりのような繊毛が生えていて，さらに粘液を分泌する細胞があり，粘液と繊毛によって外から入ってきた微生物やホコリを粘液にくるんで痰として外に出す機構もあります．さらに体に有害なウイルスや細菌が肺を介して生体内に入ってきたときには，それらに対する免疫機能があります．免疫というのはガンマグロブリンのような液性の免疫と白血球がウイルスを貪食するような細胞性の免疫の2種類がありますが，このような免疫作用によって外敵の侵入に対して闘う機構が肺にも存在しています．

3 肺における換気の仕組み

肺は吸息，呼息を通してガス交換をしていますが，肺自身には自ら運動する機能はありません．肺を膨らませたり縮ませたりしているのは，肺を包んでいる胸郭とその底面にある横隔膜の運動によってなされています．つまり胸郭を構成する筋や横隔膜

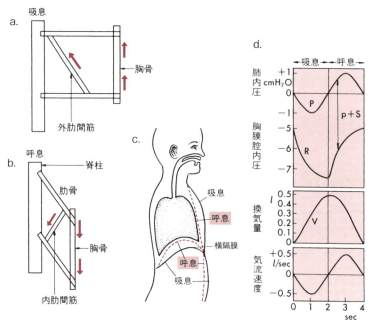

図13-4　収縮・弛緩時の胸腔内圧，肺胞内圧，呼吸器量（気流速度）の変化
肋間筋，横隔膜の収縮・弛緩によって胸郭の容積が増減します．それによって胸腔内圧が増減し，ガス交換が可能となります．a, b：吸息時，呼息時の肋骨の運動．c：横隔膜の上下運動．d：吸息時，呼息時の肺胞内圧，胸腔内圧，換気量，気流速度の変化．（岡田隆夫，他著：MINOR TEXTBOOK 生理学 第8版．金芳堂，p296, 297, 図12-1, 2, 3 より）

の収縮，弛緩運動によって胸郭の容積が増減し，それによって肺の容積が変わり，空気の肺内外への動きが起こり，ガス交換が可能となるのです．

肺の呼吸運動はふいご運動といわれるもので，常に肺の内部は陰圧になっており，大気の圧よりも低くなっています．肺は胸郭と横隔膜に囲まれ，その中に肺がしまい込まれている形になっています．実際の呼吸運動は肋骨の上下運動と，横隔膜の上下運動によって胸郭の容積が変わり，胸郭が拡張され陰圧になると，自然と空気が肺の中に入ってくるのです．胸部には肋骨が12本ありますが，各肋骨に付く肋間筋の動きによって肋骨が上下に運動し，胸郭が陰圧になったとき，空気が中に入ってきます．これを胸式呼吸と呼んでいます．また横隔膜の上下運動によっても胸腔内は陰圧となり空気が流入しますが，この呼吸のことを腹式呼吸といいます（図13-4）．

吸息と呼息は上に述べたような呼吸運動によってなされますが，図13-4d に示しますように，胸膜腔内圧は呼息のときにも大気圧に対して－2.5mmHg 陰圧になっており，呼吸気量は吸息時には横隔膜の下降や胸郭の拡大によって，胸膜腔内圧，肺胞内圧がさらに陰圧になり，外気が気道を通して流入することになります．呼息のときは横隔膜の上昇あるいは胸郭の縮小によって胸膜腔内の陰圧が減少し，肺胞内の空気を外へ排出するのです．このように胸空内は陰圧になっているため，外傷などで胸郭や肺に穴が開くとたちまち外気が胸膜腔内に流入し，気胸といって肺は収縮し，呼吸困難に陥ってしまいます．

■ 換気量と肺活量（図13-5）

安静時の呼吸では肺に吸入する空気の1回換気量あるいは1回呼吸量といい，約450ml です．安静時の呼息の後にさらに努力して吐き出すことのできる空気の量を予備呼気量，逆に安静時休息の後に努力してさらに吸い込むことのできる空気量を予備吸気量といいます．最大限に呼息しても，肺胞はつぶれませんし，気道内に残る空気もあるので，約1,200ml の空気がなお肺に残ります．これを残気量といいます．安静呼吸している呼息時には予備呼気量と残気量を合計した空気が肺内に残りますが，これを機能的残気量といいます．できるかぎり息を吸い込んだ後，思い切り息を吐き出したときに吐き出しうる空気の量を肺活量といいます．つまり肺活量は予備呼気量と，1回換気量，予備呼気量の総計ということ

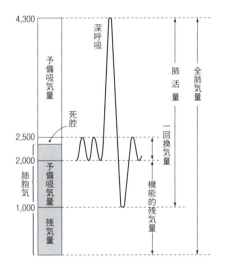

図13-5　肺容積の区分

（福田敦夫：7. 呼吸の機構. 遠山正彌, 他編：人体の解剖生理学. 金芳堂, p239, 図7-12 より）

になります．肺活量は日本人成人男子では3.8l，女性で2.6lです．

またできるだけ息を吸い込んだ後，努力してできるだけ急速に息を吐き出したとき，1秒間にどれだけ空気を吐き出せるかを測定して，これの肺活量に対する割合（1秒間の呼出量÷肺活量×100）を求めた値を1秒率，あるいは1秒間の努力呼気肺活量といいます．肺気腫や気管支喘息など，気管支が狭くなり気道抵抗が高まるような閉塞性換気障害では，肺活量はほぼ正常であるのに，1秒率は著しく減少します．これに対し，肺線維症などで肺の弾力性が低下している疾患（拘束性換気障害）では，肺活量は減少していても1秒率は変わりません．1秒率によって閉塞性換気障害と拘束性換気障害の肺疾患の鑑別ができます．

安静呼吸時の1回喚気量は450mlといいましたが，その空気のすべてが肺胞に入るわけではありません．そのうちの150mlは気道にとどまり，呼息時にそのまま出てしまいます．血液との間にガス交換が行われるのは肺胞で，気道ではガス交換は行われませんから，実際に呼吸に関与するのは肺胞に入る空気であって，その量を肺胞換気量といい，気道に残る空気量は死腔量といいます（1回喚気量−死腔量＝肺胞換気量）．

1回換気量は意識的に変えることができるし，病的原因で変化します．たとえば1回換気量が1,000mlで呼吸すると，吸入される新しい空気は850mlとなり，肺胞換気量は1回換気量の85％を占めますが，1回換気量150mlという浅い呼吸をした場合には，実際の肺胞換気量は0mlとなり，どんなに呼吸の頻度を増しても，実際には呼吸をしないのと同じとなってしまいます．

■ 肺胞および末梢組織におけるガス交換

肺胞に入る空気の中に含まれる酸素は，肺胞を取り巻く毛細血管内へ拡散していき，血液中のヘモグロビンと結合して各組織に運ばれ，組織に分布する毛細血管から組織内に拡散し，最終的に各細胞膜を通過して細胞内に入り，酸化によるエネルギー産生のために消費されます．この場合，肺胞や末梢組織における酸素や二酸化炭素のガス交換は，それぞれのガスの肺胞気中および末梢組織中の分圧と血液中の分圧との差に従って物理的に拡散します．図 13-3に示すように肺胞においては，酸素分圧 pO_2 は 100mmHg で肺動脈を流れる静脈血の pO_2 40mmHg より高く，酸素は血液中に容易に拡散してヘモグロビンと結合し，末梢組織に運ばれます．末梢組織においては組織，細胞の酸素分圧が低いため，酸素は組織に容易に移行します．代謝によって細胞で産生される二酸化炭素は，これとは逆の過程を経て，末梢の細胞から肺胞気中へと排出されます（図 13-6）．

血液における酸素の運搬にはヘモグロビン（Hb）の役割がきわめて大きいのです．肺胞気から血液に拡散した酸素はごくわずか（1.5％）血液に溶解しますが，大部分は赤血球に含まれるヘモグロビンと結合して運ばれます．ヘモグロビンは鉄1原子をもったヘムという色素とグロビンというタンパク質が4個集まったもの（☞ 1 部，図 4-13，2 部，図 14-6）で，分子量は 68,000 です．酸素とヘモグロビンの結合はヘムのもっている鉄との間で行われ，このヘモグ

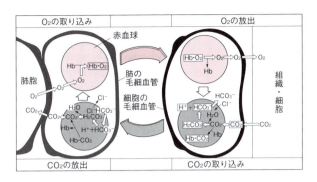

図 13-6　酸素と二酸化炭素の血液における輸送と肺・末梢組織のガス交換
（高辻功一，高田明和，遠山正彌：からだを理解するための解剖・生理学．金芳堂，p148，図 6-1-14 より）

ロビンと酸素の飽和度は酸素の分圧に従って変わります（図 13-7）．この結合の度合いは pH や温度，そして二酸化炭素濃度などによって影響を受けます．つまり温度が高くなったり，pH が低くなったり，二酸化炭素濃度が高くなると酸素とヘモグロビンの結合度が低下します．

一方，組織で産生された二酸化炭素は，血液中，赤血球内へと拡散していきますが，図 13-6 のように二酸化炭素の大部分は重炭酸イオンとして，一部は血漿タンパク質と結合したカルバミノ化合物の形で，そしてごく一部が血漿に溶解して血液中を運ばれ，肺胞からは排出されます．

■ 呼吸運動および肺換気量の調節

私たちは息をしている呼吸の回数やリズムを意識的に変えることができますが，通常は無意識的に吸息と呼息を繰り返しています．しかし肺には心臓のように自動的に

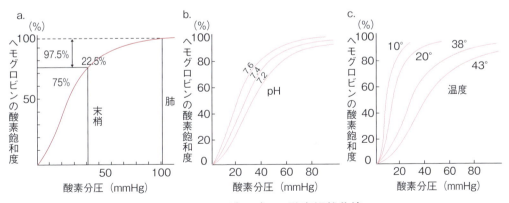

図 13-7　ヘモグロビンの酸素解離曲線

a．ヘモグロビン（Hb）の酸素解離曲線．肺の酸素分圧 pO_2 は約 100mmHg で，Hb 飽和濃度 97.5％です．末梢の酸素分圧は 40mmHg であり，酸素飽和度は約 75％となるため 22.5％の酸素が細胞に利用されることになります．
b，c は pH および温度によって酸素解離曲線が影響されることを示します．

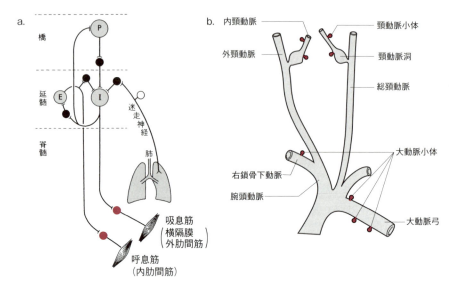

図 13-8　呼吸運動の調節
　a. 延髄の呼吸中枢から呼吸筋への神経支配
　b. 頸動脈小体および大動脈小体の存在部位

赤丸は興奮性，黒丸は抑制性ニューロンを表す．P：呼吸調節中枢，I：吸息中枢，E：呼息中枢
（岡田隆夫，他著：MINOR TEXTBOOK 生理学 第8版．金芳堂，p310，図 12-13, 14 より）

収縮弛緩を繰り返す運動機序はなく，横隔膜の収縮や，外肋間筋の運動によって胸腔が拡げられたり，縮んだりすることによって呼吸が可能となるのです．横隔膜や肋間筋は自動能をもたない骨格筋で，これらの筋を支配する頸髄や胸髄にある運動ニューロンの働きを受けているのです．これらの運動ニューロンはさらに脳幹にある呼吸中枢からのインパルスを周期的に受け，それによって横隔膜や肋間筋の収縮，弛緩が周期的に起こり，呼吸が可能となるのです（図 13-8a）．

呼吸のリズムをつくる中枢は脳幹の延髄背側部にあり，吸息中枢と呼息中枢に分かれています．さらに，延髄の上部端にはそれらの中枢の働きを調節する呼吸調節中枢があります．これらの呼吸中枢や呼吸調節中枢には，肺や気道の伸展度を感知する受容器からの情報や，血液の pO_2, pCO_2, pH などの情報が化学受容器の求心性線維を通して入力され，呼吸の速さや深さが自動的に調節されているのです．

中枢の化学受容器としては動脈血の pCO_2 が上昇して脳脊髄液の pH が低下すると，それが呼吸中枢を刺激し，呼吸の深さや回数を促進させるのです．また末梢の化学受容器としては頸動脈小体や大動脈小体（図 13-8b）が，動脈血の酸素分圧の低下や水素イオン濃度の上昇に反応して興奮し，舌咽神経や迷走神経を介してその情報を呼吸調節中枢に伝えて呼吸を促進させます．つまり体を循環している血液の状態を感知しつつ脳幹の呼吸中枢が呼吸の頻度や深さを調節しているのです．

肺の病気

呼吸不全を起こす肺の病気には，肺炎などの感染症や変性疾患，肺がんなどさまざまな種類の病気があります（表13-1）．呼吸器感染症の原因になるものとしては，細菌，ウイルス，真菌，寄生虫，クラミジアなど，いろいろな感染源があります．急性の呼吸器感染症としては上気道炎，気管支炎，肺炎，膿胸，肺膿瘍などがあり，慢性の感染症として結核があります．

急性気管支炎は呼吸器感染症で最も高頻度にみられます．気管支の内面は上皮細胞や粘液産生細胞に覆われています．これらの部位が感染によって障害を起こすと，痰になって粘液の固まりができます．慢性の気管支炎では腺の分泌が増えてたくさんの痰が出ますが，気管支の中に痰が詰まって，線毛が焼けただれたようになり，上皮が剥がれ落ちてしまうのです．痰がたまるのでひっきりなしに咳をして痰を出しますが，それが慢性気管支炎の特徴です．また，感染でなくとも喫煙は気管支の上皮細胞や粘膜細胞が障害を受け慢性気管支炎を引き起こします．

肺炎はさまざまな病原菌の感染で起こされる病気ですが，病気の最終的な死亡の原因が肺炎であることが多いのです．前立腺や子宮がん，脳梗塞，心筋梗塞，あるいは高齢者のさまざまな疾患であっても，最終的に命を失うきっかけとなるのは肺炎であることが多いのです．肺炎は抗生物質ができてから比較的治りやすくなったとはいえ，がんの末期も含めて肺炎になるとそのものが命取りになる病気です．

最近問題となっている呼吸疾患の中で夏型過敏性肺炎という病気があります．夏になってある日突然熱が出て，レントゲン写真を撮ると肺炎そっくりの所見を示します．この過敏性肺炎というのは，高い熱が出て，肺炎だから入院しなさいということになりますが，抗生物質を使わなくても自然によくなります．この病気の原因は，家の中にあるカビだということが最近明らかになりました．日当たりの悪い北向きの台所や風呂場などじめじめしたところにいるので，そこにいるカビが肺炎を起こすのです．入院してカビから離れるとすぐによくなりますが，退院して再び家に帰るとまたこの症状が起こるので，家の掃除を十分行い，乾燥させてカビを退治することが必要になります．

結核は呼吸器疾患の中でも大きな疾患群の一つでしたが，日本においては明治から昭和にかけて人口10万人単位で200人程度の死亡率が続いていました．第二次世界大戦後にストレプトマイシンが発見されてから，発症率はずいぶん減少しました．しかし最近再び結核は再興感染症として注意が喚起されています．現在結核をわずらっている多くが65歳以上の高齢者ですが，若い人も含めて結核が増えていることが報告されています．

さらに最近は，肺結核の親戚のような，病気の症状は似ているが結核とは違って抗結核薬の効かない肺非定型好酸菌症という病気が増えています．この菌は性質も培養の必要条

表13-1　肺の病気

1.　感染症 　　気管支炎，肺炎，肺結核（肺非定型抗酸菌症） 　　（ウイルス，クラミジア，細菌，真菌，寄生虫）
2.　塵肺症
3.　慢性閉塞性肺疾患（老化）
4.　気管支喘息
5.　悪性腫瘍 　　腺がん，扁平上皮がん，小細胞がん，大細胞がん
6.　良性腫瘍 　　腺腫，軟骨腫
7.　先天奇形 　　肺動腺静脈瘻，肺分画症

件も結核菌と非常によく似ており，症状やレントゲン写真の所見では結核と類似していますが，抗結核薬の効かない困難な病気の一つとなっています．

　肺気腫という病気は，終末細気管支を含めた，より末梢の肺胞の壁が破壊され，固さを失ってペラペラになる病気です．つまりゴム風船に空気をいっぱい入れておくと，しばらくおいても元の大きさにならない，のびきっているのと同じで，肺胞の壁がのびきってしまって，しかも隣接との境目が破れて大きな１つの肺胞になってしまうのです．壁がペラペラなので，息を吐こうとしたときに膨れ過ぎた肺胞が，空気の出ていく口である気管支の回りを押さえてしまって，そのために閉塞が起こり，先述した肺機能の検査の１秒率がきわめて低下し，十分に空気を吐き出せない，息を半分も吐かない内に次の酸素を吸わないと間に合わなくなり，酸素不足に陥るのです．この病気では肺胞が膨らみ過ぎ，胸郭自体がどんどんと膨らんでいきます．肺気腫の人は口元をみると，ふつうの呼吸では空気が出ていかないので，口笛を吹くような口をしています．つまり肺胞が圧迫するので気道，気管支の中の圧を上げて広げようとするわけで，出口を小さくして圧を上げている格好になっているのです．

　気管支喘息は，呼吸器内科の診療の中で半分を占めるほど多い病気で，全人口の３％くらいが喘息にかかっているといわれています．最近はさらに増えて，環境汚染や，杉花粉などのアレルゲンによる喘息もあります．最近は喘息の考え方や治療法もずいぶん変わってきて，昔は気道の収縮ということに対する治療だけでしたが，今は炎症が原因で線毛や上皮が剥がれて，剥離性の炎症を起こしていることが原因だとわかり，自己管理やステロイド，β-刺激剤などの吸入法が功を奏しています．

　呼吸器疾患の中で重要な疾患は肺がんです．喫煙と肺がんの因果関係が指摘されています．病院によっては半分以上が肺がんの患者であるという病院もあります．肺は心臓を介して全身に血液を送っている臓器でもあり，肺の病巣は小さくても，脳や他の部位に容易に転移します．肺がんを調べるのにいちばん確実で根本的な方法はいわゆるカメラです．気管支ファイバースコープを使って，カメラを入れて気管支を観察すると，直接がんを観察することができます．気管支の中に塊があって，少し触れると出血が起こったりします．血痰が出たらすぐに病院に行って精密検査を受ける必要があります．

14 循環系の成り立ちと働き

　循環系は血管系とリンパ系からなっていますが，その役割はさまざまな物質を体のあらゆるところに運搬することにあります．たとえば肺でヘモグロビンと結合した酸素は動脈血によって全身の末端組織に運ばれ，エネルギー産生に利用され，そこで発生した二酸化炭素は静脈血によって，組織から肺に運ばれ呼出されます．また消化管で吸収された栄養物は，門脈を通して肝臓に運ばれ，全身に配布されます．さらに内分泌線から分泌されたホルモンをはじめ，体内で産生されたさまざまな物質や老廃物も血液によって運搬されます．また筋や肝臓で発生した体熱も血液によって循環輸送されるのです．

　血管系は心臓と動脈，静脈，毛細血管からなる血管から成り立っていますが，心臓から拍出された血液は，くまなく体の末端組織にまで流れます．心臓の左心室，右心室から送り出される血液は，各々体循環（大循環）と肺循環（小循環）を形成して流れます．つまり左心室から送り出された血液は，大動脈を通って全身の毛細血管に至り，静脈から大静脈を経て右心房に帰ります．これが体循環と呼ばれるものです．右心房から右心室に流入した血液は，右心室から肺動脈を介して左右の肺に入り，ガス交換された酸素を含む血液が動脈血となって肺静脈を通って左心房に流れ込みます．これが肺循環です．体循環は，肝臓，腎臓，肺，脳などの臓器や四肢，体感の筋，皮膚など無数の循環経路をもち，心臓と肺循環をあわせて，循環系は全体として閉鎖経路をなし，毛細血管も含めて体内の全血管の長さは 10 万 km にも達するといわれています（図 14-1）．

　組織間液の一部や腸管から吸収された脂肪分はリンパ管系に入り，リンパとなります．リンパは胸管あるいは右リンパ本管を経て，静脈系に流入します．

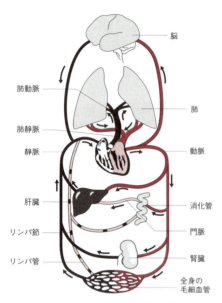

図 14-1　循環系の模式図

循環系には肺循環と体循環の2経路があります．肺循環は静脈血が心臓，肺動脈を経て左右の肺に入り，ガス交換された動脈血となり，肺静脈を介し左心房に還る経路です．体循環は左心室から出た動脈血が脳や内臓，毛細血管を経て静脈血となり，心臓に還る経路です．毛細血管から組織に出た一部の液はリンパ管を通って静脈に入ります．

1 血液の成り立ちと働き

体液は体重の60％を占め，細胞内液と細胞外液とに区分されます．体液のうちの2/3（体重の40％）は細胞内液で，細胞が生きていくためのさまざまな化学反応はここで進行します．残りの1/3（体重の20％）は細胞外液で，細胞の周囲を満たす間質液（15％）と血液（5％）からなっています（図 14-2）．血液量は約5Lですが，その55％が血漿である液体成分で，残りの45％が赤血球や白血球の細胞成分です．血液量は，全体の体液量に比べ少ないのですが，水分の移動は，細胞内液と間質液の

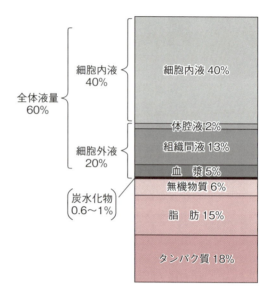

図 14-2　生体の構成成分と体液

間，間質液と血漿との間できわめて速い交換が行われ，1日の交換量は8万Lにも及びます．

血液のうち90％は血管系を循環していますが，残りの10％は肝臓や脾臓に貯蔵されています．

■ 血液の成分

血液は，液体成分と細胞成分とからなっています（図 14-3）．液体成分は血漿（plasma）と呼ばれ，その大部分は水（91％）です．この水の中にグルコースやタンパク質，脂肪酸などの栄養分，さらに各種イオン，ホルモンなどが含まれています．

採血した後，血液を試験管に入れて放置しておくと，血漿タンパク質の一種であるフィブリノーゲン（線維素原）がフィブリン（線維素）という線維状のタンパク質に変化し，それに細胞成分が絡まって凝固し，下に沈殿してきます．その凝固したものを血餅といい，上の透明な液体部分を血清と

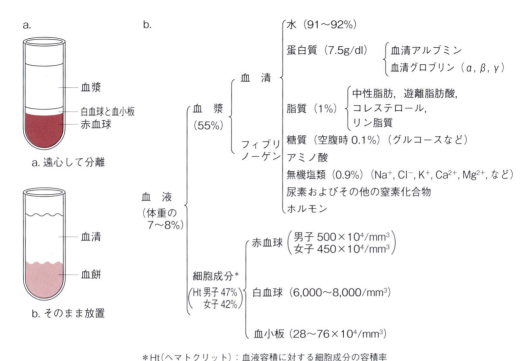

図 14-3 血液の成分

いいます．

　血液の細胞成分（血球）は赤血球，白血球，血小板からなり，血液容積の40〜45％を占めています．血球は骨髄の多能性幹細胞（造血幹細胞）から分化して造られ（造血），成熟してから循環血液中に放出されさまざまな機能を発揮します．胎生初期には卵黄囊，中期には肝臓や脾臓が造血器官として働きますが，出生後は骨髄が造血の場となります．

■ 血液の液体成分

❶**血漿の水分**：血漿の水分量は腎臓の項で述べていますように，体重の約5％に維持され，細胞内外の水分量の調節の基本となっています．したがって大きな出血のある際，まず生理的食塩水の投与で補液するのはそのためです．

❷**血漿タンパク質**：主に肝臓で生成され，アルブミンとグロブリンに大別されますが，さらに80種類以上の成分に細分され，多様な機能を分担しています．血漿タンパク質は電気泳動にかけると陽極に向かって移動しますが，移動度の高いものから，アルブミン，α1，α2，β，γグロブリンに分かれ，βとγの間にφ分画（フィブリノーゲン）があります（図 14-4）．血漿タンパク質は，血液の膠質浸透圧の維持に重要であり，さらに血液の粘性の賦与，緩衝作用，栄養機能，物質の担送機能（脂肪やステロイド，ビタミンなどと結合して輸送担体となります），免疫機能（γグロブリン），血液凝固機能（フィブリノーゲン）などの役割を担っています．

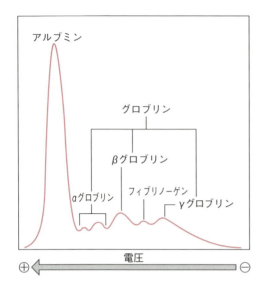

図 14-4　血漿タンパク質の分類
マイナスの電荷をもつ血漿タンパク質を電気泳動にかけると，⊕の方向にアルブミン，グロブリン，フィブリノーゲンの分画があらわれます．

❸**糖質**：糖質としてはグルコースが主で，全細胞のエネルギー源となっています．正常では，空腹時血糖は 70～100mg/100ml です．血糖が 180mg/100ml 以上になると腎臓の糖排泄閾値を超え糖尿が出現します．

❹**脂質**：血中では担体タンパク質と結合して存在しています．中性脂肪，コレステロール，リン脂質，遊離脂肪酸がありますが，生体の構成成分やエネルギー源ともなります．食後には著しく増加して，血漿は乳び状に混濁します．

❺**無機塩類**：Na^+（ナトリウム），K^+（カリウム），Ca^{2+}（カルシウム），Mg^{2+}（マグネシウム）などさまざまな無機塩類が存在します．その総濃度は血漿の 0.9％で，大部分は食塩（NaCl）で，血漿浸透圧の維持に重要です．0.9％の食塩水は血漿と等張（290mOsm/l）で生理的食塩水と呼

ばれています．

■ 血液の細胞成分（図 14-5）

❶**赤血球**：赤血球は無核で，ドーナツのように中央部のくぼんだ座布団様の直径約 7μ の細胞で，寿命は約 120 日です．赤血球の主成分は，複合タンパク体ヘモグロビンからなっています．ヘモグロビン分子は図 14-6 に示しますような鉄を含む色素ヘム 1 個と，タンパク質グロビン 1 個からなるサブユニット（ヘモグロビン単量体）が 4 個結合してできています（☞ 1 部 4 章，図 4-13）．ヘム部分の Fe（鉄）は O_2 分子と可逆的に結合して酸化ヘモグロビンとなり O_2 の運搬を行っています．ヘモグロビンと酸素の結合・解離は特有な S 字状の変化をし，酸素解離曲線と呼ばれています（☞図 13-7）．

❷**白血球**：白血球は有核の細胞で，染色による染まり方によって分類されています．顆粒白血球は細胞質に顆粒があり，染まり方の違いから，好中球，好酸球，好塩基球に分けられています．無顆粒白血球は顆粒のないもので，リンパ球と単球（マクロファージ）です（表 14-1，図 14-3，14-5）．

　白血球は血管壁を自由に通過でき，血管外に移動後アメーバ運動をして，感染（細菌，ウイルス，寄生虫）や腫瘍に対する強力な防御を行います．細菌を取り込み，殺す貪食機能は，特に好中球に著明で，細菌性感染に対する第一の防御線です．好酸球はアレルギー，寄生虫感染などで増加し，肥満細胞より放出される伝達物質を不活性化します．好塩基球は組織内にある肥満細胞に類似し，アレルギー反応によってヘパリン，ヒスタミンなどの生理活性物質を放

14 循環系の成り立ちと働き

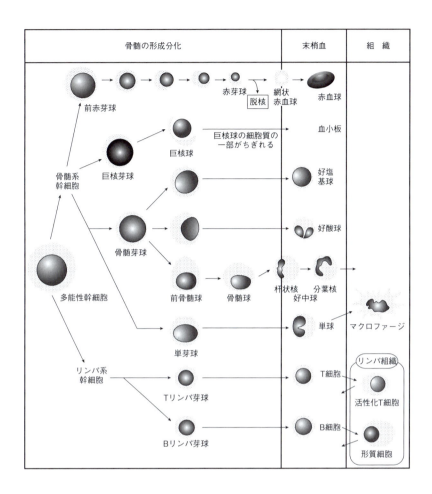

図 14-5 血液の細胞成分（血球）とその分化

(坂井建雄, 岡田隆夫：系統看護学講座 解剖生理学 人体の構造と機能 [1] 第 8 版. 医学書院, p132, 図 3-31 より引用)

表 14-1 白血球の種類と働き

名称	直径 (μm)	数 (%)	生理作用
1. 好中球	10	60〜70	遊走と食作用（細菌）→解毒 感染症のとき著明に増加
2. 好酸球	10	1〜4	食作用（タンパク質）→解毒 アレルギー, 寄生虫症のとき増加, (ストレスで減少)
3. 好塩基球	10	0.5	細菌感染のとき顆粒からヒスタミン遊離
4. リンパ球	6〜10	20〜25	免疫作用
5. 単球	15〜20	4〜8	大型の食細胞（マクロファージ）として食作用

(松村幹郎, 岡田隆夫：人体生理学ノート改訂 7 版. 金芳堂, p35, 表 5-1, 2009 より)

出します．

単球は血液から組織に入り，組織マクロファージとなります．Tリンパ球のサイトカインにより活性化され，好中球と似た方法で細菌を捕食し殺菌します．リンパ球は形態，生物特性の上からTリンパ球とBリンパ球に区別され，それぞれ液性免疫と細胞性免疫を担当しています．

❸**血小板**：血小板は無核の直径2〜3μmの円盤状の小体で，寿命は数日です．血小板の機能は止血作用です．血管壁に損傷を受けると血小板の粘着，凝集が起こり，血小板血栓ができると同時に，血小板よりセロトニンが遊離して，血管収縮が起こり止血を促進します．

■ 血液型

血液型は，通常赤血球型のことを意味しており，赤血球の膜表面にある抗原が人によって異なっていることに由来します．赤血球の膜は凝集原と呼ばれる各種の抗原をもっており，その抗原性は遺伝子によって決定されています．各種血液型はその抗原性によって区別されるのです．血液型にはABO式（表14-2）やRh式が有名ですが，ほかにMN式やP式などがあり，赤血球の膜表面に250種にも及ぶ抗原があるといわれています．輸血の際に問題となるのは，ABO式とRh式です．赤血球膜の他の各種組織にもこれらの抗原が存在しています．

❶**ABO式血液型**：ABO式血液型では，A型，B型，AB型，O型に分類されます．A型の人の赤血球膜表面にはA抗原（凝集原）があり，B型の人の赤血球膜表面にはB抗原があります．AB型の赤血球膜表面にはA抗原と同時にB抗原が存在し，O型の人の赤血球膜表面にはどちらの抗原も存在しません（表14-3）．

一方A型の個体（赤血球膜表面にはA抗原をもつ）は，その血漿中にB型の赤血球を凝集させるβ抗体（あるいは抗B抗体）があり，B型の個体の血漿中にはα

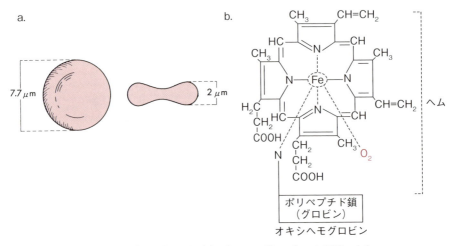

図14-6　赤血球の形（a）とヘモグロビンの構造（b）

（岡田隆夫，他著：MINOR TEXTBOOK 生理学 第8版．金芳堂，p218，図9-2より一部引用）

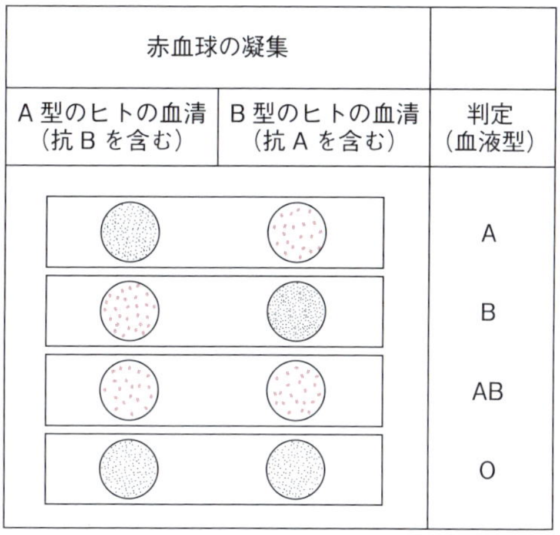

赤血球の凝集		判定 (血液型)
A型のヒトの血清 (抗Bを含む)	B型のヒトの血清 (抗Aを含む)	
○	○	A
○	○	B
○	○	AB
○	○	O

図 14-7　血液型の判定法

赤い点は凝集を示します.

表 14-2　ABO 血液型のおける表現型と遺伝子型との関係

表現型	遺伝子型	
	同型接合体	異型接合体
A 型	AA	AO
B 型	BB	BO
AB 型		AB
O 型	OO	

表 14-3　ABO 型血液の抗原, 抗体と凝集試験

血液型	血球 (抗原)	血清中の凝集素 (抗体)	凝集試験	
			A 型の人の血清と	B 型の人の血清と
A 型	A	抗 B	−	+
B 型	B	抗 A	+	−
AB 型	A, B	なし	+	+
O 型	なし	抗 A・抗 B	−	−

(＋は凝集の起こる場合)

抗体(抗A抗体)があります. AB型の人は抗A抗体も抗B抗体ももたず, O型の人は抗A抗体, 抗B抗体の両方をもっています(表14-3, 図14-7). これらの抗体は, 生まれつきもっているものでなく, 生後一年ぐらいの間に形成されていきます.

このことから, いまA型の人の血液にB型の人の血液を輸血すると, A型の人のもつ抗B抗体と, 輸血されたB型の赤血球のB抗原との抗原抗体反応によりB型赤血球は凝集します. 同様にB型の人の血液にA型の人の血液を輸血した場合にも, 凝集が起こります. しかしAB型の人の血液の場合には, A型, B型いずれの血漿にも反応して, 凝集が生じますが, O型の人では, A, B抗原をもたないため凝集は生じません(図14-7).

血液に凝集が起こると, 凝集した血球塊が微小血管を閉塞したり, 溶血によって赤血球から溶出したヘモグロビンが腎臓の糸球体や, 尿細管に詰まって急性腎不全を引き起こしたり, さらにはアナフィラキシーショックと呼ばれるアレルギー反応を起こすこともあります. したがって輸血に際しては, 交差適合試験を行い, A型の人にはA型またはO型の血液を, B型の人にはB型またはO型の, O型の人にはO型の血液を輸血せねばなりません. AB型の人の

場合にはA，B，Oいずれの型の輸血も可能です．しかし大量の輸血，あるいは小児に対する輸血では，輸注された抗体によって，受血者の赤血球も凝集すること，特にO型血液者中の抗A抗体の力価が高いことから，現在では異型血液の輸血は災害による緊急時に限られています．

血液型は1個体については一生涯変わりません．A，B，O型の形成は，メンデルの遺伝法則に従い，A，B型形成はO型に対して優勢に遺伝します．したがってA型遺伝子型にはAAとAO，B型にはBBとBOがあります（表14-2）．

ABO式血液型の分布は民族によって違っていますが，日本民族ではA型40〜45％，O型30〜35％，B型15〜20％，AB型5〜10%と報告されています．

❷ **Rh式血液型**：輸血に際し，ABO型に次いで重要な血液型はRh系血液型です．Rhというのはアカゲザル（Rhesus monkey）からきた名で，はじめアカゲザルの赤血球でよく研究されたのでRhと命名されました．これに関係する抗原はD，C，Eなど多種ありますが，D抗原が最も抗原性が高くRh陽性といえば通例はこのD抗原をもつこと，Rh陰性はD抗原をもたないことを意味しています．Rh陰性の出現頻度は白人では15%ですが，日本人では0.5%と低いです．Rh陰性の人がRh陽性血の輸血を受けた場合や，Rh陰性の母親がRh陽性の父親によってRh陽性児を妊娠した場合，母体に抗Rh抗体ができるため，臨床的に問題となります．後者では胎盤付着部位からの子宮壁への出血や，分娩に際しての産科的処置などにより，微量の胎児血が血中に入り，母親の血液にRh抗体が形成されるのです．第一子は抗体が産生される前に娩出されるため，問題は起こりませんが，次の妊娠の際，胎児が再びRh陽性であれば，このRh抗体は胎盤を通過し，胎児に溶血性貧血を生じ，重度の障害を起こしたり子宮内死亡（胎児血芽球症）を引き起こしたりします．

■ 血液の凝固

血液は矛盾する次の3つの性質を兼ね備えていなくてはなりません．その性質とは，血管の中では凝固せずにスムーズに流れていなくてはなりません．そしてもし血管が破れたり傷ついたときには，速やかに凝固して傷口をふさがねばなりません．さらに傷口の修復が終わったときには凝固した血液は溶けて流れなければなりません．血液はこのすべての難題を克服する性質を備えているのです．

通常血液が血管内を流れているときには，血液は凝固しません．それは血管の内側表面を覆う血管内皮細胞の表面が滑らかであり，血小板や凝固因子がそこに吸着しにくくなっているからです．さらに血漿中に存在するアンチトロンビンⅢは，血管壁のヘパリン様物質と結合して強力な抗凝固作用を発揮しています．また血管内皮細胞はトロンボモジュリンというタンパク質を分泌して血液凝固を抑制し，プロスタグランジンI_2を分泌して血小板の凝集を阻止しているのです．このように正常な状態で，血液の凝固を阻止しているのは，血管壁の内面を覆う血管内皮細胞の働きによるのです．血管が損傷され，この血管内皮細胞が障害されると，その局所の血液凝固が始まるのです．

❶**血液凝固の機序**：血液凝固は，Ca^{2+}の存在下で血漿タンパク質のさまざまな血液凝固因子が次々に次に続く凝固因子を活性化する連続的なカスケード反応によって起こるのです．基本的にはフィブリノーゲンがトロンビンによってフィブリンに変化するという機序によって説明されますが，凝固が起こるまでの過程でさまざまな凝固因子による反応が関わっています（図14-8）．すなわち損傷部位から同時に流出するトロンボプラスチンの作用で血液中のプロトロンビンからトロンビンが形成され，このトロンビンが流血中のフィブリノーゲンを線維状のフィブリンに転換させ，さらにXⅢ因子の作用によって線維間に架橋を生じ網目状となり，この網目状に血球成分が引っ掛かり，血餅ができ血液凝固ができるのです．

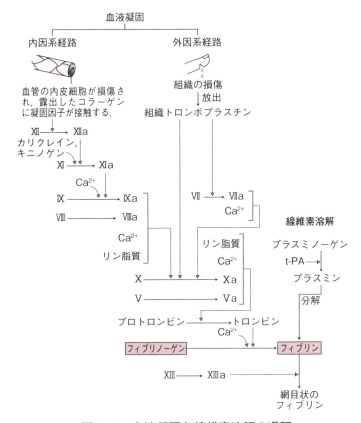

図14-8　血液凝固と線維素溶解の過程

血液凝固の反応には，内因系経路と外因系経路があります．どちらの経路も，ローマ数字で示した凝固因子が活性化し（活性化した凝固因子はaをつけて表されています），プロトロンビンをトロンビンに変換し，さらにXIIIaが作用することで網目状のフィブリンになります．これらの反応の多くでCa^{2+}が必要となります．フィブリンは，プラスミンによって分解（線維素溶解）されます．（坂井建雄，岡田隆夫：系統看護学講座 解剖生理学 人体の構造と機能 第8版. 医学書院，p149，図3-44より引用）

図を見てもわかるように，これらの反応の中で重要なことは，血液凝固のほとんど全過程で Ca^{2+} が必要なことです．採取した血液にクエン酸ナトリウムを加えて Ca^{2+} を除去すると（Ca^{2+} がクエン酸と結合してクエン酸カルシウムとなり，遊離の Ca^{2+} が消失）血液凝固は起こらなくなります．また生体内に投与する抗凝固剤としてはヘパリンが用いられます．

❷**出血時間と凝固時間**：正常ではまったく気がつかないような軽い打撲でも出血したり，皮下に内出血したり，あるいは不整脈の治療で血液凝固阻止薬などを投与すると出血傾向が生じます．そのようなときには出血時間や凝固時間を検査します．出血時間は耳朶や指先に小さな傷をつけ，自然に出血が止まるまでの時間を測定します．正常では 2 ～ 5 分で止血します．これによって血小板数，血小板機能，血管の収縮機能などを総合的に判定します．凝固時間は採血した血液 1 ml を試験管にとり，30 秒ごとに試験管を斜めにして血液が凝固するまでの時間を測ります．正常では凝固時間は 5 ～ 10 分です．より詳細にどの凝固因子に異常があるかを調べるためには，部分トロンボプラスチンやプロトロンビン時間（PTT）を測定します．

❸**線維素溶解**：凝固した血液がいつまでも血管内に存在すると血流を阻害することになります．そのため凝固した血液は，血管が修復された後には速やかに除かれる必要があります．この役割を担っているのがプラスミン（plasmin）で，プラスミンによってフィブリンが分解されることを線維素溶解といいます（図 14-8）．血液中にはプラスミノーゲンというタンパク質が存在し，

これが組織プラスミノーゲン活性化因子（tissue plasminogen activator：t-PA）の作用によってプラスミンとなり，フィブリンを分解します．t-PA と同様の作用をもつものとしてウロキナーゼもあります．心臓の冠状動脈に血栓が詰まって起こる心筋梗塞や脳梗塞の急性期早期の治療として血栓溶解療法が行われていますが，主に t-PA が使われています．

■ 免疫機能

免疫とはもともと疫病（感染症）を免れるという意味で，同一の感染症に 2 度かからないという概念でしたが，現在では，生体にとって異物である物質（タンパク質）が，体内に侵入したり，あるいは体内で出現した場合に，それらの物質と特異的に反応して抗体を作り，これを排除して生体を防御し，その生体の恒常性を維持する現象をいいます．

生体に免疫を引き起こす物質を抗原といいます．生体における異物の認識は，常に自己のもつ抗原と照会して行われます．T リンパ球の外来性の抗原認識には主要組織適合抗原系が働くことによって，自己認識が行われる必要があります．生体は非自己と認識した抗原に対する特異的な抗体を産生してこれを処理するのです．この際，液性免疫および細胞性免疫が働きますが，その基礎にはリンパ球性幹細胞からの T，B 細胞系の相互作用があります．そして外来性抗原の認識は生物学的に ‘記憶’ されるのです．

1）免疫系器官

❶**骨髄**：骨髄は胎児肝から受け入れた血液幹細胞を再生産して終生保持しますが，同

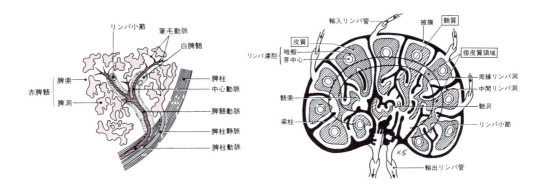

図 14-9 脾臓の構造　　　　**図 14-10 リンパ節の構造**

（清木勘治：MINOR TEXTBOOK 解剖学 第 10 版．金芳堂, p542, 図 12-3, p544, 図 12-4 より）

時に血液幹細胞をさらに分化させて胸腺や脾臓へ送り出します．

❷**胸腺**：胸腺は胎児肝や骨髄から受け入れた血液幹細胞を成熟したTリンパ球へと分化させます．胸腺は被膜と中隔で多数の小葉に分かれており，各小葉には上皮細胞が充満しています．上皮細胞の間には胸腺リンパ球が入っていますが，特に皮質に多く存在します．

❸**脾臓**：脾臓は腹腔の左上部にある扁平状の，重さ約200gの実質臓器で，その中央に脾動脈，静脈および神経の出入りする脾門があります．リンパ組織が豊富で，白髄と赤髄に分けられます．白髄は中心動脈の周囲にTリンパ球の集まる脾小節（マルピギー小体）からなり，その他の大部分は赤血球の集団の赤髄です（図14-9）．

❹**リンパ節**：リンパ管が経由するソラマメ形の実質臓器で，その凸部から数本の輸入リンパ管が入り，門と呼ばれる凹部からは，1～2本の輸出リンパ管が出ています．皮質と髄質に分けられ，皮質は胸腺依存性の傍皮質領域と，胸腺非依存性の杯中心からなっています．髄質は主としてリンパ洞からなっており（図14-10），リンパ球やマクロファージが集まっています．

2）免疫系の細胞

　免疫系の各器官は免疫系の細胞によって作られています．免疫の働きを担う細胞は血液の細胞で，骨髄球とリンパ球に大別されます．いずれも共通の母細胞である血液幹細胞から分化した細胞群です（図14-5, 14-11）．

❶**Bリンパ球**：Bリンパ球は多種類の抗体を産生し，Tリンパ球とともに免疫の主要な担い手です．骨髄で，幹細胞からPro-Bリンパ球，Pre-Bリンパ球を経て繰り返し分化します．細胞表面に抗体である免疫グロブリン，IgM，IgD，IgG，IgA，IgEをもち，抗原刺激を受けると，活性化して分泌します．この抗体は血漿のγグロブリン分画に含まれて循環しています（図14-4, 14-11）．形質細胞になると細胞表面のIgは失われます．

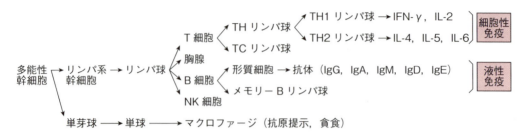

図14-11 免疫に関与する血液幹細胞由来の細胞
TH リンパ球：ヘルパー T リンパ球，TC リンパ球：細胞傷害性 T リンパ球
IL：インターロイキン，IFN：インターフェロン

❷ T リンパ球：T リンパ球は免疫系全体を統御する中心的な細胞群です．血液幹細胞から分化する胸腺リンパ球前駆細胞は胸腺被膜下に移って分裂，分化し，さらに末梢リンパ組織に移動して T リンパ球に成熟します．T リンパ球は表面に T 細胞レセプター（抗体）をもっています．T リンパ球は，他のリンパ球の活性化を促進するヘルパー T（T_H）リンパ球と，標的細胞を破壊する細胞障害性 T（T_C）リンパ球に分けられます．T_H リンパ球はさらに，産生するサイトカインの種類によって T_H1 と T_H2 に分けられます．

❸ NK（ナチュラルキラー）細胞：NK 細胞は第3のリンパ球といわれる大型リンパ球で，脾臓や末梢血液中に多く存在します．以前に感作されたことのない他の細胞（腫瘍細胞と正常細胞）を標的として細胞障害活性を示します．

3）免疫の仕組み

リンパ球は免疫系の最も重要な要素で，1）生体内に侵入したさまざまな異物質に対して抗体を作り，2）このことを記憶して，後に同一の物質に再び接したとき，直ちにより強く反応して防御します．そして生体にとって異種のタンパク質（ウイルスや細菌，異種の個体の組織）が抗体をつくらせる抗原となります．多糖類や脂質はタンパク質と結合する抗原として作用するようになります．

免疫防御の仕方には2種あり，抗体をつくって反応するものを液性免疫，リンパ球自体が直接反応に関わるものを細胞性免疫といいます．

❶ 主要組織適合遺伝子複合体：第6染色体上に位置する遺伝子複合体は，すべての細胞の表面にある主要組織適合抗原（糖タンパク質）をコードしており，主要組織適合遺伝子複合体（major histocompatibility complex: MHC）と呼ばれています．MHC は組織分布と機能の違いから2つに分けられています．クラスⅠ領域（HLA－A，B，C などと呼ばれます）によりコードされた抗原は全有核細胞と血小板に含まれます．クラスⅡ領域（HLA－D）によりコードされる抗原は B リンパ球，単球（マクロファージ），活性化 T リンパ球に認められます．

❷ 抗原提示：T リンパ球自身は遊離の抗原を認識できません．抗原が T_H リンパ球によって認識されるためには MHC クラスⅡ

の産物と一緒に提示されなければなりません．これは抗原提示細胞と呼ばれる細胞によって行われ，特に単球（マクロファージ）系の細胞がこれに関与します．

❸液性免疫：ウイルスや細菌その他の異種のタンパク質が生体内に侵入するとマクロファージに貪食されます．マクロファージに取り込まれたタンパク抗原は，分解されてペプチドとなり，MHCと結合します．そしてMHCと結合したペプチドがTリンパ球によって認識されます．T_Hリンパ球はMHCクラスⅡと結合したペプチドを，T_Cリンパ球はMHCクラスⅠと結合したペプチドを認識して活性化されます．この抗原刺激を受けたリンパ球は種々のサイトカインを産生し，メモリーBリンパ球を活性化して形質細胞にします．このようにして産生された形質細胞は多量の抗体を流血中に分泌することになるのです．

❹細胞性免疫：抗体が関与せず，直接にTリンパ球によって媒介されます．T_Hリンパ球による細胞感染反応や遅延型過敏反応，T_Cリンパ球によるウイルス感染細胞や組織適合抗原反応に分けられます．

T_Hリンパ球の活性化は，抗原となるタンパク質を自己のMHCクラスⅡタンパク分子と結合させる抗原提示細胞によって行われます．活性化されたT_Hリンパ球はINF-γをはじめ多くのサイトカインを放出しますが，INF-γはマクロファージに作用して活性化し，強い食菌力を発揮させます．

T_Cリンパ球の前駆細胞は，ウイルス感染細胞のMHCクラスⅠタンパク質とウイルス抗原の結合物を認識したときに活性化され，IL-2の作用を受けて分裂増殖し，T_Cリンパ球に分化します．成熟T_Cリンパ球はウイルス感染細胞を直接攻撃し破壊します．

2 心臓の成り立ちと働き

心臓は心の臓という文字通り生命維持にとってきわめて重要な臓器です．心臓は体中に血液を送るポンプの働きをしています．心臓の拍動は安静時で1分間に50～70回ですが，1日に10万回もの収縮を繰り返しているのです．1回の心臓の収縮で約100mlの血液が動脈に排出されますから，1分間に約5l，1日に最低限7,000lもの血液を体中に循環させていることになります．体中に張りめぐらされた血管の長さは動脈，静脈そして微細な毛細血管を入れると10万km（神戸～東京往復100回の距離に相当）といわれますから，血管の末端にまで血液を送るのは大変な仕事で，心臓は体の中でいちばんエネルギーを消費する臓器なのです．心臓がスムーズに動かなければ全身に血液を送ることができず，心臓の停止は死を意味するのです．心臓自身に血液が供給されない虚血性心疾患（心筋梗塞，狭心症など）による死亡率はがんに次いで2位を占め，その原因となる生活習慣が大きな問題となっているのです．

■ 心臓の成り立ち

心臓は握りこぶしほどの大きさをした200～300gの臓器で，心囊に包まれ，前縦隔の下部で，横隔膜の上に位置する中空の器官です．心臓は強い心筋の壁に囲まれ4つの部屋からなっています．つまり左右にそれぞれ心房と心室があります（図14-12）．右心房には全身を回ってきた酸素の

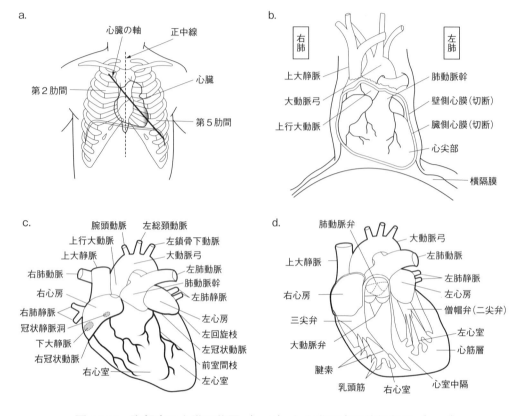

図14-12 胸郭内の心臓の位置（a，b）と心臓の肉眼的解剖図（c，d）
a：心臓の胸骨および肋骨との関係　b：心臓および大血管，肺との関係
c：心臓の前面　d：心臓の内部
（高辻功一，高田明和，遠山正彌：からだを理解するための解剖・生理学．金芳堂，p114, 図5-2-1, 2より）

少ない，そして二酸化炭素の多い静脈血が帰ってきます．心房と心室の境には房室弁があり，血液が逆流しないようになっています．右心房と右心室の間には三尖弁という弁があります．右心房の血液は右心室に入り，さらに肺動脈を通って肺に送られます．右心室から肺へいく境にも肺動脈弁(半月弁)があり逆流を防いでいます．血液は肺を通過する間に血液中の二酸化炭素を排出し，十分な酸素を取り入れて，肺静脈を介して左心房に帰ってくるのです．酸素を多量に含んだ血液は動脈血といわれますが，動脈血は左心房を経て左心室に送られます．左心房と左心室の間にも僧帽弁という弁があって血液が逆流しないようになっています．そして血液は左心室の強い収縮力で大動脈弁を経て大動脈に力強く送り出され，全身に酸素や栄養分を供給することになるのです．上に述べたような弁の働きが悪いと，血液が逆流したりして弁膜症といった心不全の原因となります．

■ 心臓の働き

❶心筋の働き：心臓は心筋の収縮と弛緩を繰り返すことによって，ポンプ作用を表し血液を体全体に循環させています．心筋は組織学的に，特殊心筋と固有心筋とからなっています．特殊心筋は筋でありながら神経と同じような働きをもっており，心臓の拍動を起こさせるための刺激生成とその興奮伝導をつかさどる刺激伝導系を構成しています．刺激伝導系は図 14-13 に示しますように右心房にある洞結節－房室内刺激伝導系－房室結節（田原結節）－房室束（ヒス束）－房室刺激伝導系を形成して心臓の規則的な拍動を起こさせています．これらの筋も固有心筋と同様な構造をしていますが，収縮タンパク質に乏しく，収縮よりも興奮の伝導に関与しています．

これに対し，固有心筋は興奮の伝導よりも収縮するという役割を果たしており，作業筋とも呼ばれています．固有心筋には横紋がありますが骨格筋とは異なり，筋細胞が特殊な連絡橋（gap junction）で連なり，結合部の電気抵抗の低さから，心筋全体があたかも一つの細胞であるかのように収縮するのです．

心筋には自ら興奮して収縮する自動性，興奮性，収縮性，伝導性の性質があり，自動的に拍動を続けます．しかし心房の洞結節が心臓全体の拍動を支配し，ペースメーカー（歩調取り）の役割を果たしています．心臓のこの拍動リズムを洞調律（sinus rhythm）といいます．つまり心臓は初めに心房が収縮し（心房収縮），次に心室が収縮する（心室収縮）という規則正しい拍動をしています．その後，左右の房，室いずれも弛緩し，拡張します．心臓の収縮する刺激は洞結節に始まり，上に述べた刺激伝導系によって伝えられ，心臓すべての筋が収縮することになります．この刺激伝導系がうまく働かないと房室ブロックという疾患にみられるように，心房のリズムと心室の自動リズムが別々に働き，不整脈の原因となります．

心臓は自律神経の交感神経と副交感神経（迷走神経）の二重支配を受けていますが，交感神経は，心房，心室の全体に分布しています．副交感神経は洞結節，房室結節が主で，心室には少ないのです．いずれも脈拍の数や筋収縮の調節に関与しています．

❷心筋の電気的性質：静止時には心筋細胞内は細胞外に対して −50〜90mV の膜電位をもっています．それに刺激が加わって興奮すると，急激に脱分極し，活動電位を生じて収縮を引き起こします（図 14-14）．

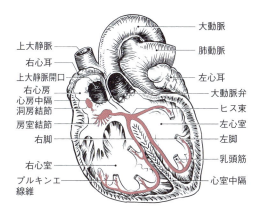

図 14-13　心臓の刺激伝導系

歩調とり電位は洞結節に始まり房室結節（田原結節），房室束（ヒス束），右脚，左脚，プルキンエ線維を経て，筋収縮を起こします．（清木勘治：MINOR TEXTBOOK 解剖学 第10版．金芳堂, p204, 図 5-17 より）

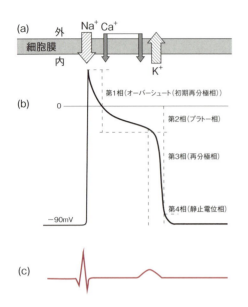

図 14-14 心臓収縮時の心筋細胞のイオン電流と電位変化の模式図
a. 細胞内外の内向き，外向きのイオンの流れ
b. 細胞内電位変化
c. 細胞外電位変化

そのあと脱分極したままのプラトーという時期が200msec続き，元の分極のレベルに再分極します．この長いプラトーは骨格筋ではみられない心筋細胞特有の現象です．最初の脱分極と活動電位とは骨格筋と同様にNa$^+$イオン透過性の急激な増大によりますが，プラトーの長い電位はゆっくりと開始し，長時間続くCa^{2+}の透過性（流入）の増大によります．Ca$^+$の細胞内流入は同時に起こるK$^+$の流出と電気的につり合っています．

❸**心臓の働きと心周期**：心房と心室は交互に周期的な収縮・弛緩（拡張）を繰り返し，血液は心室の収縮によって動脈内へ拍出されます．心臓が1回収縮と拡張を行うことを心周期といいます．心筋の収縮は心房，心室および血管の内圧と容積，血流などを変化させるので，これらの諸現象は心周期とともに変化し，心音を発生します（図14-15）．

❹**心内圧と容積の変化**
等容性収縮期：心室が収縮を開始すると圧が上昇し，心室内圧が心房内圧より高くなり，圧差によって房室弁が閉鎖します．このとき心音のⅠ音が生じます．しかしこの時点では，心室内圧は動脈圧より低いため，動脈弁は閉じたままです．つまり入口も出口も閉じたままの状態であり，心室内の容積は一定のまま，心室筋の収縮によって内圧が上昇します．この時期を等容積収縮期といいます．

駆出期：心室内圧が動脈圧より高くなると，大動脈弁および肺動脈弁が開き，血液が動脈に駆出されます．この時期を駆出期といいます．駆出は終わると大動脈弁および肺動脈弁が閉じⅡ音が生じます．

等容性弛緩期：大動脈弁および肺動脈弁が閉じても，しばらくの間は心室内圧の方が心房内圧より高いため，房室弁は閉じたままです．この時期は心室の容積は不変で，緊張だけが下がるので等容性弛緩期と呼ばれています．

充満期：心室内圧が心房内圧より低くなると房室弁が開き，心房から心室に向けて血液が流入します．一方，動脈の内圧は高いため大動脈弁および肺動脈弁は閉鎖していますから，血液は心室にたまり，心室の充満期となります．この際，初めのうちは心室の充満期に心房に充満していた血液が急激に心室に流入するので急速充満期と呼ばれ，この時期に心室壁の振動によりⅢ音が発生します．

14 循環系の成り立ちと働き 101

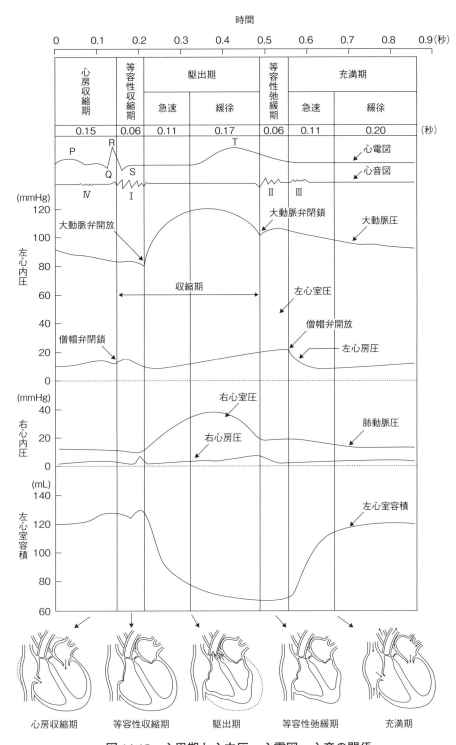

図 14-15 心周期と心内圧,心電図,心音の関係

(坂井建雄,岡田隆夫:系統看護学講座 解剖生理学 人体の構造と機能 第 8 版. 医学書院, p175, 図 4-14 より引用)

❺**心音**：心臓の収縮と弛緩に伴い，弁膜の開閉や血流状態の変化によって雑音を生じ，それを胸壁上で聴くことができます．これを心音といいます．正常人で聴診し得るのはⅠ音とⅡ音です（図14-15）．

❻**心電図**：心臓の全筋線維の活動電位の代数的総和を，人体という蓄積伝導体を通して，時間的な変動として記録したものが心電図（electrocardiogram：ECG）です．診断目的で心電図を記録する場合は，通常手足の電極から記録される標準肢導出（双極導出）（第1誘導：右手と左手の電位差，第2誘導：右手と左足の電位差，第3誘導：左手と左足の電位差），単極肢導出（aV_R：右手の電位，aV_L：左手の電位，aV_F：左足の電位）の6導出，そして胸に付けた電極から記録される胸部導出（V1～V6）の計12導出が用いられています（図14-16）．このような多くの導出を用いるのは，心臓のさまざまな方向から眺めることにより，疾患をたやすく見つけ出すためです．

心電図で記録される代表的な波形（標準肢導出）を図14-17に示します．心電図にみられる棘波には順次，P，Q，R，S，Tなどの名が付けられています（表14-4）．P波は最初に現れる比較的小さななだらかな波で，心房の興奮を表しており，心房に負担がかかると増高したり二相性になったりします．PQの部分は，興奮が房室結節をゆっくりと伝導し，心室に興奮を伝える時期です．この時間的な遅れのあるおかげで，心房の収縮と心室の収縮が交互に起こることになるのです．PR間隔は，房室間に伝導障害（房室ブロック）があると延長し，異常な興奮伝導路があると短縮します（WPW症候群）．

QRS波は，上下に鋭く触れる棘波で，心室の興奮開始を意味し，興奮がプルキン

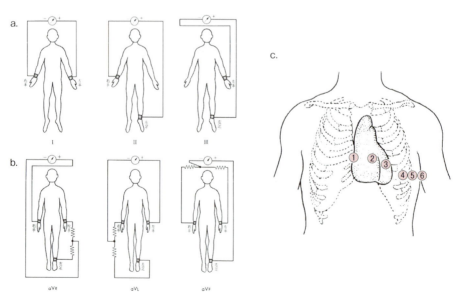

図14-16　心電図記録における電極の位置
a：標準肢導出　b：単極肢導出　c：単極胸部導出

エ線維を伝わって心室全体に広がる時期です．したがって，右脚，左脚を含むプルキンエ線維に伝導障害が起こると，QRS波の幅（持続時間）が広くなります．R－Rの間隔から心拍数を計算できます

ST波は心室全体が興奮している時期であり，基線上にあるのが原則ですが，この部分が上昇したり下降したりしている場合は狭心症や心筋梗塞が疑われます．

T波は心室筋の再分極によって生ずる波であり，心室の興奮終了を意味しています．なだらかな波をしていますが，高カリウム（K^+）血症ではとがった山となります．またT波の陰性化は心筋虚血や心肥大，心筋梗塞の指標ともなります．

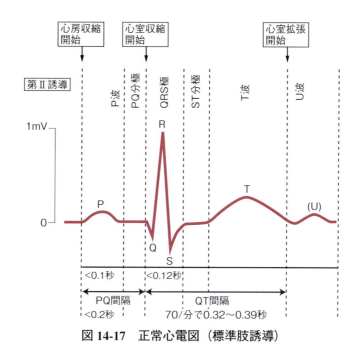

図 14-17　正常心電図（標準肢誘導）

心臓各部位の収縮と拡張 P，QRS，T，U 波の関係については表 14-4 を参照．

表 14-4　心電図の成分と心臓の動き

名称	波高（電圧 mV）	持続時間(秒)	心臓の動き
P	0.2mV 以内	0.06～0.10	心房興奮（脱分極）伝播期
QRS	0.5～1.5（～5）まちまち	0.05～0.08	心室興奮伝播期
T	0.2 以上まちまち	0.2～0.6	心室興奮の回復（再分極）に対応
PR（PQ）		0.12～0.20	房室間興奮伝達時間
ST	基線上にあるのが原則 上下に変化しても 0.05mV 以下	0.1～0.15	心室全体が興奮極期
QT		0.3～0.45	電気的心室興奮時間

心臓の病気

不整脈：正常洞調律以外の心臓の調律異常を不整脈といいます．不整脈には，大きく分けて頻脈性不整脈（脈が速くなる）と徐脈性不整脈（脈が遅くなる）の2つがあります．また不整脈には心室頻拍や心室細動のように致命的となるものもあります．

狭心症と心筋梗塞：心臓そのものは心房や心室を流れる血液を利用することはできません．他の臓器と同じように大動脈から血液を供給されているのです．つまり心臓自身は心臓を出た大動脈から分枝した左右の冠状動脈を流れる血液によって養われているのです．心臓が安定して動いているときには酸素の供給と筋収縮のための酸素需要とがバランスよく働いている状態です．ところが冠状動脈が動脈硬化を起こして血管の内径が細くなり十分な血液を心臓自身に供給できない場合には，心臓がうまく動かなくなるのです．そして動脈硬化が進み血管が詰まってしまうようなことになると，血液の供給が途切れ，それから先の心臓の筋は壊死に陥り，その部分はポンプとしての機能を失います．これが急性の心筋梗塞といわれるもので，激しい胸痛発作とともに死に至ることにもなるのです．

冠状動脈は通常30歳くらいまではスムーズな血管をしていますが，喫煙，高脂血症，高コレステロール血症，高血圧などいわゆる危険因子があると冠状動脈の硬化が始まります．最初のうちは冠状動脈にかなりの予備力があるために，少々の無理があっても酸素は十分に供給されますが，動脈に硬化が進んでくると，心臓に負担がかかったときには血液の供給が追いつかなくなり，酸素が十分に与えられず，心筋が作動しなくなります．そのため激しい胸痛や息苦しさ（絞厄感，圧迫感）の発作が起こります．この状態が狭心症なのです．朝出勤するために駅まで急いでいるときや，急に運動を始めたり，暖かいところから出て寒い外気にあたったときにこのような発作が起こります．また過食や精神的ストレスでも引き起こされます．狭心症はニトログリセリンのような治療によって発作は治まりますが，動脈硬化が進んでくると狭窄を起こしている部位が閉塞し，その血管が支配している領域の酸素供給が完全に絶たれ，心筋が壊死に陥ってしまうのです（図14-18）．それが心筋梗塞です．心筋梗塞が起こった場合には，全体の死亡の半数は発作後6時間以内に起こります．死亡を免れても心筋梗塞によって心不全や不整脈，胸痛，そして心室瘤や心室内壁の血栓が起こされます．症状のひどいときには心臓破裂や心室中隔の穿孔，乳頭筋の断裂をきたします．

このような狭心症や心筋梗塞の治療はまず早期に専門医を訪れることが何より大切ですが，このような病気の予防には，動脈硬化にならないような生活習慣を守ることが大切です．またこの予防は心臓の病気だけでなく脳卒中や高血圧症，肥満を防ぐことにもなります．

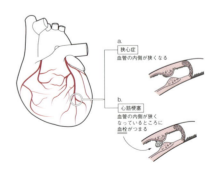

図14-18 狭心症，心筋梗塞が起こるときの冠状動脈の状態

a．狭心症は心臓への負担（酸素の需要）が軽減されれば心筋の虚血状態は解消され，胸痛は消失します．

b．急性心筋梗塞では冠状動脈が完全に閉塞し，血流が遮断され，それより末梢の心筋は酸素欠乏，次いで心筋が壊死に陥ります．

3 末梢循環系の成り立ち

血管とリンパ管は全身のいたるところに分布し，その中に血液あるいはリンパ液を流しています．血管は動脈，毛細血管，静脈に区別されます．血管は内壁に面した側から，内膜，中膜，外膜の3層からできています（図14-19）．

■ 動　脈

動脈は中膜が最も厚く，動脈壁の本体となっています．中膜には平滑筋細胞があり，さらに弾性線維がシート状に集まって弾性板を形成しています．内膜は，内壁をおおう一層の内皮細胞と，その外側の結合組織からなり，外膜は，動脈壁を取り巻く結合組織からできています．

大動脈のような太い動脈は，弾性動脈とも呼ばれ，壁の中に弾力性に富んだ弾性線維が何層にも重なり，弾性板を形成し，その間に平滑筋細胞がはさまっています．一方，各器官の中に分布する細い動脈は，筋性動脈とも呼ばれ，弾性線維は少なく，平滑筋細胞に富んでいます．平滑筋細胞は，動脈を取り巻くように円周方向に走り，動脈の太さの調節をしています．つまり平滑筋細胞の緊張の度合によって，血流に対する抵抗や血圧，血流の分配が調節されているのです．

■ 毛細血管

毛細血管は直径5〜10μmで，赤血球がかろうじて通過できる太さです．毛細血管の壁の厚さは約1μmで，扁平な内皮細胞とその基底膜から出ていて，内皮細胞には無数の小孔が開いており，平滑筋は存在していません．毛細血管壁の表面積は全身で約6300m^{2}にも達し，この薄くて広い壁の小孔を通して，酸素や二酸化炭素をはじめさまざまな物質など血液と末梢組織との間の物質交換をしています（図14-19c）．

■ 静　脈

静脈は末梢からの血液を心臓に運ぶ血管です．静脈の壁は，動脈と同様に3層の構造をしていますが，壁が薄くて血液が透けて青くみえます．直径1mm以上の四肢の静脈には弁が備わっていて，血液を逆流せず，心臓に向かってのみ送るようにできています（図14-19b）．四肢の筋が運動のた

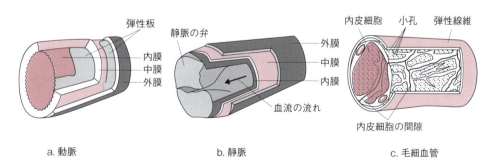

a. 動脈　　　b. 静脈　　　c. 毛細血管

図14-19　動脈，静脈，毛細血管の模式図

（高辻功一，高田明和，遠山正彌：からだを理解するための解剖・生理学．金芳堂，p127，図5-3-1, 2より引用改変）

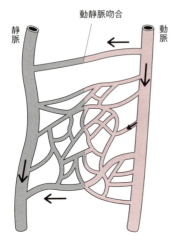

図 14-20 動静脈と毛細血管・動静脈吻合

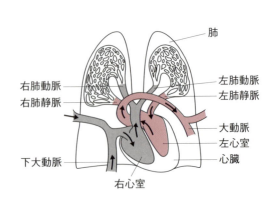

図 14-21 肺循環

めに収縮すると，静脈を圧迫することになり，弁と弁に挟まれた部分の血液を心臓に向かって送り出すことになります．

■ 動静脈吻合

血液は動脈から毛細血管，静脈を介して心臓に還りますが，動脈枝と静脈枝が毛細血管を経ずに直接つながっている場所もあり，これを動静脈吻合といいます．これは指先や手掌などの皮膚，胃腸の粘膜下組織，腸間膜などにみられます（図14-20）．

■ 血管の神経支配

血管の壁には，血管運動神経と呼ばれる自律神経が分布して，血管の収縮や弛緩を調節しています．自律神経としては主として交感神経が関与しています．

■ 肺循環

血管系には酸素と二酸化炭素のガス交換を行う肺循環（小循環）と全身の細胞に血液を供給する体循環（大循環）に区別されます．右心室から出た肺動脈幹は左右の肺動脈に分かれ，それぞれの肺門から肺に入ります．肺動脈の枝は主に気管支の枝とともに分岐し，肺葉・肺区域の中心部に至ります．肺静脈は肺区域の辺縁部を通り，肺門では上下2本の肺静脈となり，左心房には左右合わせて4本の肺静脈が流入します．肺循環においては体循環と違って，肺動脈には二酸化炭素を高濃度の含んだ静脈血が流れ，肺静脈には酸素を含んだ動脈血が流れています（図14-21）．

■ 体循環

体循環では，血液は左心室から動脈系で全身に送られ，毛細血管から静脈系を介して右心房に還ります（図14-1，14-22）．

1）全身動脈分布

❶**上行大動脈と大動脈弓**：大動脈は左心室を出て上行大動脈となり，左後方にアーチを作りながら大動脈弓を形成します．上行大動脈の出る基部から心臓に行く左右の冠状動脈が出ています（図14-12，14-18）．大動脈弓からは3本の枝が出て，第1の枝は右の腕頭動脈ですが，それは直ちに右の

14 循環系の成り立ちと働き　107

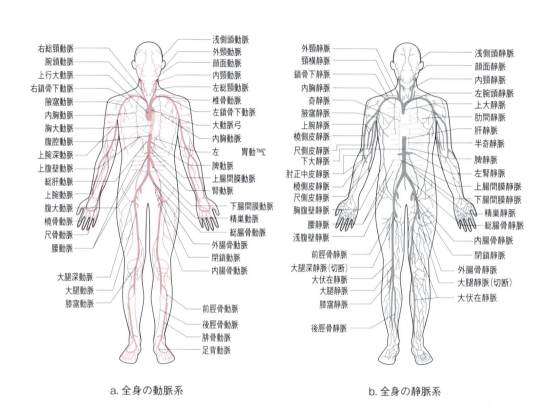

a. 全身の動脈系　　　b. 全身の静脈系

図 14-22　体循環

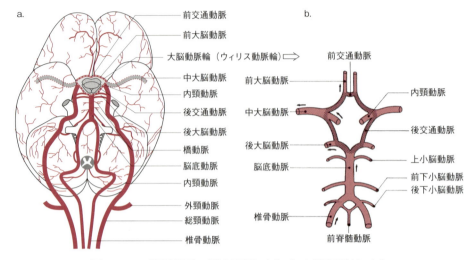

図 14-23 総頸動脈・脳底動脈（a）と大脳動脈輪（b）
(b は清木勘治：MINOR TEXTBOOK 解剖学 第 10 版．金芳堂, p210, 図 5-22 より)

鎖骨下動脈と頭部に行く総頸動脈に分かれます．第2の枝は左総頸動脈，第3の枝は左の鎖骨下動脈です．つまり，大動脈弓からは頭部に血液を送る総頸動脈と，上肢に血液を送る鎖骨下動脈が分岐していることになります．

❷**総頸動脈**：総頸動脈は大動脈弓から別れて気管，食道の外側を上行し，顔面や頭部外皮に血液を送る外頸動脈と，脳に血液を送る内頸動脈に分かれます．外頸動脈と内頸動脈の分岐部に米粒大の頸動脈小体（☞図13-8）があります．脳の血液は，左右の内頸動脈と椎骨動脈の4本の動脈で供給されますが，これらの動脈は，脳の下面で互いに吻合して大脳動脈輪（ウイリス動脈輪）を形成しています（図14-23）．

❸**鎖骨下動脈**：鎖骨下動脈は脳に血液を送る椎骨動脈，前胸壁に内胸動脈に分枝したあと，上腕に入り上腕動脈を経て，上肢の橈骨動脈，尺骨動脈に分かれます．さらに手に入って浅掌動脈弓，深掌動脈弓，掌動脈弓に分かれ，これから指の両側に走る枝が出ています．手首の脈拍を測定には，橈骨動脈の拍動を感知しています（図14-22）．

❹**胸大動脈**：胸大動脈は胸壁への枝である肋間動脈を出し，前胸壁の内胸動脈と吻合しています．また胸部内臓への枝として，気管支動脈を出し，気管支や肺組織，食道に血液を送っています．

❺**腹大動脈**：腹大動脈は横隔膜孔を腹腔に入り多くの枝を出し，種々の臓器に血液を送ります（図14-22, 14-24）．その1つの枝は消化器への枝，2番目には泌尿器生殖器への枝，3番目に腹部体壁への枝です．

1本目の腹腔動脈は，最も太く，胃，十二指腸，肝臓，脾臓，膵臓などの臓器に血液を送っています．2本目の上腸間膜動脈は，十二指腸の下半分より下の小腸と横行結腸の左1・3より下の大腸に血液を送

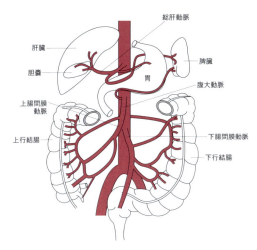

図 14-24 腹大動脈の消化管への分布

ります．

2番目の泌尿器生殖器への枝には，腎動脈，卵巣動脈，精巣動脈があります．3番目の腹部体壁の枝としては，4対の腰動脈が出ています．

❻**総腸骨動脈とその枝**：腹大動脈は第4腰椎の高さで左右に枝分かれして，左右の総腸骨動脈となります（図 14-22a）．総腸骨動脈は左右の下外側に進み，下肢に血液を送る外腸骨動脈と，骨盤壁や骨盤内臓に血液を送る内腸骨動脈に分枝します．内腸骨動脈は膀胱や直腸，子宮，精管，内陰部に行く枝に分かれます．

外腸骨動脈は鼠径靱帯の下を通過して大腿に入り，大腿動脈となり大腿を通過すると膝の後面の膝窩動脈となります．膝窩動脈は下腿に入り，前脛骨動脈，後脛骨動脈を介して下腿の前面後面の筋や皮膚に血液を送ります．腓骨動脈は下腿の外側の部位，さらに足背，足底に分布しています．

2）全身静脈分布

静脈は多くの場合動脈と並行して走っているため，動脈と同じ名前がついています．四肢では，動脈に並行して走っている深部静脈の他に，動脈とは関係なく体表を走る皮静脈があり，静脈には逆流を防ぐ静脈弁がついています（☞図 14-19）．脳では静脈は，動脈と関係なく硬膜の静脈洞に集まっています．

❶**上大静脈と頭頸部の静脈**：上半身と下半身の血液は，上・下の大静脈を介して右心房に流れ込みます．上大静脈には，左右の腕頭静脈が合流して流れ込みますが，また腕頭動脈には，頭部からの内頸静脈と上肢からの鎖骨下静脈が合流しています（図 14-22）．

脳からの血液は，最終的は硬膜静脈洞に注いでいます（図 14-25）．硬膜静脈洞は，脳硬膜にはさまれた広い静脈で，頭蓋内空の底面のS状静脈洞に集まり，そこから頸静脈孔を通って内頸静脈となります．内

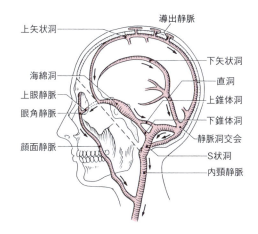

図 14-25 頭部の静脈と硬膜静脈洞

矢印は血液の方向を示す．脳からの血液は最終的に硬膜静脈洞を経て内頸静脈に流れこむ．（清木勘治：MINOR TEXTBOOK 解剖学 第10版．金芳堂，p231，図5-38より）

頸静脈は，顔面からの静脈を集め，総頸動脈に沿って頸部の量側の深層を下り，上肢からの鎖骨下静脈に合流して腕頭静脈となります．この合流点は静脈角と呼ばれ，胸管からのリンパ本幹が流れ込んでいます．

外頸静脈は，頸部の浅層を下行する静脈で，頭部表面からの静脈を受け鎖骨下静脈に流れ込んでいます．

❷**上肢の静脈**：動脈と並行して走る深静脈と，皮下を走る皮静脈の2つの系統があります．深静脈は，伴行する動脈と同じ名前で，橈骨静脈と尺骨静脈が合流して上腕静脈となり，腋窩静脈を経て鎖骨下静脈となっています．

皮静脈の大きなものには，橈側皮静脈と尺側皮静脈があり，橈側皮静脈は手背の静脈網から始まり，前腕および上腕で屈側，橈側の皮下を走り，三角筋，大胸筋間から深部をもぐって，鎖骨の下で腋窩静脈に注いでいます．尺側皮静脈は，前腕で屈側，尺側の皮下を走り，上腕下部の内側で深部にもぐって上腕静脈に注いでいます．両者は互いに吻合して肘窩で肘正中皮静脈となります（図 14-22b）.

❸**下大静脈と下肢の静脈**：下腹部の下大静脈には，第5腰椎の高さで左右の総腸骨静脈が合流して流れ込みます．それに続く腹大静脈には，上行する途中で左右の腎静脈や腹壁からの腰静脈，さらに肝臓からの肝静脈が流れ込み，右心房に流入しています．

下肢の静脈は，上肢と同様に，動脈に伴行する深静脈と，皮下の皮静脈があり，深静脈は，伴行する動脈と同名で，集まって大腿静脈となります．大腿静脈は大腿の前面を上行し，鼠径靭帯の深部を通過して腹

腔に入り，外腸骨静脈となります．

皮静脈の大きなものには，大伏在静脈と小伏在静脈があり，大伏在静脈は足背の静脈網から始まり，内果の前方を通って下腿と大腿の内面を上行して，鼠径靭帯の深部を通過して筋膜下の大腿静脈に流れ込みます．小伏在静脈は足背から外果の後方を通って下腿の後面を上行し，膝窩の筋膜を貫いて膝窩静脈に注ぎます．下肢の皮静脈は，重力による血液の加重が加わるために，静脈弁が発達しています（図 14-19b）．弁の作用のために深静脈から浅静脈への逆流を防いでいますが，弁の作用不全のために，皮静脈側が怒張して静脈瘤を形成することがあります．

❹**骨盤から腹部への静脈**：内，外腸骨静脈は合流して総腸骨静脈となり，下大静脈となります．内腸骨静脈は，骨盤内臓，臀部，陰部の血液を集めています．外腸骨静脈は大腿静脈，腹壁からの血液を受けています．下大静脈に注ぐ静脈には，左右の腎静脈，肝臓からの肝静脈があります．肝臓には，門脈系があり，腹部消化器からの血液が全て門脈を経由して肝臓に注いでいます．上，下大静脈は最終的にはともに心臓の右心房に流れ込みます．

❺**門脈系**：門脈は，腹部の消化管とその付属器官，および脾臓からの血液をすべて集めて肝臓に注ぎ込む静脈です（☞消化器系の図 12-7，14-1）．門脈は肝動脈と並んで肝門から肝臓に入り，肝臓内で分枝して，肝小葉内の洞様毛細管（類洞）に注いでいます（☞図 12-9）．肝小葉の血液は中心静脈に注ぎ，それらが肝静脈に集まり，下大静脈に流れ込みます．

血圧と血圧の測定

　血圧は心臓の拍動に伴って血液が動脈内に拍出されることによって高いレベルに維持されており，全身の臓器や組織に血液を送る原動力であり，生命維持の指標の一つとして重要視されています．

　正常な人の最大血圧（収縮期血圧）は100～130mmHg，最低血圧（拡張期血圧）は60～90mmHgです．血圧は心拍出量と血管の抵抗によって決まりますが，測定にあたっては重力の影響に注意する必要があります．立位では足の動脈（たとえば足背動脈）には，血圧だけでなく心臓から足までの間の血液の重さ（静水圧）がかかるため，測定される血圧は実際よりも90～100mmHg高くなり，逆に心臓より高い位置の脳では重力によって血液が下に引かれるため，実際よりも約30mmHg低い測定値となります（図14-26）．したがって，血圧は，必ず心臓と同じ高さで測定せねばなりません．通常座位で測定される上腕動脈でも，必ず心臓と同じ高さにして測る必要があります．

　血圧の測定は一般に用いられている方法は，聴診器を用いて測定する間接法です．この方法は図14-27に示しますように，上腕部位に幅13cm，長さ25cmのマンシェット（圧迫帯）を巻き，肘窩に聴診器を当てます．そしてゴム球で空気をマンシェットに入れて，上腕動脈を圧迫します．ゴム球で十分に空気を入れて圧を上げると，上腕動脈の血流が止まります．その後圧を徐々に下げていくと，聴診器で血管音がきこえはじめます．その時点の水銀圧力計の値が最高血圧で，さらに圧を下げていき，血管音が聞こえなくなったときの値が最低血圧です．表14-5に正常範囲の血圧と高血圧症の血圧の基準値を示します．

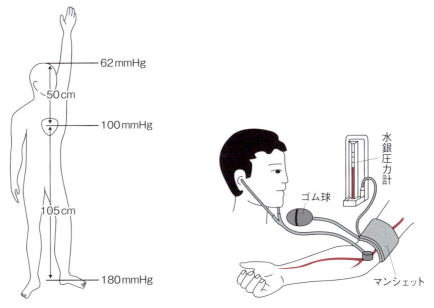

図14-26　動脈圧に対する重力の影響　　　　**図14-27　血圧の測定**

（高辻功一，高田明和，遠山正彌：からだを理解するための解剖・生理学．金芳堂，p121，図5-2-13，p122，5-2-15 より）

表14-5 高血圧の診断基準

分類		収縮期血圧		拡張期血圧
正常域血圧	至適血圧	＜ 120	かつ	＜ 80
	正常血圧	120-129	かつ／または	80-84
	正常高値血圧	130-139	かつ／または	85-89
高血圧	Ⅰ度高血圧	140-159	かつ／または	90-99
	Ⅱ度高血圧	160-179	かつ／または	100-109
	Ⅲ度高血圧	≧ 180	かつ／または	≧ 110
	（孤立性）収縮期高血圧	≧ 140	かつ	＜ 90

（日本高血圧学会，高血圧治療ガイドライン 2014, 19 頁より）

4 循環の調節機序

変化する体内あるいは体外の環境に応じて，循環系の動態も変化しています．つまり循環系は種々の調節機序によって，全身の各臓器に必要な量の血液を十分に供給するように調節されています．たとえば運動しているときの筋のように，活動している臓器には多量の血液を送らなければなりませんし，出血などに対しては，他の臓器を犠牲にしても，脳や心臓などの重要臓器にまず血液が供給されるように調節されるのです．

このような調節の機序としては，①血液量や血圧を調節する血管運動調節，②心収縮機能の調節による血液量の増減，③腎における体液量の調節，などがありますが，これらを円滑に調節するために自律神経系を介した神経性の機構と内分泌（ホルモン）を介した体液性の調節機構の2つがあります（図14-28）．

■ 神経性調節

❶**血圧の感知**：頸動脈洞や大動脈弓にある高圧受容器と，心房壁や肺内にある低圧受容器は血圧を感知し，そそこからの求心性

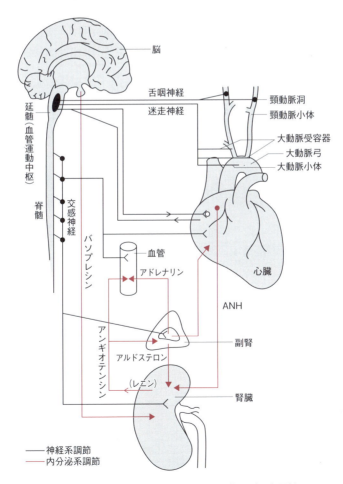

図 14-28　循環の神経性調節と内分泌系調節

インパルスが迷走神経及び舌咽神経を介して延髄の循環中枢に伝えられます.

❷酸素圧, 二酸化炭素圧の化学受容器による感知：頸動脈小体と大動脈小体は, 頸動脈, 大動脈を流れる血液中の酸素分圧の低下, および二酸化炭素圧の上昇を感知し, 圧受容器反射と同じ経路で, 延髄にある呼吸中枢および循環中枢にインパルスを送ります.

❸循環中枢：循環中枢は延髄全般にわたって散在していますが, その中に孤束核, 心臓抑制中枢（迷走神経背側核, 疑核）, 血管運動中枢があります. 圧受容器や化学受容器からの情報はこれらの循環中枢に伝えられ, 遠心性の自律神経を介して心臓および血管に働き, 血圧や心拍, 心収縮力の調節をしています.

▪ 体液性調節

内分泌ホルモンなどの体液性物質によっても, 循環機能は調節されています. それらのホルモンの作用する部位は心臓, 血管, 腎臓です. 腎臓の項で述べていますように, 腎臓を流れる血液量は心拍出量の25％を占めており, 体液の量, 血液浸透圧, 電解質濃度, 酸塩基平衡など体液のホメオスタシスに重要な働きをしていますが, 腎臓による体液量やNa$^+$濃度の調節は直接血圧調節に寄与しています.

副腎髄質から分泌されるアドレナリンは心機能を亢進させ, ノルアドレナリンは血管収縮作用によって, 血圧を上昇させます. 腎臓から分泌されるレニン（レニンはホルモンでなく一種の酵素ですが）は, 血液中のアンギオテンシノーゲンをアンギオテンシンに変換させ, アンギオテンシンは血管

平滑筋に働き血管収縮を起こさせ, 血圧を上昇させる一方, 副腎皮質に作用してアルドステロンを分泌させます. このホルモンは腎臓の遠位尿細管に作用して, Na$^+$の取り込みを高め, 血圧を上昇させます（☞腎臓の項レニン・アンギオテンシン・アルドステロン系, 16章 Box 4, 142頁）.

血液の浸透圧を感知する視床下部の室傍核や視索上核からの情報を受けて下垂体から分泌されるバソプレシンは, 腎臓の遠位尿細管に作用して水分の取り込みを高め, 体液量を増加させるとともに, 血管平滑筋を収縮させ血圧を上昇させます.

心臓の右心房から分泌される心房性Na$^+$利尿ホルモン（ANH）は腎臓に作用してNa$^+$の排出を高め, 体液量を減少させます（☞図 14-28, 143頁, 図 16-6）.

5 リンパとリンパ管

▪ リンパ管の成り立ちと働き

毛細血管を通る血液から, 血液中の血漿の一部が漏れ出て, 間質液になります. リンパ管はこの間質液を集めて再び血液に戻す脈管です. リンパ管を流れる液はリンパ液と呼ばれ, 液体成分と白血球の一つであるリンパ球からできています. リンパ管は各器官組織内の毛細リンパ管から始まります. リンパ管は合流してしだいに太くなり, 四肢の静脈のように弁をもつようになります. リンパ管は動脈や静脈に沿って走り, 体の中心に向かっています. リンパ管のところどころに, リンパをろ過するリンパ節があり, 各リンパ管が合流して太くなり, 下半身と左の上半身からのリンパ管は胸管

14 循環系の成り立ちと働き　115

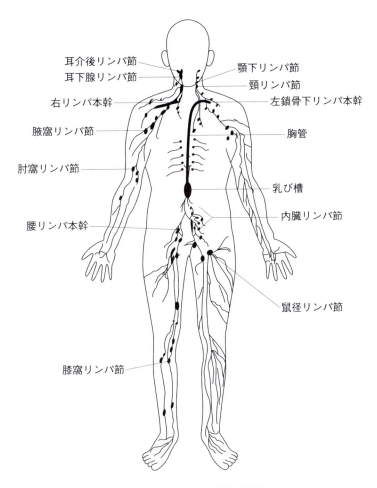

図 14-29　リンパ系の循環

　リンパを運ぶリンパ管は動脈や静脈に沿って分布しています．右上半身のリンパ管は右リンパ本幹に，左半身と下半身のリンパ管は胸管に集まり，静脈角に注いでいます．

（☞図 12-7，14-29）となり，右上半身からのリンパ管は右リンパ本管に集まり，左，右の静脈角（鎖骨下静脈と内頸静脈の合流している部位に流れ込みます（図 14-29，30）．
　胸管は，体の中でいちばん大きなリンパ管で，下肢と骨盤からの左右の腰リンパ本幹と，腹部内臓からの腸リンパ本幹が合流して胸管（図 12-7，14-29）となります．

合流部は乳び槽と呼ばれ，細長い袋状で，小腸で吸収した脂肪やその分解産物によって白濁したリンパ液（乳び）を含んでいます．
　胸管は，乳び槽から大動脈に沿って上行し，左側の静脈角に達しますが，その直前で左の頸リンパ本幹，鎖骨下リンパ本幹，気管支縦隔リンパ本幹が合流しています．胸管の長さは 35 〜 40cm もあり，1 日 2 〜

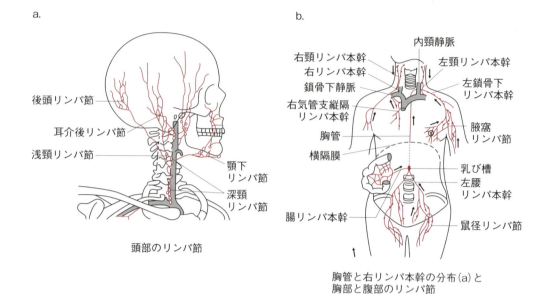
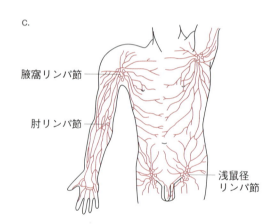

図 14-30　頭部（a），胸部と腹部（b），腋窩，浅鼠径部（c）のリンパ節
（高辻功一，高田明和，遠山正彌：からだを理解するための解剖・生理学．金芳堂，図 5-3-26, 28, 29 より）

3 l のリンパ液が流れます．
　リンパ節は，リンパ球を多数ふくむリンパ組織からできていて，抗原を認識して免疫反応を起こす部位になっています．リンパ節は，身体の突出部位の根元となっている頸部や腋窩，鼠径部の血管に沿って多数分布しています（図 14-30）．

■ リンパの循環

　リンパ液量は 3 〜 4 l / 日もあり，リンパの還流は，周囲からの圧迫，弁膜の作用，およびリンパ管の周期的な収縮作用によっています．したがって，筋運動やマッサージによってリンパの流れを促進することが

できます．リンパ循環の働きとしては，濾出した血漿を再度血液循環に戻し，さらに血液中の異物や代謝産物を除去します．また腸管で吸収された脂肪は，リンパ管に入り，胸管を経て鎖骨下静脈に流れ込みます．この際腸からのリンパは脂肪を含む白濁した乳びとなっています．

　集合リンパ管や主幹リンパ管のところどころに，リンパ節が存在しています．このリンパ節は，生体内に侵入してきた細菌や毒素，がん細胞などの有害なものを血液循環に入れないための一種のフィルターの役割を果たしているのです．リンパ節の細網内皮系細胞は侵入物質の大部分を貪食し，それに対する免疫反応を作動させます．皮質の内側にある小節はBリンパ球の増殖部位であり，傍皮質にはTリンパ球が集まっています．

　がん細胞はリンパの流れに沿って転移することが多く，リンパ行性転移といわれています．このためがん化した組織の近傍のリンパ節は，最初の転移場所となり，外科切除ではがん部位とその所属するリンパ節も同時に切除することになるのです．

15 内分泌（ホルモン）系の成り立ちと働き

　第1部で生命の起源について述べましたように，37億年前に海の中で生命が生まれたときには生命はバクテリアのような単細胞だったのですが，それらが徐々にコロニーをなし，多くの細胞群が集まって一つの組織をつくり，多細胞の生物に変化してきました．単一の細胞ではお互いのコミュニケーションは必要ありませんが，細胞がたくさん集まって多細胞になり，頭の部分と足の部分，あるいは腸と肝臓というように分業が行われてくると，それを統一化するために体の中で細胞や組織同士のコミュニケーション（情報交換）が必要となりました．そのコミュニケーションのために進化したのが神経系による神経性調節と内分泌系による液性調節の2つです（図 15-1）．神経系は脳を中心として感覚・運動の調節，さらに体内環境や内臓機能の調節に大きな役割を果たしています．もう1つの調節系である内分泌系は，体のさまざまな臓器にある腺細胞が特殊な情報物質を血液の中に分泌し，血液循環を介して情報を体のいろいろな部分に知らせるために生まれました．ここでは後者の内分泌系について考えてみましょう．

1 内分泌系の特性

　内分泌系には次のような特性があります．

❶微量で効果を表すホルモン作用：ホルモンは内分泌腺から分泌され，血液を介して全身を巡りますが，分泌される量はきわめて微量で血液濃度にして 10^{-12} g/l という低濃度で十分な作用を表すのです．10^{-12} g/l というと 50m プールの水に小さなス

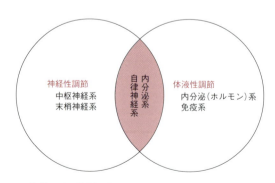

図 15-1　生体の恒常性（ホメオスタシス）を維持する調節系
体の中の環境を一定に保つために神経系，内分泌系，免疫系が協調的に働いています．この調節系で視床下部が重要な役割を果たしています（円の重複部分）．

プーン一杯の砂糖を溶かしたぐらいの低濃度で，きわめて微量で効果を表すのです．

❷ホルモン分泌の機序：ホルモンが分泌腺から分泌される機序は，筋細胞における興奮－収縮連関や神経の伝達物質の放出機序と類似の現象で，刺激あるいは活動電位の到達に際して，細胞外からの Ca^{2+} イオンの流入が起こります．続いて分泌顆粒の細胞内移動と膜との融合が起こり，ホルモン分泌が惹起されるのです．この一連の過程のことを刺激－分泌連関といいます．したがってホルモンの分泌には細胞外液に Ca^{2+} の存在が必須なのです．

❸ホルモンの種類：ホルモンはその分子構造の形から大別して二種あります（図 15-2）．その 1 つはアミノ酸が順次配列したペプチド型ホルモンで，もう 1 つは脂質の一種でステロイド型をしたステロイドホルモンです．ステロイドは一種の脂質です．視床下部や脳下垂体から分泌されるホルモンはペプチド型ホルモンで，女性ホルモンや男性ホルモン，副腎皮質ホルモンなどはステロイド型ホルモンです．

特殊なものとしてアドレナリンのようなアミン型ホルモンや甲状腺ホルモンのようなホルモンもありますが，大抵のものはペプチド型，ステロイド型の 2 つに属しています．

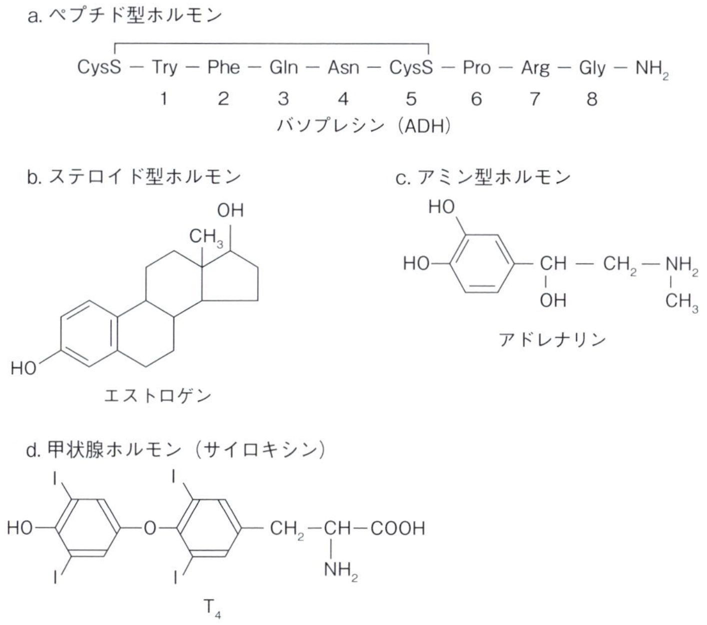
a. ペプチド型ホルモン
CysS − Try − Phe − Gln − Asn − CysS − Pro − Arg − Gly − NH2
1　2　3　4　5　6　7　8
バソプレシン（ADH）
b. ステロイド型ホルモン
OH
CH3
HO
エストロゲン
c. アミン型ホルモン
HO
HO
CH − CH2 − NH2
OH
CH3
アドレナリン
d. 甲状腺ホルモン（サイロキシン）
I
HO
O
CH2−CH−COOH
NH2
T4

図 15-2　ホルモンの種類

ホルモンはペプチド型ホルモン（a）とステロイド型ホルモン（b）の 2 つに大別されますが，特殊なものとしてアミン型ホルモン（c）や甲状腺ホルモン（d）があります．（a）の CysS，Try などはさまざまなアミノ酸を示します（☞“遺伝子とは何だろう”図 4-8，4-14）．

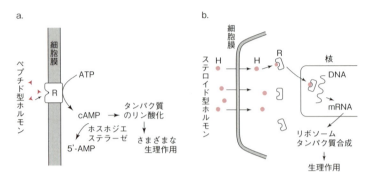

図15-3 ペプチド型ホルモンとステロイド型ホルモンの効き方
a. ペプチド型ホルモンは膜の表面の受容体（R）と結合して効果を現します.
b. ステロイド型ホルモンは，それ自身が脂質のため，脂質からできている細胞膜を自由に通過し細胞内の受容体（R）と結合し核の中に入ってDNAレベルに影響を与え新しいタンパク質を合成することにより効果を現します.

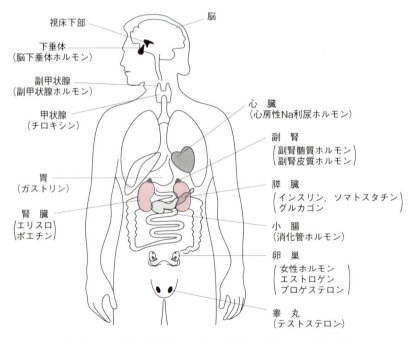

図15-4 主なホルモンが分泌される内分泌腺の局在
脳下垂体ではその前葉から成長ホルモン，性腺刺激ホルモン，副腎皮質刺激ホルモン，プロラクチン，甲状腺刺激ホルモン，中葉からはメラトニン細胞刺激ホルモン，後葉からはバソプレシン（ADH）やオキシトシンなどのホルモンが分泌されます．視床下部からは下垂体から分泌されるホルモンをさらに調節する多くのホルモンが分泌されます．

❹ホルモンの受容体と細胞内情報伝達：血液中に分泌されたホルモン分子が効果をもつためには，その分子が標的臓器（ターゲット）の細胞にあるセンサー（受容体）に結

合することが必要です．この結合の仕方はちょうど鍵と鍵穴の関係に相当し，特別な鍵型をしたホルモンが受容体の鍵穴に入るのと似ています．ペプチド型ホルモンに対する受容体は細胞の膜表面にあり，ホルモンと受容体の結合シグナルが細胞内の2次メッセンジャーを介して効果につながります（図15-3a）．

ステロイド型ホルモンは脂質であるため，脂質からなる細胞膜を自由に通過するので，受容体は細胞内にあり，ホルモンと受容体の結合した情報は核内のDNAレベルに作用し，タンパク質合成を介して生理作用を表します．したがってステロイド型ホルモンの効果は，ペプチド型ホルモンに比べてゆっくりと現れます（図15-3b）．

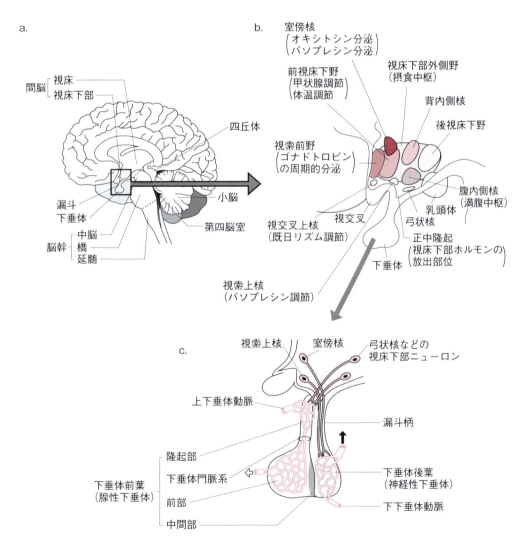

下垂体は視床下部からぶら下がり，その構造は前部・中間部・隆起部からなる前葉（腺性下垂体）と，後葉（神経性下垂体）に大きく分けられます．

図15-5　視床下部－下垂体系の構造

122　　2部　体の成り立ちと働き・病気

表 15-1　ホルモンの分泌部位とその作用

分泌部位		ホルモンの名称（略字）	主な作用
視床下部	前葉ホルモン放出ホルモン	成長ホルモン放出ホルモン（GHRH）	GH の分泌を刺激
		プロラクチン放出ホルモン（PRH）	プロラクチンの分泌を刺激
		甲状腺刺激ホルモン放出ホルモン（TRH）	TSH の分泌を刺激
		副腎皮質刺激ホルモン放出ホルモン（CRH）	ACTH の分泌を刺激
		黄体形成ホルモン放出ホルモン（LHRH）	LH と FSH の分泌を刺激
	前葉ホルモン抑制ホルモン	成長ホルモン抑制ホルモン（somatostatin）	GH の分泌を抑制
		プロラクチン抑制ホルモン（PIH）	プロラクチンの分泌を抑制
下垂体	前葉	成長ホルモン（GH）	ソマトメジンを活性化し身体成長促進
		プロラクチン（PRL）	乳汁分泌と母性行動を刺激
		甲状腺刺激ホルモン（TSH）	甲状腺の成長とホルモン分泌を刺激
		副腎皮質刺激ホルモン（ACTH）	副腎皮質の成長とホルモン分泌を刺激
		性腺刺激ホルモン（ゴナドトロピン） 卵胞刺激ホルモン（FSH）	女性：卵胞の発育を刺激 男性：精子の形成を刺激
		黄体形成ホルモン（女性）（LH） 間質細胞刺激ホルモン（男性）（ICSH）	女性：排卵の誘起と卵胞の黄体化 男性：アンドロゲンの分泌を刺激
	中葉	メラニン細胞刺激ホルモン（MSH）	黒色素細胞のメラニン合成を刺激
	後葉	バソプレシン（vasopressin）（ADH）	腎における水分吸収促進，水の体内保持
		オキシトシン（oxytocin）	子宮筋の収縮，乳汁射出促進
松果体		メラトニン（melatonin）	睡眠リズムに関与
甲状腺	ろ胞細胞	サイロキシン（T$_4$）	熱量産生促進と酸素消費増加
		トリヨードサイロニン（T$_3$）	
	傍ろ胞細胞	カルシトニン（CT）	血中 Ca^{2+}の低下，骨の再吸収促進
副甲状腺		副甲状腺ホルモン（パラソルモン）（PTH）	血中 Ca^{2+}の増加，P の低下，骨の再吸収抑制
心臓		心房性 Na 利尿ホルモン（ANH）	腎臓遠位尿細管 Na$^+$再吸収の抑制，体液水分減少，血管拡張
消化管	胃	ガストリン（gastrin）	ペプシノーゲンと塩酸の分泌刺激，胃運動亢進
	十二指腸・小腸	セクレチン（secretin）	膵液（重曹水）の分泌刺激，胃液分泌抑制
		コレシストキニン（CCK）	胆嚢を収縮，胆汁の排出，膵液（酵素）の分泌を刺激
膵ランゲルハンス島	A細胞	グルカゴン（glucagon）	血糖上昇
	B細胞	インスリン（insulin）	血糖低下
	D細胞	ソマトスタチン（somatostatin）	グルカゴン・インスリン分泌の抑制
副腎	皮質	電解質コルチコイド（アルドステロン）（aldosterone）	Na$^+$の再吸収と K$^+$の排出促進，細胞外液量の増加，血圧上昇
		糖質コルチコイド（コルチゾール）（cortisol）	肝の糖新生促進，血糖上昇，タンパク，脂肪分解促進
	髄質	アドレナリン（AD）	心機能亢進，血糖上昇
		ノルアドレナリン（ND）	末梢血管収縮による血圧上昇
腎臓		エリスロポエチン（erythropoietin）	骨髄の赤血球形成を促進
生殖器	卵巣（女性）	卵胞ホルモン　エストロゲン（estrogen）	卵胞の発育,子宮内膜の増殖,乳腺胞の発育,女性第二次性徴
		黄体ホルモン　プロゲステロン（progesterone）	妊娠の成立維持，乳腺細胞の発育促進
		リラキシン（relaxin）	子宮を弛緩，恥骨結合を緩める
	精巣（男性）	男性ホルモン（テストステロン）（testosterone）	男性第二次性徴，性行動を促進
胎盤		ヒト絨毛性ゴナドトロピン（hCG）	LH 作用に類似，妊娠黄体の生成と維持促進

❺主なホルモンと内分泌腺：多種類のホルモンが体の中のさまざまな腺から血液中に分泌されます（図15-4，表15-1）.

まず脳の視床下部からは多種類のホルモンが分泌され，その下部にある下垂体のホルモンの分泌のされ方を調節しています．さらに下垂体ホルモンは甲状腺や副腎の他，卵巣や睾丸の生殖腺，乳腺を刺激するホルモンを分泌します．

甲状腺から分泌される甲状腺ホルモンや副甲状腺ホルモンは，体の代謝調節に関わっています．さらに膵臓の内分泌腺であるランゲルハンス島からは，糖質の代謝に関係するホルモンが，消化管壁からは，消化管の運動や消化酵素の外分泌を調節する消化管ホルモンが分泌されます．また腎臓の上部にある副腎からは糖質の代謝や，体の水分量，血圧などを調節するステロイドホルモンが分泌されます．腎臓からは造血を促進するエリスロポエチンというホルモンが出されます．卵巣や睾丸の生殖腺は，下垂体ホルモンの調節を受けながら卵胞ホルモン，黄体ホルモンあるいは男性ホルモンを分泌します．また妊娠すると胎盤からもホルモンが分泌されます．

❻ホルモン作用の階層性とフィードバック系：上に述べたように視床下部は下垂体の働きを調節し，下垂体は甲状腺，副腎，生殖腺，乳腺からのホルモンの分泌を調節しています（表15-1，図15-5）．このようにホルモン作用には階層性があると同時に，これらの作用がループとなって，フィードバック系を形成しています（図15-6）．たとえば甲状腺や副腎皮質からのホルモンの分泌が低下したときには，それを視床下部や下垂体のセンサーが感知し，甲状腺や副

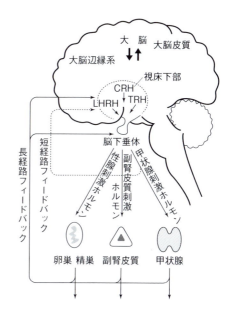

図15-6　フィードバック系の形成

視床下部‐脳下垂体‐標的器官は互いにフィードバック系を形成し調節し合っています．視床下部のCRHは副腎皮質刺激ホルモン分泌促進ホルモン，LHRH：性腺刺激ホルモン分泌促進ホルモン，TRH：甲状腺刺激ホルモン分泌促進ホルモン．

腎皮質からの分泌を高めるように働き，それらのホルモンの血中濃度が高すぎるときにはそれらの腺からのホルモン分泌を抑制するように働きます．この場合視床下部・下垂体系が1つの要になっていることから視床下部・下垂体系はマスターオーガンとも呼ばれています．

❼ホルモン作用の協調性：多くの場合，ホルモンは一種類のホルモンだけで効果が現れるのではなく，ホルモンにはお互いに協調的に働くという性質があります．たとえば女性の乳房の発達・妊娠・出産・授乳について考えてみましょう（図15-7）．

女性は子どものころには乳腺は未発達で，乳房は小さいのですが，だんだん成長

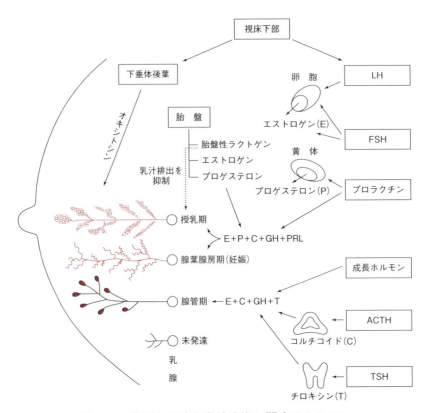

図15-7 乳房の発達と乳汁分泌に関するホルモン

乳房が大きく成長するのも，出産後乳汁が出るのも，多種類のホルモンの協調作用のおかげです．E：エストロゲン，P：プロゲステロン，C：コルチコイド，GH：成長ホルモン，T：甲状腺ホルモン（チロキシン），PRL：プロラクチン，LH：黄体形成ホルモン，FSH：卵胞刺激ホルモン．

し思春期になるにつれ乳房は大きくなってきます．これはもちろん成長ホルモンや甲状腺ホルモン，性腺ホルモン，プロラクチン，ACTHといったいろいろなホルモンが協調して作用した結果です．これらの働きにより腺管期という時期には，乳房が非常に大きくなってくるのです．

そして妊娠しますと，ますます乳房は硬く大きくなってくるのですが，そのときにはエストロゲン，プロゲステロン，成長ホルモン，コルチコイド，プロラクチンなどのホルモンがどんどん分泌されるようにな

り，乳腺がさらに発達してきます．このほかに胎盤が大きく発達するとさらに胎盤性ゴナドトロピンやエストロゲン，プロゲステロンなどが胎盤から分泌されるほか，胎盤性のラクトゲンなどが胎盤から出て，乳腺がますます発達します（腺房期）．そして妊娠後期には破裂しそうなばかりに大きな乳房に発達していくのです．

しかしこのときにはまだ乳汁は出ないのです．子どもが体外から出てからでないと出ないのです．これは胎盤の中にある胎盤性のラクトゲンが乳汁が出るのを抑制して

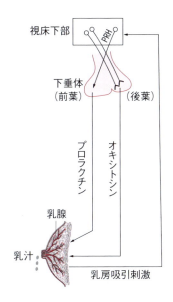

図15-8　乳房吸引刺激と乳汁の射出

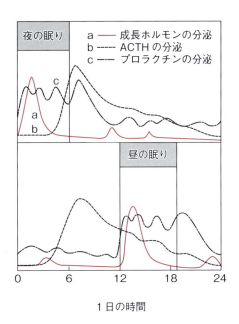

図15-9　ホルモン分泌の日周リズム

いるからです．

　そして胎盤が外に出るとラクトゲンが分泌されなくなり，またエストロゲンやプロゲステロンもそれ以上出なくなります．それとは逆に脳下垂体の前葉の方からプロラクチンというホルモンが出てきて，どんどんと乳汁の出る状態をつくっていきます．また下垂体の後葉からオキシトシンと呼ばれるホルモンが分泌されます．このホルモンは，子宮が収縮するときに必要だといわれているのですが，これ以外に乳房を収縮させながら乳汁を出させることにも働いているのです．このような多くのホルモンの助け合いによって，出産が終わった途端に乳汁が外に出てくるわけです．また出産後子どもが乳房に触れることにより，これが脳に伝えられてオキシトシン，プロラクチンもさらに脳下垂体から分泌するようになります．刺激によってもさらに乳房が発達して，ますます乳汁が出てくるようになる

のです（図15-8）．

　このようなことをみてもわかるように，1つのホルモンが1つの臓器に効くといった単純なものではなく，たくさんのホルモンが協調して働いているというのが内分泌系の特徴なのです．

❽ホルモン分泌の日周リズム：ホルモンによってその分泌のされ方に日周リズムがあります．たとえば成長ホルモン（GH）と呼ばれる成長促進物質は，脳下垂体から血液中に分泌されるのですが，図15-9のように睡眠が始まると同時に急激に血液中に出てきます．よく「寝る子は育つ」といいますが，寝ている間に成長ホルモンが分泌されてどんどん育っていくということがいえるでしょう．図をみると，夜寝ているときだけでなく，昼寝をしているときにも成長ホルモンがよく出ていることがわかります．

　これに比べてやはり脳下垂体から分泌さ

れる ACTH と呼ばれるホルモンは，副腎の皮質を刺激するのですが，非常におもしろいことにいつも同じ時間，朝の 6 時頃にそのピークをもつような分泌のされ方で，夜になるに従って分泌量が減ってきます．またプロラクチンも上述した成長ホルモンと同じように睡眠中出ていて，起きているときには低くなるといったことが起こっています．つまりホルモンの分泌のされ方には日周リズムがあるのです．

このようにホルモンは細胞－細胞間，および臓器間の情報伝達を通して，体の内部環境の調節に大きな役割を果たしていますが，さらに外部環境からの情報たとえば，ストレスや低温に対しても反応します．

2 各種ホルモンの構造と作用

■ 視床下部―下垂体系ホルモン

下垂体から分泌されるホルモン：下垂体は，脳の下面にぶら下がっている 1cm³ ほどの小さな袋状の器官で，前葉，中葉，後葉からなっており，その上部の視床下部と密接に関係しています（☞図 15-5）．下垂体前葉は，腺下垂体とも呼ばれ，発生途上咽頭の上皮粘膜から発したラトケ嚢に由来し，構造的に血管に富み，脳神経とは直接つながっていません．これに対し後葉は脳神経の一部で，視床下部と神経線維を通して直接つながっています．

下垂体前葉は多種類の腺細胞が集まっていて，図 15-10 に示すような 6 種類のペプチド型のホルモンを分泌しています．

成長ホルモン（growth hormone: GH）は肝臓で合成されるソマトメジンを活性化

し，骨端軟骨の形成を促進し，骨の成長を促すとともに，タンパク質の合成を高めて体の成長を促進します．成長期に成長ホルモンの分泌が過剰になると巨人症となり，不足すると小人症（下垂体性低身長症；dwarfism）となります．成長が終わってから成長ホルモンが過剰に分泌されると先端巨大症（acromegaly）となり，顔の前顎や下顎が前に突き出してきます．

副腎皮質刺激ホルモン（adrenocorticotropic hormone: ACTH）は副腎皮質に作用してそこから放出される副腎皮質ホルモンの分泌を促進させます．甲状腺刺激ホルモン（thyroid-stimulating hormone: TSH）は甲状腺を刺激して甲状腺ホルモンの分泌を高めます．卵胞刺激ホルモン（follicle-stimulating hormone: FSH）は卵胞の発育を促進し，男性では精子の形成を促します．黄体形成ホルモン（luteinizing hormone: LH）は女性では排卵を誘発し，排卵後の卵胞に働いて黄体の形成を促進します．男性では精巣に作用して，男性ホルモン（テストステロン；teststerone）の分泌を促進します．プロラクチン（prolactin: PRL）は女性の妊娠中に分泌量が増加し，エストロゲンやプロゲステロンとともに乳腺を発育させます（☞図 15-7）．非妊娠女性や男性でのプロラクチンの作用についてはまだよくわかっていません．

下垂体後葉からはバソプレシン（vasopressin）とオキシトシン（oxytocin）の 2 種類のホルモンが分泌されます．これらのホルモンの分泌は神経分泌ともいわれ，視床下部の室傍核や視交差上核にある神経細胞の軸索が下垂体後葉にまで伸び，その末端からホルモンが分泌されるのです．脱水

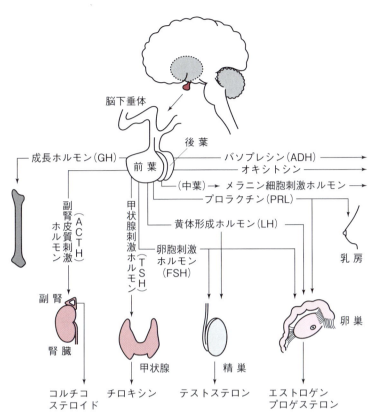

図 15-10　脳下垂体から分泌されるホルモン

脳下垂体は脳の底にある袋状の小さな腺組織ですが，その前葉，中葉，後葉部から多種類のホルモンが分泌され，体の中の他の腺からのホルモンの分泌のされ方を調節しています．そのため脳下垂体はホルモン分泌のマスター器官ともいわれますが，この脳下垂体自身はもう一階層上にある脳の視床下部に支配されています．

などで血漿の浸透圧が上昇すると，視床下部にある浸透圧センサーがそれを感知し，室傍核神経細胞末端からのバソプレシン分泌が促進されます．バソプレシンは抗利尿ホルモン（antidiuretic hormone: ADH）とも呼ばれ，腎臓の集合管に作用して水の再吸収を高め，尿量を減少させ，体内への水の貯留を高めるように働いています．オキシトシンは分娩時の子宮収縮や乳汁の排出を促進します．

下垂体中葉からはメラニン細胞刺激ホルモン（melanocyte-stimulating hormone: MSH）が分泌されます．しかしヒトではこの部分は痕跡的で分泌量は少ないのですが，MSHは，皮膚にある色素細胞で作られるメラニン色素の合成を促進するといわれています．

視床下部から分泌されるホルモン：脳の間脳にある視床下部は下垂体から放出されるホルモン分泌を調節しています（☞図15-5，6）．特に下垂体前葉は，視床下部と下垂体をつなぐ下垂体門脈系という血管が

発達しており，視床下部から分泌されたホルモン情報は，その門脈血管系を通して下垂体に伝えられます．現在のところ視床下部ホルモンとしては，副腎皮質刺激ホルモン放出ホルモン（corticotropin-releasing hormone: CRH），甲状腺刺激ホルモン放出ホルモン（TSH-releasing hormone: TRH），成長ホルモン放出ホルモン（growth hormone-releasing hormone: GHRH），成長ホルモン抑制ホルモン（ソマトスタチン；somatostatin），プロラクチン抑制ホルモン（prolactin-inhibiting hormone: PIH），黄体形成ホルモン放出ホルモン（lutenizing hormone-releasing hormone: LHRH）の6種類のホルモンが明らかにされています．

■ 甲状腺ホルモンと副甲状腺ホルモン

甲状腺は，気管上部の前面にあって蝶のような形をした20gほどの組織で，ろ胞という小さな袋が集まってできています．ろ胞細胞は甲状腺ホルモンのもとになるタンパク質のサイログロブリンを含んでいます．またろ胞細胞の周囲には傍ろ胞細胞という細胞群があり，そこからカルシトニンというホルモンを分泌しています．副甲状腺は甲状腺の裏側にある米粒ほどの小さな淡黄色の小体で，両側上下に1個ずつ，計4個あり，そこから副甲状腺ホルモン（パラソルモン；parathormone: PTH）を分泌しています（図15-11）．

甲状腺ホルモンにはヨウ素（I）が4つ結合したサイロキシン（thyroxine）（☞図15-2）と3つ結合したトリヨードサイロニンがありますが，活性はトリヨードサイロニンの方が強いのです．しかし産生量はサイロキシンの方が20倍高いのです．

甲状腺ホルモンの作用は広範囲で，ほとんど全身の組織の代謝を亢進させ，熱産生を増加させます．したがって，タンパク質や脂質の分解が促進され，酸素消費が増大し，基礎代謝が亢進します．また甲状腺ホルモンは，腸管における糖質の吸収を促進する他，組織へのコレステロール供給を促進します．甲状腺ホルモンの分泌は下垂体

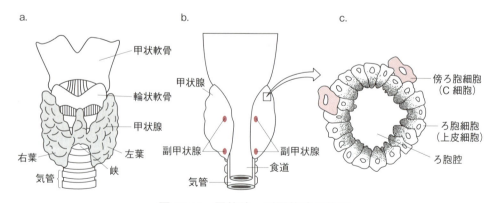

図15-11　甲状腺，副甲状腺の位置
a：頸部の甲状腺を前面から見たところ．
b：後面から見たところ．副甲状腺は米粒ほどの小さな組織で4個あります．
c：甲状腺のろ胞細胞と傍ろ胞細胞（C細胞）．

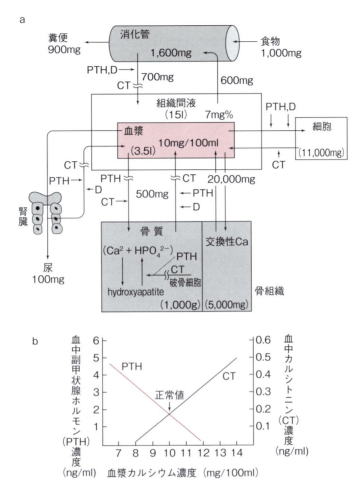

図 15-12　体内 Ca^{2+} の動態 (a) と副甲状腺ホルモン (PTH) とカルシトニン (CT) の作用 (b)
a 図で D はビタミン D，→は促進，≈は抑制を示します．血漿 Ca^{2+} 濃度は常に 10mg/100ml になるように調節されています．

からの TSH によって促進されます．しかし過剰に甲状腺ホルモンが分泌されると，そのことがフィードバック機構を通して下垂体，視床下部に伝えられ，甲状腺ホルモンの分泌は抑制されます．

甲状腺の傍ろ胞細胞から分泌されるカルシトニン (calcitonin) は体のカルシウム代謝に関係するホルモンで，破骨細胞の働きを低下させ，骨吸収（Ca^{2+} の骨から血中への遊離）を抑制するとともに，腎臓における Ca^{2+} 排泄を促進させ，血漿の Ca^{2+} 濃度を低下させるように働きます．

一方，副甲状腺から分泌される副甲状腺ホルモン (PTH) の作用はカルシトニンとは逆で，破骨細胞を活性化し，骨から血中への Ca^{2+} の遊離を促進させ，さらに腎臓の Ca^{2+} 再吸収を増大させて，血漿の Ca^{2+} 濃度を上昇させます．つまり血漿 Ca^{2+} 濃度が上昇するとカルシトニンがそれを抑えるように，血漿 Ca^{2+} 濃度が低下すると

PTHがそれを上昇させるように働いて，血漿中のCa²⁺濃度を常に10mg/dlに保つように作用しあっているのです（図15-12）．

■ 膵臓から分泌されるホルモン

膵臓組織の大部分はさまざまな消化酵素を含んだ膵液を分泌する外分泌部からできていますが，その腺房間には散在する内分泌細胞群であるランゲルハンス島（膵島）が50万個もあり，そこからは，インスリン（insulin），グルカゴン（glucagon），ソマトスタチン（somatostatin）を分泌しています．ホルモンを分泌する細胞は，その形態と染色性からA（α），B（β），D（δ），PPの細胞に区別でき，B細胞は島の中心部に存在して島細胞の70％を占め，その周辺にA細胞やD細胞が散在しています．A細胞からはグルカゴン，B細胞からはインスリン，D細胞からはソマトスタチン，PP細胞からは膵ペプチドが分泌されます（図15-13）．

❶**インスリンの分泌と作用**：インスリンはシステイン分子のもつ2硫化結合（−S−S−）でつなぎ合わされている21個のアミノ酸の直鎖であるA鎖と31個のアミノ酸直鎖であるB鎖からなるポリペプチドで，分子量は約6,000です．B細胞内で，プレプロインスリンとして合成され，ついでプロインスリンとなり，分泌される前に，A鎖とB鎖の間にあるC鎖のペプチドを切り離し，インスリンとして血液中に分泌されます（図15-14）．

インスリンは主として血液中のグルコース濃度が高くなると分泌されますが，アミノ酸，脂肪酸もインスリンの分泌を促進します．またA細胞から分泌されるグルカゴンはインスリン分泌を刺激し，D細胞から分泌されるソマトスタチン分泌を抑制します．消化管から分泌されるガストリンやセクレチンもはインスリン分泌を刺激します．

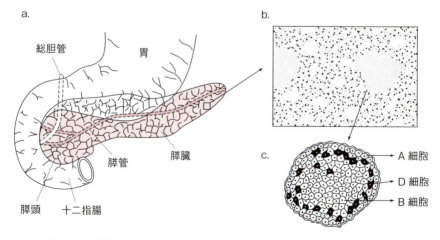

図15-13　膵臓の位置（a），膵臓組織（b），ランゲルハンス島（c）
ランゲルハンス島（c）のA（α）細胞からはグルカゴンが，B（β）細胞からはインスリンが，D（δ）細胞からはソマトスタチンが分泌されます．

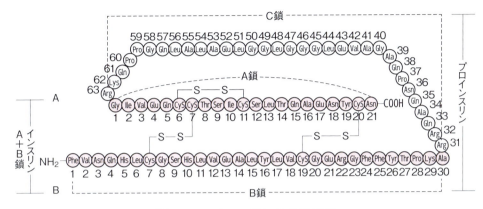

図 15-14　インスリンの分子構造

インスリンは A，B 鎖からなっています．各小円内の Phe, Val, Gln などは結合しているアミノ酸の種類を示します．プロインスリンから C 鎖がとれてインスリンとなります．

インスリンの作用：インスリンの最も重要な働きは，筋細胞や肝細胞，脂肪細胞への糖（グルコース）の取り込みを増進させるとともに，細胞における糖の代謝，利用を高めることです．そのことによって血糖値を低下させます．インスリンは細胞での糖の利用を高めるとともに，取り込まれたグルコースからグリコーゲンの合成を促進します．またアミノ酸の細胞への取り込みも促し，タンパク質の合成も促進します．脂肪細胞へのグルコースの取り込みも促進しますが，脂肪の分解を抑制し脂肪貯蔵を増加させます．しかしインスリンは脳，赤血球，腎髄質細胞へのグルコース取り込みには影響しません．

❷グルカゴンの分泌と作用：グルカゴンは 29 個のアミノ酸からなるポリペプチドで，血糖値が低下すると A 細胞から分泌されます．グルカゴンは肝グリコーゲンを分解，アミノ酸からの糖新生を促進することによって血糖値を上昇させます．また脂肪細胞のホルモン感受性リパーゼを活性化して，脂肪分解を促し，遊離脂肪酸を増加させます．グルカゴンは B 細胞に作用してインスリンの分泌を促進するとともに，インスリンと協力してグルコースの利用も高めます．

❸ソマトスタチンの分泌と作用：ソマトスタチンは 14 個のアミノ酸からなるポリペプチドで，D 細胞から分泌され，隣接する B，A 細胞からのインスリン，グルカゴンの分泌を抑制します．

■ 副腎から分泌されるホルモン

副腎は，腎臓の上に位置する 10g 前後の扁平三角形状の内分泌腺です．副腎は組織学的に異なる皮質と髄質とからなっています（図 15-15）．皮質は発生学的に中胚葉性で，副腎重量の 80％ を占め，ステロイドホルモンを分泌します．髄質は外胚葉性，神経発生途上の神経堤に由来し，副腎の中央部にあり，カテコールアミンを分泌しま

す．

　副腎皮質は外側より球状層，束状層，網状層の三層よりなっています．球状層からは電解質コルチコイド，束状層からは糖質コルチコイド，網状層からは性コルチコイドが主として分泌されます．糖質コルチコイドと性コルチコイドの分泌は，下垂体から分泌される副腎皮質刺激ホルモン（ACTH）によって促進されます．電解質コルチコイドはACTHの影響も受けますが，アンギオテンシンⅡによって強く刺激されます．

❶**糖質コルチコイドの作用**：糖質コルチコイドは，ヒトでは主にコルチゾールです（図15-15）．糖質コルチコイドは細胞内の受容体と結合し核内のDNAレベルに作用し，

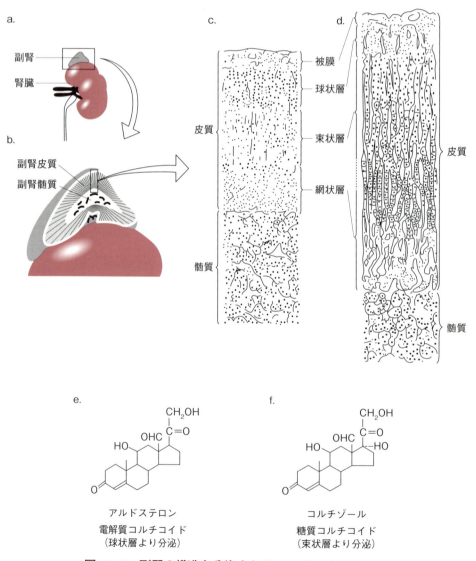

図 15-15　副腎の構造と分泌されるコルチコイドホルモン

タンパク質合成を通して作用を表します．糖質コルチコイドの受容体は，ほとんどすべての細胞内に存在するため，その効果はきわめて多様です．糖質コルチコイドは，末梢組織でのタンパク質分解や血中へのアミノ酸放出，肝臓でのアミノ酸からの糖新生およびグリコーゲンの合成を促進して血糖値を上昇させます．また糖質コルチコイドには抗炎症作用や抗アレルギー作用があり，薬物として用いられます．糖質コルチコイドは，細胞内小器官であるリソソームの膜を安定化して，その中に含まれるタンパク質分解酵素の遊出を防ぐことによって，炎症の拡大を防ぎます．また肥満細胞からのヒスタミンの放出を抑制して，毛細血管の透過性の上昇を抑制し，局所の浮腫を軽減します．さらにプロスタグランジンの合成を抑制して抗発熱作用や鎮痛作用を表します．

　また糖質コルチコイドには，カテコールアミン，インスリン，グルカゴンの作用を増強する働きがあり，これを許容作用といい，糖質コルチコイドが不足するとこれらのホルモンの効果が発揮できません．さらに糖質コルチコイドには抗ストレス作用があります．ストレスが加わると，下垂体から ACTH の分泌が増加し，糖質コルチコイドの分泌が上昇します．

❷電解質コルチコイドの作用：このホルモンはアルドステロン（図15-15）とも呼ばれ，その主な作用は，細胞外液への Na^+ の貯留の促進と細胞外水分量の保持です．このホルモンは腎臓の遠位尿細管，集合管の上皮細胞に働いて，Na^+ の再吸収を促し，それに伴って水の再吸収を増大させ，細胞外液量が保持され，血圧の低下を防ぎます（☞

腎臓の項，レニン・アンギオテンシン・アルドステロン系 142 頁）．

❸性コルチコイドの作用：皮質網状層から分泌される男性ホルモンであるデヒドロエピアンドロステロン（DHEA）は精巣から分泌されるテストステロンに比べ作用は弱いのですが，女性では，わき毛，陰毛の発生や，性欲の発現に関与しています．

■ 副腎髄質ホルモン

　副腎髄質は外胚葉性で交感神経節後神経に相当する神経組織として発生し，交感神経節前神経に支配されています．副腎髄質はアドレナリン（☞図 15-2），ノルアドレナリンなどのカテコールアミンを合成，分泌し，交感神経系の機能を増進するとともに，糖代謝にも関与し，特にストレスなど緊急の有害刺激に対しての生体の抵抗性を高めるために重要な働きをしています．

　アドレナリン，ノルアドレナリンは交感神経系の活動時の作用と類似した作用をもちますが，アドレナリンは主として心機促進作用，血糖上昇作用が強く，ノルアドレナリンは血管収縮による血圧の上昇作用を強く表します．アドレナリン，ノルアドレナリンのこのような作用の違いは，α，β 二種類の受容体との結合の仕方によって起こります．ノルアドレナリンはα受容体を介して全身の血管を収縮させて血圧を高めますが，アドレナリンはβ受容体を介して骨格筋や肝臓の血管を拡張させ，抹消循環抵抗を低下させるほか，気管支筋に働いて気管支を拡張させます．また肝臓でグリコーゲン分解を促進して血糖を上昇させます（☞表 15-1）．

■ 性腺から分泌されるホルモン

　生殖細胞をつくる生殖器官である男性の精巣，女性の卵巣から，それぞれ男性ホルモン，女性ホルモンが分泌されます．これらの性ホルモンの分泌は，視床下部ホルモンのLH-RHおよび下垂体前葉のFSHとLHなどの性腺刺激ホルモン（gonadotropin）に調節されています．

❶**精巣から分泌されるホルモンと作用**：精巣には精細管のループが多数あり，精細胞で精子が形成され，セルトリ（Sertoli）細胞内で成熟した精子となります．精細管の間質にはライディッヒ（Leydig）間質細胞があり，男性ホルモン（アンドロゲン）であるテストステロンを分泌しています．LHに対する受容体は間質細胞に，FSHの受容体はセルトリ細胞に存在し精子の形成と成熟を促進しています．セルトリ細胞は同時にFSHの分泌を抑制するインヒビンを分泌します．

　男性ホルモンは男性化作用をもち，精巣と副生殖器の発達を促進します．男性型の外陰部を発育させ，タンパク質同化作用によって骨格筋を発達させて体系を男性らしくさせます．さらに二次性徴として，体毛や性毛の発育を促進，皮脂腺の発達，声の低音化などを起こさせます．男性の性行動もテストステロンで促進されます．また胎生期にもこのホルモンは分泌され，母体か

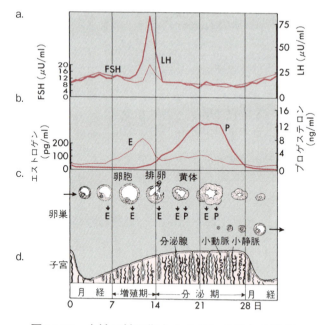

図15-16　女性の性周期とホルモン分泌との関係
a. 下垂体からのゴナドトロピン（LH，FSH）の分泌
b. 卵巣ホルモン（エストロゲンE），黄体ホルモンプロゲステロンP）の分泌
c. 卵巣周期
d. 子宮内膜の月経周期に伴う変化
（岡田隆夫，他著：MINOR TXTBOOK 生理学 第8版．金芳堂，p398，図15-20より）

らのエストロゲンに拮抗して，生殖器や中枢神経系を男性型に分化させます．

❷卵巣から分泌されるホルモンの作用（図15-16）：卵巣から卵子が28日ごとに左右交互に排卵されます．卵巣から分泌されるエストロゲン（卵胞ホルモン）とプロゲステロン（黄体ホルモン）は，協同して子宮に月経周期をもたらすとともに，思春期には女性の二次性徴の発達に関与します．また妊娠中には，胎盤から分泌される胎盤ホルモンとともに，妊娠の継続と陣痛の発現に重要な役割を果たします．

エストロゲンの作用：エストロゲンはエストラジオール，エステロン，エステリオールの総称で作用はエストラジオールが最も強く，卵胞の顆粒膜細胞，黄体および胎盤から分泌されます．エストロゲンの分泌は下垂体からのFSHによって促進され，血中のエストロゲンの増加は視床下部からのLHRH分泌，下垂体前葉からの性腺刺激ホルモン（FSH：卵胞刺激ホルモン）の分泌を抑制します（☞図15-6）．エストロゲンは，卵胞期の子宮内膜を増殖させるとともに，卵胞の成長を増進し，妊娠中では，子宮筋を肥大させるとともに，子宮筋の興奮性を高めます．思春期には，乳腺の乳管の成長を促して乳房を大きくさせるとともに，皮下脂肪の蓄積，生殖器の発育など，一次性徴，二次性徴を発現させ，女性らしい体型をつくらせます．さらに骨端の閉鎖を起こさせ，思春期以後の身長の伸びを抑制します．さらに女性の性欲を増進させ，動物では発情行動を引き起こします．

❸プロゲステロンの作用：プロゲステロンは，卵巣で排卵後に形成される黄体から分泌されます．妊娠中は胎盤からも分泌されます．プロゲステロンの作用は，エストロゲンがあらかじめ働いている状態で発揮されます．子宮では，子宮内膜を分泌期にして受精卵が着床しやすい環境をつくります．妊娠中は子宮筋の興奮性を抑え，妊娠を継続させるように働き，乳房に対しては，乳腺の腺房を発達させます（☞図15-7）．また体温の上昇作用があり，排卵後の基礎体温を上昇させます．

■ 消化管から分泌されるホルモン

胃や腸からも消化に関与する多種のホルモンが分泌されます．食物が胃の幽門腺を刺激するとガストリンが分泌されます．ガストリンは血液を介して胃底腺に作用し，胃酸の分泌を促進します．十二指腸から分泌されるコレシストキニンは胆嚢を収縮させ，腸への胆汁流出を促進させるとともに，膵臓に働いて消化酵素の分泌を増加させます．十二指腸から分泌されるセクレチンは膵管上皮細胞に作用して，電解質（HCO_3^-）に富んだ膵液の分泌を促すとともに，胃に働いて胃の運動と胃液の分泌を抑制します．そのほか消化管から，モチリン，ソマトスタチン，胃抑制ペプチド（GIP）など，さまざまなホルモンが分泌され，消化液の分泌や消化管の運動の調節に関わっています．

■ 心臓から分泌されるホルモン

心臓の右心房から心房性ナトリウム利尿ホルモン（ANH）が分泌されます．循環血液量が増して，心臓の右心房に還ってくる血液量が増加すると，右心房壁にあるセンサーが伸展され，そこからANHが分泌されます．このホルモンは腎臓の遠位尿細管・集合管に作用してNa^+の排出を増加

させ，それに伴う利尿によって循環する血液の水分量を減少させます．また最近心臓の心室からも脳性ナトリウム利尿ペプチド（BNP）というホルモンが合成分泌されることが明らかとなり，BNP は ANH と同様に利尿効果をもっています．最近，血液検査での血中 BNP 濃度がうっ血性心不全の指標として用いられています．

■ 腎臓から分泌されるホルモン

腎臓からエリスロポエチンと呼ばれるホルモンが分泌されます．このホルモンは赤血球の新生を増進させ，造血作用を促進させます．また腎臓の傍糸球体装置から分泌されるレニンは，それ自身ホルモンではなく一種の酵素で，血液中のアンギオテンシノーゲンをアンギオテンシンに変換させます．アンギオテンシンは副腎皮質から分泌されるアルドステロンの分泌を促進させ腎臓での Na^+ 再吸収を高め，血圧上昇作用があります（☞腎臓の項 142 頁，レニン・アンギオテンシン・アルドステロン系）．

■ 胎盤から分泌されるホルモン

妊娠すると胎盤が形成されますが，胎盤からも性腺刺激ホルモンの一種であるヒト絨毛性ゴナドトロピン（human chorionic gonadotropin: hCG）が分泌され，黄体に作用して黄体の退化を防ぎ，黄体を肥大させ妊娠を維持させます．hCG は妊娠の初期から尿中に排泄されるので，妊娠の判定にも使われています．また胎盤からはエストロゲンとプロゲステロンも多量に分泌され，妊娠持続に大きな役割を果たしています．

■ 松果体から分泌されるホルモン

松果体は第三脳室後上壁に位置する小さな袋状（4×8mm）の組織ですが，松果体細胞からメラトニン（melatonin）が分泌されます．メラトニンの分泌は網膜から光刺激の入る昼間には抑制されていますが，夜間には分泌が促進されます．このことから生体の概日リズムと相関しており，睡眠のリズムとも関係しています．メラトニンには下垂体に作用して性腺刺激ホルモンの分泌を抑制し，性機能を抑制する作用もあるといわれています．

16 体液の調節と腎臓の働き

　一般に腎臓は体の中の悪い物質を排泄するために尿をつくっている臓器だと考えられていますが，尿は腎臓が働いた後の最終産物であって，腎臓の本当の働きは，血液をはじめ体の中の体液の調節にあります（図 16-1）．第 1 部で生命は 37 億年前に海の中で細胞として生まれ，5 億年前に海の動物たちが陸地に上がってきたと述べました．現在陸上に住むヒトをはじめさまざまな動物を構成する細胞も，実は 37 億年前に生まれたそのときの性質を現在も維持しており，私たちヒトの 60 兆の細胞も，まだ海の中に住んでいる状態を維持しています．そのためには細胞を取り巻く体液（環境）が，5 億年前に海生動物が陸上に上がってきたときの海と同じ成分であることが必要であり，それが私たちの体を循環している 5l の血液の血漿成分なのです．腎臓は循環している血液を 5 億年前の海の状態にするという調節を一手に引き受けている臓器なのです．

■ 腎臓の構造

　腎臓はお腹の後方に左右 2 つあり，1 つで 150g のそら豆のような形をしています（図 16-2a）．腹部大動脈から枝分かれした太い腎動脈が腎臓の方に入っていき，腎静脈がこれと平行して大静脈に帰っていきます．腎臓を水平に切ると図 16-2b にあるように表面の方に皮質，深い方に髄質があります．皮質には毛細血管が糸まり状になった糸球体という小さな粒があり，1 つの腎臓に 100 万個もあります．反対側の腎臓にも 100 万個ありますから私たちは一人で 200 万個の糸球体をもっているということになります．実際には 100 万個の働きでなんら障害なく生きていくことができるので，生体腎移植で 1 つの腎臓を他の人に移植することが可能となるのです．
　毛細血管からなる糸球体はボーマン嚢と

いう袋に包まれ，糸球体とボーマン嚢を合わせて腎小体といいます．この糸球体では血液が腎動脈の小さな枝である輸入細動脈を介して毛細血管を通過し，輸出細動脈から静脈の方に流れていきます．その間に血液の 1/5（1,200ml）がろ過されます．ろ過された液はボーマン嚢の中に溜まりますが，これを原尿といいます．そのろ過された原尿が，細い 1 本の管（近位尿細管）と下行脚を通って，髄質のいちばん下の底まで下がり，そこでヘアピンのように折れ曲り（ヘンレループ），今度は上行脚から遠位尿細管を経て再び上まで上がり，また集合管を介して下まで下がって腎盂に集まってきます．腎盂に集まってきた尿は輸尿管を通って膀胱にたまり，尿道を通って排出されます．原尿がこの曲がりくねった尿細管，集合管を通過する間に水，ナトリウムをはじめ必要な物質は再吸収され，老廃物

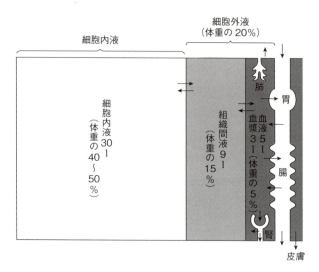

図 16-1　体重（60kg）のヒトの体内の水の分布
体は70％が水からできています．

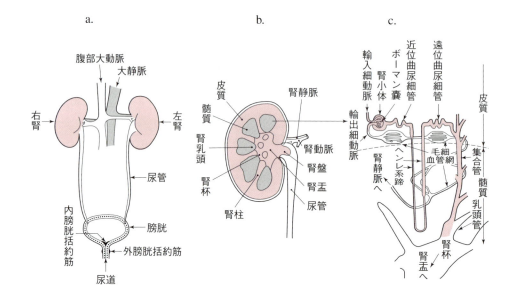

図 16-2　腎臓，膀胱の位置（a）と構造（b, c）
bは腎臓を水平に切った面，cはその内部の顕微鏡的な構造．腎臓の1つの単位は腎小体，尿細管のネフロンからなりますが，1つの腎臓にネフロンが100万個あるといわれています．

はそのまま排泄されるほか，不必要な物質は分泌され，体外に排泄されます．単一の腎小体とそれに続く1本の尿細管をまとめてネフロン（腎単位）といいます（図16-2c）．

■ 腎臓の仕事

　ここで驚くべきことは，この小さな200万個の糸球体でろ過される血漿量（血液中の固形成分を取り除いた部分）が1日に180 lにも達することです（図16-3）．ヒトの全体の血液量は5 lですから，何度も何

度も繰り返しろ過することになります．180 lというと1升ビン100本分です．この量の血液を毎日私たち一人ひとりの腎臓でろ過しているのです．そのろ過したものの178.5〜179 lをもう一度体の中に再吸収します．その吸い取る仕事をしているのが細い管である尿細管の表面にある上皮細胞です（図16-4）．またろ過した大量の液の中で，不必要なものはそのまま排泄され，さらにこの尿細管からさまざまな不要な物質が分泌されて尿の中に排泄されていきます．つまり腎臓には3つの大きな仕事が

BOX 3

クレアランスと糸球体ろ過量（GFR）

　血液中に含まれるある物質が腎臓を通過したときに，その物質が1分間でどれだけ尿中に排出されるか，つまり血漿中に存在するある物質を毎分何 ml 清掃できるかを，その物質のクレアランス（清掃率）といいます．それは次のような式で表すことができます

$$クレアランス＝\frac{その物質の尿中の濃度 \times 1 分間の尿量}{その物質の血漿中の濃度}$$

　物質によって糸球体でのろ過および尿細管における再吸収や分泌などの状態が異なっているため，クレアランスも物質によって異なります．たとえばグルコースの場合，ろ過されたグルコースは通常近位尿細管で100％再吸収されて尿中には排泄されません．したがって尿中濃度は0であり，クレアランスは0ということになります．一方，イヌリン（ダリアから取れる物質）やクレアチニン（筋活動で生成される代謝産物で血液中に一定濃度存在している）は糸球体でろ過された後，尿細管において再吸収も分泌も受けないでそのまま排出されます．ここで，たとえばクレアチニンの1分間に尿中に排出される量が1 mg であり，血液中の濃度が1 mg/100 ml であったとすると，1分間に100 ml の血漿が糸球体からボーマン嚢へとろ過されたことになります．なぜなら，原尿の段階ではまだまだ水は再吸収されていないため，クレアチニンの濃度は血漿中の濃度に等しいからです．このことはクレアチニンのクレアランスは1分間に糸球体からろ過される量を表しており，これを糸球体ろ過量（glomerular filtration rate: GFR）といいます．通常日本人の成人男子では110 ml/ml，女子では100 ml/ml です．糸球体腎炎などの腎障害ではGFRが低下します．クレアランス値は腎機能検査に用いられ，腎機能障害の指標ともなります．

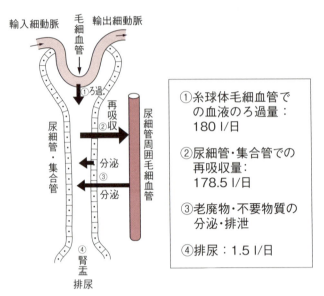

図 16-3　腎臓の仕事，ろ過，分泌，再吸収
200 万個ある各ネフロンで行っている仕事の総合．

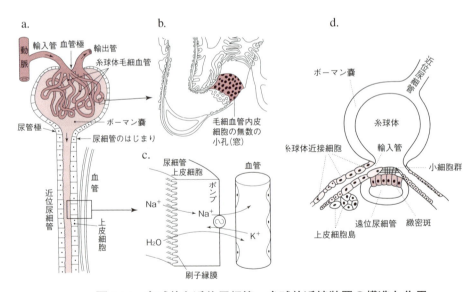

図 16-4　糸球体と近位尿細管，糸球体近接装置の構造と作用

a. 腎小体（糸球体毛細血管とそれを包むボーマン嚢）．b. 糸球体の毛細血管には無数の孔（窓）が開いていて，分子の大きなものは出てこられないが，水や分子の小さなものはろ過されて外（ボーマン嚢）に出てきます．c. 糸球体でろ過されたろ液（血漿）は再び尿細管を通過する間に大部分再吸収されますが，それはまったく尿細管上皮細胞の細胞膜の働きによります．つまり，ろ過された血漿の Na^+ や水を上皮細胞膜のポンプを用いて血管の中に再びかい入れるのです．d. 糸球体近接装置（juxtaglomerular apparatus）の構造．

表 16-1　腎臓の仕事と働き

腎臓の仕事
　　①血液のろ過
　　②原尿の再吸収
　　③排泄物の分泌

腎臓の働き
　1）体液の恒常性(ホメオスタシス)維持
　　　①循環血液量の調節
　　　②浸透圧の調整
　　　③イオン量の調節
　　　④ pH（水素イオン濃度）の調節
　2）Ca^{2+}代謝の調節
　3）排泄
　　　老廃物，不要（解毒）物質の排泄
　4）内分泌
　　　エリスロポエチン（造血）
　5）循環量の調節

あって，第 1 番目には血液をろ過すること，第 2 番目にはろ過した原尿中にある水やナトリウム，ブドウ糖，タンパク質など体に必要な物質をもう一度体内に再吸収すること，そして 3 番目に，不必要なものを排泄，分泌するということです（表 16-1，図 16-3）.

■ 腎臓の働き

　それでは腎臓はこれら 3 つの仕事を通して，実際に体の中でどのような働きをしているのでしょうか（表 16-1）. 腎臓の働きとしては第 1 番目に，循環する血液の量と成分を一定に保つことです. つまり体液の恒常性，ホメオスタシスを保つことがいちばん重要です. その内容とは，まず体の中にある水の量を一定に保つことで，それにより体液の濃度や血圧などが一定に保たれることになります. さらに体の中にある塩分（イオン）の量を決めることです. そし

て循環する血液中のイオンの量を昔の海水，たとえばナトリウムを非常に多く，海と同じような濃度にすることです. さらに循環する体液の中の浸透圧を決めることです. 血液は常に中性（pH7.4）に保たれており，これを酸と塩基の平衡といいますが，ここでも腎臓が大きな働きをしています. さらに血圧を一定にするために腎臓からレニン（☞ Box 4，次頁）という物質が出て，血圧が低い時には血圧を上げるような働きもします.

　第 2 番目の働きとしては，カルシウムなどさまざまな代謝を調節しています. たとえばカルシウムの代謝にかかわるビタミン D を活性化します. 第 3 番目に，腎臓はさまざまな体内に蓄積された不要な物質を尿の中に排泄して体外に出していきます. 4番目に，腎臓からはエリスロポエチンというホルモンが分泌されますが，これは骨髄での造血の働き促進するホルモンです. 第 5 番目に，腎臓は体の中の血液の循環量も決めており，体全体の約 1/5 の血液が常に腎臓を流れ蓄積されていると考えられています. したがって大きな外傷などで大出血が起こった場合には，脳と心臓に行く血液を確保するために腎臓へくる血液が急激に遮断され，その分だけ脳や体のほかの必要な部分に送られます. 腎臓は血液循環量調節にも関与しているのです（表 16-1）.

■ ネフロン各部位の働き

　腎臓への血液の流れ口である糸球体は細い毛細血管の塊で，毛細血管の壁は血管内膜，糸球体基底膜，足細胞（メサンギウム基質）からできており，その壁に微細な無数の窓（孔）があいています（図 16-4b）.

レニン・アンギオテンシン・アルドステロン系

　糸球体の輸入細動脈の入口の部分に糸球体近接装置（傍糸球体特色，JGA）という装置があり，そこに糸球体から出た遠位尿細管が接触し，尿細管を通過してきたろ過液のNa^+濃度を感知しています（図 16-4d）．Na^+濃度が低いとその装置にある顆粒細胞からレニンという物質が放出されます．レニンは一種のタンパク質分解酵素であり，血液中のアンギオテンシノーゲンを分解してアンギオテンシンⅠをつくり，アンギオテンシンⅠは肺のアンギオテンシン変換酵素（ACE）によって活性化されアンギオテンシンⅡになります．アンギオテンシンⅡは，強力な血圧上昇物質の一つで血管を収縮させて血圧を上昇させ，さらに副腎皮質に作用して電解質コルチコイドであるアルドステロンを血液中に分泌させます．分泌されたアルドステロンは遠位尿細管・集合管に作用してNa^+の再吸収を促進し，それによって水の取り込みも上昇させ，循環血液量の増大をきたし，血圧を上昇させることになります．この系のことをレニン・アンギオテンシン・アルドステロン系（図 16-5）といい血圧の調節に重要な働きをしています．ACE 阻害薬やアルドステロン受容体阻害薬は実際に血圧降下薬として広く使われています．

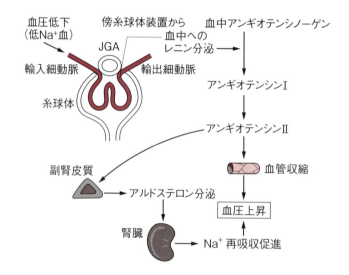

図 16-5　レニン・アンギオテンシン・アルドステロン系による血圧の調整

その孔を通して血液がろ過されるのです．水や，ブドウ糖，アミノ酸，ビタミン，イオンなど小さな分子のものはその孔を自由に通過しますが，大きな分子のタンパク質や赤血球などは通過できず，そこで篩にかけられます．水と低分子の物質だけがそこを通過し原尿としてボーマン嚢にたまり近位尿細管に流れていきます．

　近位尿細管では水，Na^+，K^+，Ca^{2+}，HCO_3^-，HPO_4^{2-}などの原尿の約 80％が不可避的に再吸収されます．またグルコース，アミノ酸，ビタミン，そしてろ過された微

量のタンパク質などはほぼ100%ここで再吸収されます．ただしこれらの吸収には閾値（尿細管最大輸送量）があり，糖尿病にみられるように，血糖が閾値（180mg/100ml）以上の濃度になると再吸収しきれずに糖が尿中に排出されます．それが糖尿です．一方，尿酸やパラアミノ馬尿酸（PAH），アンモニアなどは，周囲の毛細血管から尿細管中へと分泌されます（図16-6）．

　糸球体でろ過された水やNa⁺などは，その大部分が近位尿細管で再吸収されますが，集合管（一部は遠位尿細管）での再吸収は各種ホルモンの影響を受け，再吸収量を増減することによって体全体の体液のホメオスタシスの維持に貢献しています．水やNa⁺が体内に不足したときには，再吸収量を増大させて体外への排出を防ぎ，ある物質が体内に過剰にあれば，その再吸収を抑制して排出量を増加させるのです．

　たとえば集合管における水の再吸収は，下垂体後葉から分泌されるバソプレシン（vasopressin，または抗利尿ホルモン，antidiuretic hormone: ADH といいます）の調節を受けます．体内に水が不足して血漿の浸透圧が上昇すると，バソプレシンが下垂体後葉から分泌されて，集合管の上皮細胞表面にある水を通す水チャネルを開口させ，水を再吸収して血管の方に送ります．一方，副腎皮質から分泌されるホルモンであるアルドステロン（☞ Box 4，142頁）は遠位

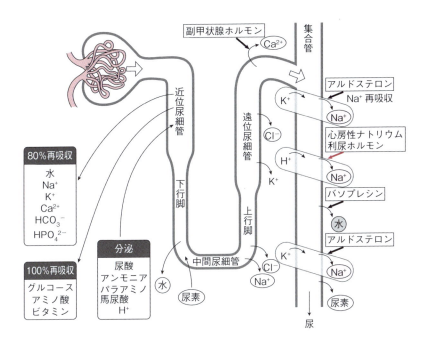

□はホルモンを示しており，→は促進を，→は抑制をあらわしています．
水と必要な成分の多くは，近位尿細管で再吸収されます．遠位尿細管と集合管では，ホルモンにより尿の組成が調整されます．

図 16-6　尿細管と集合管における再吸収と分泌

尿細管〜集合管に作用してNa$^+$の再吸収を促進し，そのため間質の浸透圧が上昇し，結果として水の再吸収を増大させ，循環血液量が増加します．また循環血液量が多すぎて心臓に還ってくる血液量が多すぎると，心臓の右心房から心房性ナトリウム利尿ホルモン（ANH），そして心室から脳性ナトリウム利尿ペプチド（BNP）が分泌され，集合管におけるNa$^+$の再吸収を抑制し，Na$^+$の排泄を増加させます．このため排泄される尿の浸透圧が上昇し，これによって水が尿細管腔に引き込まれて尿量が増大し，結果的に循環血液量が減少します（図16-6）．

Box 5

尿の濃縮機序

腎臓では，髄質の中に再吸収されたNaと尿素が蓄積しており，皮質から髄質に向かうほど浸透圧が高くなるように，浸透圧勾配が形成されています（図16-7）．このことによって尿が集合管から髄質を貫いて腎盂の方に向かう途中で，この浸透圧勾配によって水分が管腔から間質，血管側へ再吸収され尿が濃縮されるのです．

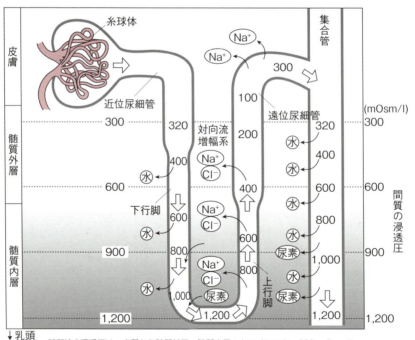

間質液の浸透圧は，皮質から髄質外層，髄質内層へといくにつれ，300 mOsm/l → 1,200 mOsm/l へと高くなっています．尿の浸透圧は間質と平衡するため，ヘンレループや集合管で濃縮されることになります．

図16-7 尿が濃縮される機構

腎臓の病気

腎機能が傷害されると，尿の中にタンパク質が出たり，血の混じった血尿が出たり，あるいは尿が少なくなったり（乏尿），まったく出なくなったり（無尿），体がむくんで（浮腫）きたりします．また血圧が高くなったり，貧血（赤血球が減る現象）が起こったりします．さらに老廃物や毒素を排出できなくなり重篤な尿毒症をきたします．その他全身的な症状として食欲が減退して栄養障害になり，全身の倦怠感や脱力感などがあらわれてきます．

腎臓の病気にはその原因からみて，腎そのものの障害によるものと，急激な血圧低下や循環血液量の減少など腎前性のもの，そして結石や尿路疾患が原因となる後腎性のものがあります（表 16-2）．

腎臓をそのものが悪くなる腎性の病気としてよく起こるのは急性糸球体腎炎です．風邪をひいて喉が痛く熱が出て扁桃腺炎などを合併すると，1〜2週間経って顔がむくみ，尿が出なくなり，糸球体腎炎を起こすことがよくあります．これは急性腎炎といわれますが，これは溶連菌感染症によって，腎炎惹起性抗原が感染部位から血中に放出され，それが抗原抗体反応を起こして糸球体のメサンギウム基質（図 16-4b の小孔）が詰まって，糸球体ろ過ができなくなってしまうために起こる病気です．そのために浮腫や高血圧，乏尿などが起こりますが，軽い場合にはある程度安静を保ち，食事療法で治癒させることが可能です．症状の重い場合には抗生物質やコルチコイドホルモン療法が試みられます．

慢性の腎障害，および腎不全をきたすのは慢性腎炎で，腎疾患の中で最も多いものです．糸球体や血管が全体的に障害されて糸球体の機能が低下し，タンパク尿や体の浮腫が起こってきます．このような障害をネフローゼといいます．ネフローゼといわれる慢性腎炎はステロイドホルモンの治療によってタンパク尿は消失し，約80%の人は回復します．しかしその2/3は

表 16-2 腎臓の疾患の原因

1. 前腎性の原因（腎に至るまでの問題）	
（1）心拍出量の低下	心筋梗塞，不整脈
（2）体液（循環血液）量の減少	嘔吐，下痢，出血，やけど，肝硬変
（3）末梢血管の虚脱	ショック，アナフィラキシー
（4）腎血管の狭窄	腎動脈狭窄
（5）クラッシュ（挫滅）症候群	外傷による大量の筋の破壊

2. 腎性の原因（腎そのものに問題）	
（1）血管障害	悪性高血圧，溶血性尿毒症症候群，動脈性血栓
（2）糸球体障害	糸球体腎炎
（3）急性間質性腎炎	腎盂腎炎
（4）尿細管閉塞	尿酸や蓚酸 Ca の沈着
（5）尿細管の壊死	毒性物質（重金属，抗生物質など）
	ショックによる腎虚血

3. 後腎性の原因（腎以後の部位に問題）	
（1）腎盂，尿管の閉塞	結石，血塊で尿の流出ができない
（2）膀胱，尿道の閉塞	結石，腫瘍，がん，前立腺肥大

再発の可能性もあるので，腎疾患の起こった後は注意が必要です．

　急性腎障害の中でひとつ恐ろしいのは，急性腎不全として出てくる外傷（クラッシュ症候群，または挫滅症候群）です．たとえば神戸の大震災のときに多くの人が大きな家具や柱などの下敷きになって筋が挫滅され，その筋を構成しているミオグロビンというタンパク質が血液の中に出て，腎臓にある糸球体の毛細血管壁の網目に詰まり，急激に腎臓の働きを障害し，生命の危機にさらされたことがありました．この場合多くの筋細胞の破壊によって細胞中のカリウム（K^+）が血液中に流れ出し，高K^+血症という重篤な症状を起こすため，血液交換が試みられます．また，中高生などの運動部の活動におけるハードトレーニングやしごきによってクラッシュ症候群と同じようなことが起こり，腎不全に陥ることがあります．また薬物中毒，特に以前よくあった水銀利尿剤などによる水銀中毒などによって，腎臓が破壊されて急性の腎不全が起こる場合もあります．このようなときにはいわゆるショック症状が起こったり，急激な体液の消失が起こって危機状態になります．

　また夏になると出血性大腸菌 O157 による腎障害があります．これは溶血性尿毒症症候群（HUS）ともいわれているもので，O157 大腸菌の中のベロトキシンといわれる毒素によって起こされる疾患です．溶血性貧血をきたし，血小板が減少し腸炎がおさまった頃に急激な腎不全が起こります．腎の血管の梗塞症状とともに，意識障害や脳症やけいれんなどが起こってくるものです．急激な場合には血液交換や腎透析を行わなければならないので，特に小児や高齢者の感染には十分な注意が必要です．

17 脳神経系の成り立ちと働き

　生命の基本単位である細胞が独立した個体として別々に生活している単細胞生物の時代には，細胞はお互いに何のコミュニケーションも必要なかったのですが，単細胞生物から進化して多細胞生物になるとお互いの細胞同士，コミュニケーションと協調が必要になってきます．そのためにコミュニケーションを専門にする細胞や器官が発達してきました．それが脳・神経系や内分泌系，免疫系でした．ここでは，神経系の成り立ちと働きについて述べます．

1 神経系の成り立ちと働き

■ 神経系の成り立ち

　神経系は大きく分けると，中枢神経系と末梢神経系から成り立っています．中枢神経系は，脳と脊髄からなっており，末梢神経には体性神経系と自律神経系があります（図17-1）．体性神経系は，痛みや温冷，触っていることを感じる感覚神経と，手足を動かす命令を運ぶ運動神経からできています．自律神経は，体性神経と違って私たちの意志とはまったく無関係に不随意的に内臓の働きを調節する神経なのです．自律神経系はさらに交感神経と副交感神経からなっていて，お互いに拮抗的に調節し合いながら内臓の働きを自律的に決めているのです．

　ヒトの脳は，固い頭蓋骨の中にしまい込まれている臓器ですが，約1,300～1,400gの重量で，神経細胞とグリア細胞（神経膠細胞）の集まりです．頭蓋骨を開けて脳を外観しますと，図17-2a，cのようにその表面にはたくさんのひだと折れ込みがあります．

　脳を上の方から見ると左右同じ対称的な形をした半球からなっており（図17-2c），これを大脳半球といっています．脳を裏返して底の方から見ると（図17-2d），前の方には臭いを感ずる鼻から来ている嗅神経という太い神経，それから眼の網膜からの情報を脳に伝える視神経，こういったいろいろな種類の神経が直接脳に出入りしています．これらの神経は脳神経と呼ばれますが，脳そのものではなくて，末梢神経の一部に相当します．脳の下位には脳から脊髄につながっていく橋や延髄が見えます．またその上部には表面にたくさんのしわのある小脳が見えます．

　脳をちょうど中心で前後方向（矢状方向）

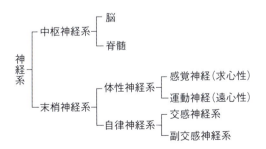

図17-1　神経系の成り立ち

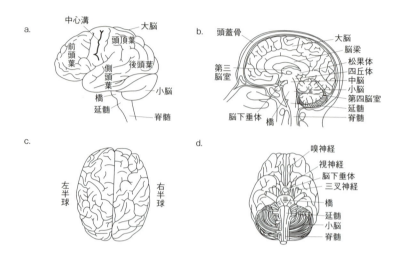

図 17-2　脳の成り立ちの概略
a. 左からみた脳の外観
b. 脳を中心から前後に切ったときの内側面（矢状断面）
c. 脳を上からみた外観
d. 脳を底面からみた外観

に切って横から見ると，図 17-2b でわかるように，非常に大きな大脳が脳全体を包んでいるような形になっています．その底部に間脳といわれる部分があり，それに続いて中脳や橋，延髄，それから脊髄が連なっています．

　脳で最も大きな部分は大脳です．これは発生学的に見ますと脳のいちばん前の部分からできるので前脳ともいいます（図 17-3）．前脳は終脳と間脳といわれる部分に分かれますが，この終脳からは大脳，あるいはその下の運動の調節に関係した大脳基底核ができます．間脳は視床や視床下部といわれる部分から成り立っています．中脳はちょうど間脳とその後ろの菱脳といわれる部分をつないでいる部分で，ここには大脳から下りてくるたくさんの神経線維の束をまとめた大脳脚と，視覚や眼の動き，聴覚に関係している細胞がたくさん集まっている四丘体（上丘，下丘）とが存在しています．もう少し下方に行きますと，菱脳があります．小脳をはずして上から見るとちょうど菱形をした第 4 脳室が見えるためにこの名がついています．菱脳は後脳と髄脳に分かれ，後脳は，橋という部分で，その背

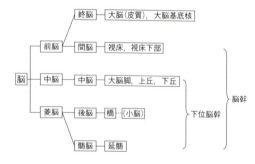

図 17-3　脳の発生から見た脳の各部位の成り立ち

側に小脳が乗ったようになっています．髄脳は延髄ともいわれています．この間脳から延髄までの間は脳の幹のような形をしているので脳幹と呼ばれています．最近，脳死の判定基準で脳幹死の問題が大きくクローズアップされてきましたが，その場合中脳から菱脳にかけての下位脳幹のことをさして脳幹といっています．しかし厳密には間脳から延髄までの間を脳幹といいます（図 17-3，4）．

延髄に連なる脊髄は，四肢や手足の運動，さらに皮膚などから伝わってくる感覚の伝導路として重要な働きをしています．

■ 脳・脊髄の各部位の働き

脳は外から見ただけでもさまざまな部位に分けることができますが，それぞれの部位は互いに違った働きをしています．このことを機能の局在といいます．そこで脳の成り立ちとそのお互いの働きについて簡単にまとめます．

図 17-4 に示してありますように，まずいちばん下位にあるのは椎骨（頸椎，胸椎，腰椎）の中にしまい込まれている脊髄です．脊髄は手足からの情報を脳に伝え，脳からの命令を手足に伝える役目をしています．また脊髄自身でも反射的に手足の調節をしている脊髄反射を行っています．足の膝をぽんと叩くと足が上がるのは膝蓋腱反射といわれる脊髄の反射です．皮膚や筋など末梢からのいろいろな情報が脊髄に伝えられ，それが反射的に脊髄からの命令となり，筋を動かす反射となる典型的な脊髄反射です．その単純な反射の上に脳からの支配があるのです．つまり手足から伝えられるいろいろな情報を一度脊髄に集めてそれを大脳の方に送り込み，その情報をもとに今何をどうすべきかといった判断と命令を仰いでいるわけです．

脊髄の上にある延髄，あるいは橋といわれる下位脳幹は生きるために非常に重要な場所です．ここでは内臓の調節，たとえば

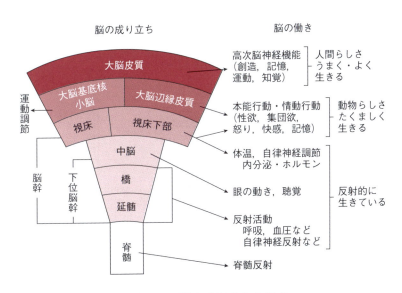

図 17-4　脳の成り立ちと働き

呼吸や血圧，腸の動きや胃の動き，瞳孔を開くとかあくびをするとかいった自律神経の活動が調節されています．中脳には先ほど触れたように聴覚や眼の動きに関係した細胞群が集まっています．また大脳脚には下行性，上行性の神経線維が束になって走っています．

脳幹の上部の視床下部，あるいは視床と呼ばれる場所は，体温とか自律神経の調節，内分泌のホルモンの分泌など，生きていくうえで非常に重要な調節をしています．特にその上にある大脳の中でも発生学的に非常に古い部分の大脳辺縁皮質と協調し，性欲や集団欲，食欲，怒りや快感など本能的な行動を起こさせるのです．大脳基底核と小脳は，手足を動かす運動の調節をしている場所です．そして脳全体を包むような大きな部位を占めている大脳の新皮質は運動をはじめ，高次の神経機能，たとえば創造，記憶，知覚，精神活動などを起こさせる部位です．

このように見ていきますと，脳の成り立ちは，末梢（脊髄）から大脳皮質に至るまで一種の階層構造をしています．そして図17-4 にまとめていますように脊髄から脳幹までの神経系の働きは，その動物が「生きている」という状況をつくり出しているところだということができます．そして視床下部や大脳辺縁皮質と呼ばれる場所は，本能行動や情動行動に関係しており，これは「動物らしくたくましく生きる」ということに関係しています．そしていちばん表層の高次の神経機能に携わっている大脳新皮質は，「よく生きよう」とする人間らしさを表現しようとしている部位であることができます．

脳神経の働きの基本 ─神経細胞の働きとシナプス

脳・脊髄の各部位の働きの概略を述べましたが，これらの神経機能の働きの基本は，神経細胞（ニューロン）（図17-5）にあります．脳神経系は神経細胞とグリア細胞（神経膠細胞）とからできていますが，脳の中の神経細胞の数は約1,000億個，大脳皮質だけで140億個もあり，グリア細胞はその数倍もあるといわれています．グリア細胞はアストログリアやオリゴデンドログリアなどがありますが，いずれも神経細胞を支え，その働きを助けるものです．

神経細胞は他の器官の細胞とは違った働きをしています．神経系以外の肝臓や腎臓では同じ形をした細胞がたくさん並んでいて，代謝や呼吸，分泌といった働きをして

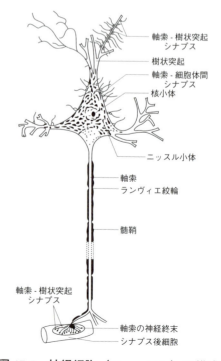

図17-5　神経細胞（ニューロン）の模式図

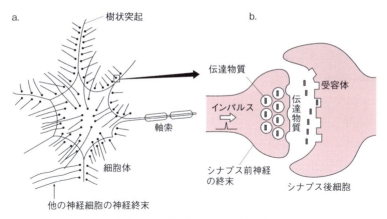

図 17-6　シナプスの模式図

シナプスは1個の神経細胞（樹状突起，細胞体）に1,000〜20,000個もあり（a），神経終末にインパルスがくると伝達物質がそこから放出され，その物質がシナプス後細胞の受容体と結合して作用を現します（b）．

います．しかし神経細胞は他の臓器の細胞とは形が異なって，1つの大きな細胞体とその周りに突出した多くの小さな樹状突起という突起，さらに非常に長い神経線維（軸索）をもっています（図 17-5）．樹状突起や細胞体のところで別の神経細胞軸索の終わりの部分（神経終末）と接している場所をシナプス（接合部）といいます（図 17-6）．そして神経終末部のことをシナプス前線維といい，それが接している次の細胞のことをシナプス後細胞といいます．1つのシナプス後細胞の細胞体や樹状突起の膜面には，ほかの細胞から伸びた神経線維の終末との接合部（シナプスボタン）が1,000個から2万個もあって，シナプス後細胞は，そこで受け取った情報を，自らの軸索を通して別の細胞に伝えていくのです．神経線維の上では情報は次から次へと障害されることなく伝わっていくのですが，シナプスのところではその細胞の状況やほかの神経線維からの影響を受けて，情報が伝わったり，そこで情報が止められたりするのです．

■ 神経細胞の静止膜電位と活動電位

生きている細胞について，細胞外液には高濃度のNa^+（ナトリウムイオン，150mM）やCa^{2+}（カルシウムイオン，2mM），低濃度のK^+（カリウムイオン，5mM）が存在し，一方細胞内にはそれとは逆に，低濃度のNa^+（10mM），高濃度のK^+（150mM）が存在すること，そしてその能動勾配を保つためにエネルギーに駆動されるポンプが働いていること，さらに細胞膜にはNa^+やK^+，Ca^{2+}などのイオンチャネルがあり，それを通してイオンが出入りしていることなどについて第1部（3章）で詳しく述べました．神経細胞もこのような生理活性をもち，そのために活動が可能となるのです．つまり細胞内外のイオン濃度差によって細胞内外に電位差が生じるのです．

通常細胞ではNa^+チャネルは静止状態

では閉じていますが，K⁺チャネルは開口しています．そのためK⁺は，濃度勾配に従って細胞の外に向かって流出します．すると，正（プラス）の電荷をもった陽イオンであるK⁺が細胞外に流出するため，細胞内は細胞外に対して電気的に負（マイナス）となり，陽イオンが流出するのを引き留めようとする力が発生します．このようにK⁺が細胞外に流出しようとする力（濃度勾配）と，K⁺を細胞内に引き留めようとする力（電気的な勾配）がちょうどつり合った状態をK⁺の平衡電位あるいは静止膜電位といいます（図 17-7）．

神経細胞における静止膜電位は約 −70 〜 −60mV，心筋や骨格筋では −90 〜 −80mV で陰極（マイナス）の方に分極しています．静止膜電位は次のようなネルンストの理論式から

$$静止膜電位 = 58 \text{ mV} \log \frac{[K^+]_o}{[K^+]_i}$$

体温37℃，$[K^+]_i$，$[K^+]_o$ は

細胞内（i），細胞外（o）のK⁺濃度であらわされます．たとえば今，細胞内K⁺濃度が100mM，細胞外濃度が5mMとすると，

$$静止膜電位 = 58 \text{ mV} \log 1/20 = -75 \text{mV}$$

となります．したがって静止膜電位は細胞外液と細胞内液のK⁺の濃度比で決まり，外液のK⁺濃度が高くなると膜電位はプラスの方向に脱分極し，0に近づきます（図 17-8）．

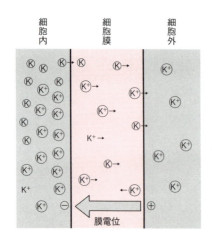

図 17-7　細胞膜を隔てたK⁺の移動分布と膜電位（平衡電位）

細胞膜では，通常K⁺チャネルが開口しており，細胞内の高濃度のK⁺はチャネルを通して細胞側へ拡散し，膜の内外で同じ濃度になろうとします．しかしK⁺は陽イオンのため拡散が進むにつれて細胞外がプラス⁺，細胞内がマイナス⁻となりK⁺を細胞内に引き止める力が働きます．濃度差によってK⁺の外に出ようとする力と電位差によって引き戻そうとする力がつりあっているのが静止状態であり，このときの電位をK⁺の平衡電位といいます．

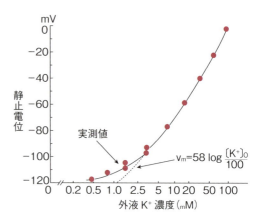

図 17-8　静止電位と外液K⁺濃度との関係

ネルンストの式に基づいて細胞内のK⁺濃度を仮に100mMと固定し，細胞外のK⁺濃度を0.5から100mMに変化させたときの静止膜電位（Vm）の変化．K⁺濃度の低いところで実測値はネルンストの式からはずれます．

一方，神経細胞や筋細胞が刺激されて興奮すると，電気的にマイナスになっていた細胞内の電位が上昇し，プラスの方向に脱分極します．そして脱分極がある一定の閾値レベルを超えると，Na^+チャネルが開口し，Na^+濃度の高い細胞外（150mM 第1部3章，図3-2 参照）から，低濃度の細胞内に向けてNa^+が流入します．この陽イオンの流入によって膜電位は急激に脱分極し，瞬間的に細胞内は細胞外に対して正に帯電（オーバーシュート）します．その後，K^+の流出が起こって負の方向に再分極し，いったん静止電位よりも負になる後過分極（アンダーシュート）になった後に静止膜電位に戻ります（図17-9）．このような，急激な脱分極と，それに続く急激な再分極を示す膜電位の変化を活動電位といい，その持続時間は1〜5m秒です．活動電位は尖がった棘波状なのでスパイクあるいはインパルスともいいます．

活動電位の大きさは一定で，閾値を超える刺激であれば刺激をそれ以上に強くしても活動電位は大きくなることはありません．つまり刺激によって活動電位が発生するかしないかのどちらかで，このような活動電位の性質を悉無律（全か無の法則，all or none low）といいます．また活動電位を発生している経過中に次の刺激を与えても反応しません．この時期のことを不応期といいます．

■ インパルスの伝導

神経線維である軸索の上を活動電位（インパルス）が伝わっていくことを**伝導**といい，一方，シナプスのところを情報信号が伝わることを**伝達**といって区別しています．

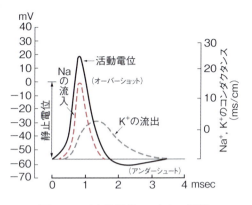

図17-9　活動電位のイオン機構

神経細胞の興奮部位では活動電位が発生します．この場合，まずNa^+チャネルに開口閾値を超える刺激が加わるとNa^+の平衡電位をめざして神経細胞内へNa^+が流入し，Na^+チャネルは不活性化して閉じます．それに次いでK^+チャネルが活性化され，K^+の平衡電位をめざして流出し，電位は元のレベルに回復します．

情報信号である活動電位が神経線維を伝導していくときに，活動電位の通過しているところだけが一過性にプラスになります．なぜかというと，その狭い範囲の膜の部位で一時的にNa^+チャネルが開いてプラスの電荷をもったNa^+が細胞内に流入し，ほんの少しの間だけプラス（＋）になるのです（図17-9）．それと引き換えにK^+チャネルが開いて内からK^+が流出して一度プラスになった電位がもとのマイナスの位置に回復します．この場合興奮している部位とすぐ隣の非興奮部位との間に電位差を生じ，プラスの部位からマイナスの部位に向かって電流が流れます．これを局所電流といいます．この局所電流が隣の部位を脱分極させ,その脱分極がある閾値に達すると，その部位のNa^+チャネルが開口し一気にNa^+イオンが細胞内に流入し次の部位に活

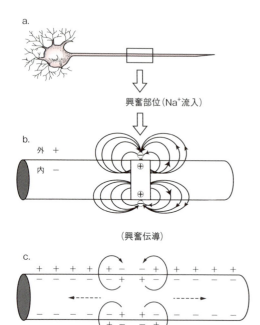

図 17-10 興奮部位の局所電流と興奮部位の仕組み

a. 神経軸索の興奮部位
b. 興奮部位の局所電流の分布
c. 興奮の伝導，興奮部位に隣接する部位が刺激（＋となりNa^+チャネルを開き）し，Na^+が流入して新しい興奮部位となり興奮が伝導されていきます．

動電位（スパイク）を発生させるのです．このようにしてスパイクが軸索を通って神経終末にまで次から次へと伝わっていくのです（図 17-10）．この活動電位を出す膜のことを興奮性膜といって神経細胞や筋細胞の膜に特有な性質です．

しかし何回も何回も興奮を繰り返していると線維（細胞）の中にNa^+がたまり，K^+がなくなってきます．それをもとの状態にするためにはNa^+を細胞外にかい出し，K^+を細胞内に取り入れる必要が出てきます．そのためにエネルギーを使ったポンプが働いて（☞第1部3章，図 3-2），入ってきたNa^+を外にかい出し，外のK^+をかい入れて細胞を元の状態に維持してくれているのです．

運動神経をはじめ大部分の神経線維は有髄線維といって，軸索（神経線維）はその周りをグリア細胞の一種である髄鞘という支持細胞に取り囲まれています．髄鞘は絶縁性が高く，数mmごとにランヴィエ絞輪といわれる線維の露出した部分があり，スパイクはランヴィエ絞輪から次のランヴィエ絞輪へと跳躍するように伝導するのです（図 17-11）．これを跳躍伝導といって，有髄神経の伝導速度の大きい理由です．さらに神経の伝導速度は線維の直径が大きいほど速いのです．これに対し交感神経や痛みを伝える感覚神経のような無髄神経線維では髄鞘やランヴィエ絞輪がないため伝導速度はきわめて遅いのです（表 17-1）．

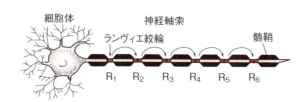

図 17-11 跳躍伝導の仕組み

表 17-1　神経線維の種類と伝導速度

神経線維	A（有髄） α	A（有髄） β	A（有髄） γ	A（有髄） δ	B（有髄）（自律神経）	C（無髄）
感覚神経	Ia, Ib	II		III		IV
直　径（μm）	20〜12	12〜5		5〜2	3〜1	1〜0.5
伝導速度（m/sec）	120〜70	70〜30		30〜12	16〜3	2〜0.5

（松村幹郎，岡田隆夫：人体生理学ノート　改訂7版．金芳堂，p23 表4-1 より）

■ シナプスの働き

インパルスが神経線維（軸索）の末端のところ，すなわちシナプス前細胞の終末部位のところに伝わってくると，まったく様相を異にします．シナプスのところにインパルスが到達するとその情報を受けて神経線維の末端の部分から特殊な神経伝達物質という物質がしみ出てきます（このことを伝達物質が放出されるといいます）．放出された伝達物質がシナプスの後ろにある神経細胞（シナプス後細胞）の膜についているアンテナともいうべき受容体と結びつくと（☞図17-6b），その細胞の膜に存在する特殊なイオンのチャネルが開いて，特定のイオンが細胞の中に流入してきます．そのイオンがNa^+のようにプラスの電荷をもったイオンですと，細胞内がプラスになり興奮します．そして次の神経細胞に情報が伝えられたことになるのです．つまりシナプスのところで電気的な信号が神経伝達物質の放出という物質的な信号に一度変換されるのです（図17-6，17-12）．

この神経伝達物質は大きく分けて，興奮性（より神経の興奮を伝わりやすくする物質）と抑制性（興奮の伝わりをそこで停止させてしまう物質）のものとに分類できます．それらの物質が情報の伝達を，そこで止めるか止めないか，抑制するか興奮させるかを決めることになります．1つの神経細胞には1,000個から2万個の他の細胞からのつながり（シナプス結合）があって（☞図17-6），脳の中では10^{16}個のシナプスがあるといわれています．これは天文学的数値です．このシナプスのつながりと働きが神経の機能をさまざまに変えていくのです．

神経線維の上では，情報はインパルスとして確実に伝えられていくのに対し，シナプス部位ではさまざまな修飾が起こって興奮の伝達が不確実になります．人間は心の働きや精神現象など脳の働きが複雑になればなるほど高次になるということの意味は，シナプスのところでの情報が伝わるか

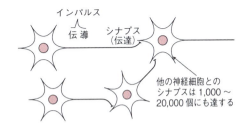

図 17-12　神経情報の伝導と伝達

軸索ではインパルスは両方向に伝導しますが，シナプス（神経細胞と細胞の接合部）のところでは，電気的な信号（インパルス）が神経伝達物質という物質情報に変換され，情報が次の細胞に一方向性に伝達されます．

伝わらないかを非常に「不確実」にしているということにほかならないのです。アメーバなどが周りの食べ物を反射的に取り込んで貪食するのは非常に原始的な刺激と反応の様式ですが、動物が高次になってくると、それが有毒だったら止めようとか、今までの経験から怪しいから食べないでおこうという判断や調節が起こってくるのです。脳の発達においては,情報の伝達が「不確実」であるというシナプスの機能に意味があるのです。

■ 神経伝達物質

シナプスの部位で、軸索の終わりである神経終末から放出される神経伝達物質には、さまざまな種類のものがあります。よく知られているものでは,アセチルコリン,ノルアドレナリン、ドーパミン、セロトニン,グルタミン酸,GABA などがあります。そのほかに P 物質のようなペプチドもあります（表 17-2）。

このシナプスの部位での伝達物質の効き方の原理は単純で、たとえば手や足を動かす神経と筋（骨格筋）の接しているところ（神経−筋接合部）のシナプスで働いているアセチルコリンの働き方を図 17-13 に示してあります。

アセチルコリンが働くと、ふつう筋が収縮しますが、同じアセチルコリンでも手,足を動かす骨格筋と腸管を動かす筋（平滑筋）に対しては、まったく働き方が違います。骨格筋（手、足、躯幹の筋）ではアセチルコリンと受容体が結合するとナトリウムチャネルが開いて、Na^+ が筋細胞内に入り、細胞内が電気的にプラスになることがきっかけとなって筋が収縮します。この横

表 17-2　神経伝達物質の種類

低分子	高分子
A　アセチルコリン	F　オピオイドペプチド
B　モノアミン	・エンケファリン
・カテコールアミン	・β-エンドルフィン
ドーパミン	・ダイノルフィン
ノルアドレナリン	G　視床下部
アドレナリン	・下垂体ホルモン
・セロトニン	・バソプレシン
・ヒスタミン	・ソマトスタチン
C　アミノ酸	・オキシトシン
・グルタミン酸	・CRH
・GABA（γ-アミノ酪酸)	・TRH・ACTH
・グリシン	・LHRH・GH
・アスパラギン酸	H　・タキキニン
D　ヌクレオシド, ヌクレオチド	・P 物質
・アデノシン	I　脳−消化管ホルモン
・ATP	・VIP
E　その他	・グルカゴン
・NO	・セクレチン
・CO	・ソマトスタチン
	・モチリン
	・CCK
	・アンギオテンシン
	・PPY
	・ボンベシン

紋筋の表面にある受容体のことをニコチン性受容体といいます。ところが、腸や胃の内臓の筋は、平滑筋からできています。平滑筋ではムスカリン性受容体といって、アセチルコリンとその受容体が結合すると、その情報は K^+ チャネルに作用して、通常開いていた K^+ チャネルを閉じる方に働き、細胞内から外に出ようとしている K^+ の流出を止めてしまいます。すると外に出られない K^+ が細胞の中にとどまって細胞内はプラスの電位が高くなり、平滑筋が収縮して胃腸を動かすのです。このように同じアセチルコリンでも受容体の種類が違うとその作用の仕方は全然違ってくるわけです。

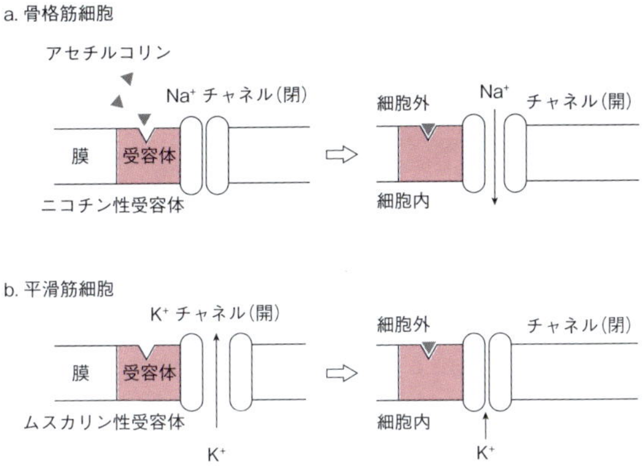

17　脳神経系の成り立ちと働き　　157

a. 骨格筋細胞

アセチルコリン

Na⁺ チャネル（閉）　　　細胞外　　Na⁺ チャネル（開）

膜　受容体

ニコチン性受容体　　　　細胞内

b. 平滑筋細胞

K⁺ チャネル（開）　　　細胞外　　チャネル（閉）

膜　受容体

ムスカリン性受容体　　　　細胞内

K⁺　　　　　　　　　　K⁺

図 17-13　骨格筋，平滑筋のシナプスにおけるアセチルコリンの働き方
同じ伝達物質でも受容体（結合する相手）が異なると作用も異なります．（a）は
アセチルコリンが骨格筋のニコチン性受容体に結合して Na⁺ チャネルが開き，（b）
は平滑筋のムスカリン性受容体に結合して K⁺ チャネルを閉じます．

このために，神経細胞の受容体の研究は非常に重要で，現在の神経精神薬理や分子生物学の薬の研究は，ほとんど受容体の研究に限られつつあって，薬の研究が受容体の研究のようになってしまっているのではないかと思われるくらいです．

シナプスの部位で興奮を伝える物質としては，ほかにグルタミン酸や，ドーパミン，ノルアドレナリンなどがありますが，グルタミン酸や，アセチルコリンが神経終末から放出されてシナプスの後細胞の膜表面にある受容体（タンパク質でできているチャネル）に結合すると，Na⁺ や Ca²⁺ の陽イオンが細胞中に流入してきて電位はプラスとなります．これを興奮性のシナプス後電位（EPSP：excitatory postsynaptic potential）といいますが，抑制性の伝達物質である GABA やグリシンが放出されて受容体結合すると，Cl⁻ チャネルを活性化し，Cl⁻が外から流入してきて細胞内はよりマイナスとなり興奮しにくくなります．これを抑

制性シナプス後電位（IPSP：inhibitory postsynaptic potential）といいます（図 17-14）．そして興奮性の伝達と抑制性の伝達が同時に起こると，図 17-14 の（a）＋（b）のように，EPSP からインパルスが発生せず，そこで伝達が阻止されてしまう結果となるのです．

最近の研究では，この EPSP や IPSP のほかにシナプスのところでの情報伝達の調節では，神経終末からの伝達物質の放出量を減少させるシナプス前抑制やさまざまの伝達様式があることがわかってきています．要するに伝達物質の放出量がどのくらいか，どのくらいの時間その物質が壊されないでシナプスの部位に存在するか，その伝達物質がシナプスの後膜にある受容体にどのように結合するか，受容体の数をどのように変化させるかなどによって，そのシナプスをインパルスがよく通過するかどうか（伝達効率）が決まるのです．今一般に用いられているすべてといってよいほどの

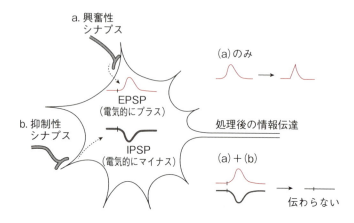

図17-14 興奮性シナプスと抑制性シナプス
EPSP（興奮性シナプス後電位）とIPSP（抑制性シナプス後電位）の大きさの合計によってその情報が伝えられるかどうかが決まります．

薬は，このシナプスでの伝わり方をさまざまに変える薬物であるといえます．

たとえば神経の痛み止め，睡眠薬，向精神薬などもすべてそうですし，将来開発されるであろう頭のよくなる薬（記憶促進剤）もこのシナプスのところに効くものであろうと思われます．

■ 脳の発達とシナプス

❶ 1つの受精卵から脳ができるまで：生命は1つの受精卵から始まります．卵という1つの細胞が，精子を受け入れるという受精によって生きた細胞が始まるのです．その受精卵は卵割を繰り返し，多くの細胞の分裂によって1つの個体に発展します．この発達の過程で脳という臓器はどのようにして形成されるのでしょうか．受精卵は2部19章図19-3のように，受精後まず2つの細胞（二細胞期），そして4つの細胞といった具合に細胞分裂を繰り返して，ちょうど桑の実のように小さな多くの細胞群の塊（桑実胚）になります．

その塊の表面の方を外胚葉，内部のものを内胚葉，その中間のものを中胚葉といいます．内胚葉からは，内臓すなわち消化器や呼吸器が，中胚葉からは骨や筋，結合組織ができます．細胞群の塊のいちばん外側の外胚葉からは，皮膚や感覚器や脳・神経系ができます（☞2部19章胚子，胎児の発育の項）．

神経系は，その細胞群の塊の胚体の背中に沿って細長い凹ができ，それが前後に延びて1つの長い管（神経管）を作ります（図17-15）．この神経管の前方が脳に，後方が脊髄のもとになるのです．前方の脳になる管は大きく発達して脳管となり，後方は脊髄管となります．このときできた空洞は脳や脊髄ができたあとも残り，脳では脳室に，脊髄では中心管となり，その中を脳脊髄液が循環するようになります．前方で太くなった脳管は，さらに大きく発達し，前脳胞，中脳胞，菱形をした菱脳胞の3つの袋

状になります．前脳胞の背面と腹面には左右一対の高まりができ，腹側の隆起は視神経と網膜になり，背面の高まりは終脳となります．終脳は，いわゆる大脳でその表面が大脳皮質になります．終脳と中脳の間を間脳といいます．中脳胞から中脳ができますが，これは前脳と後脳をつなぐような形をしています．菱脳は後脳と髄脳に分離し，後脳は橋と小脳になり，髄脳が延髄になり，それに長い脊髄がつながります（☞図 17-2, 3, 4）．

ライオンやネズミのように四足で歩く動物では，脳と脊髄は平行しています．ヒトのように二足で歩く動物では発達の途中で脳は間脳の部分で90度折れ曲がった形となります．終脳からできた大脳はさらに発達し，左右の半球に分かれます．お互いの半球は脳梁という神経線維の束で結ばれて

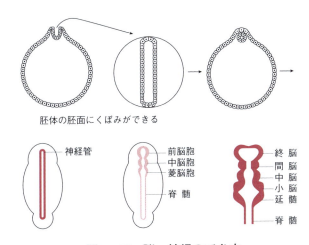

図 17-15 脳・神経のでき方

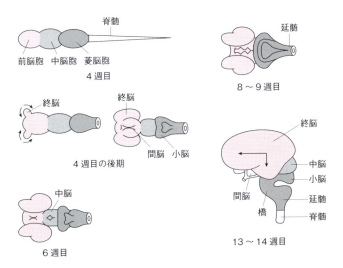

図 17-16 ヒトの脳の発達

いています。この脳の発達していく状態を受胎後の胎児の発達でみると、胎児の大きさが3〜4mmの時期にすでに脳は形成され始め、3か月目になると、もう外見上は成熟した脳の形をしています（図17-16）。この間の発達は非常に重要であり、妊娠3か月目ぐらいまでの間にタンパク質合成阻害剤である抗生物質を与えると脳の発育が抑えられ、未発達の小さな脳になることがネズミの研究でも明らかにされています。これは妊娠している女性がこの時期に抗生物質などの薬物をとることの危険性とも関連しています。

ヒトの脳は生まれたときの重量は約400gですが、成長を続け、6か月で800gぐらいになり、8歳ぐらいで1,200gまで成長し、重量としては25歳前後で、1,300〜1,400gのピークに達します。その後はあまり変化しませんが、脳の萎縮などによって軽くなる傾向があり、40〜60歳を過ぎると重量は減少します。重量変化のみからは断定できませんが、脳重量では若い25歳までにほとんど完成し、鉄は熱いうちに鍛えよというゆえんです。40歳を過ぎると1日に数万個の細胞が死んでいくといわれています。

脳神経は神経細胞とそれを取り巻くグリア細胞からなりますが、推算すると神経細胞の数は脳全体で600〜1,000億個、大脳皮質だけで140億個といわれています。生まれたときには脳の神経細胞の数は成人の90％はできあがっており、その後分裂増加せず、細胞は心臓の細胞と同じように人の一生を通して生き続けます。グリア細胞の数は神経細胞の数倍も存在しますが、これは神経細胞と違って分裂、増加を繰り返し

ます。

❷脳の発達とシナプスの増加：ヒトの場合、生まれたときに神経細胞の数はすでにほとんどできあがっています。しかしそれは脳の機能的な完成を意味しているわけではありません。脳が重量を増し、機能的成長をするためには神経細胞同士の絡み合い、つまりシナプスの数の増加と関係しているのです。

神経細胞は細胞体とそれから出ている樹の枝のような樹状突起と1本の長い突起（軸索）からなっていますが、この軸索の終末の部分はほかの神経細胞の樹状突起や細胞体と接触しています。この部分をシナプスということは以前にも述べましたが、脳の発達と成長につれてこのシナプスの数が無数に増加していきます。

図17-17を見てもわかるように、神経細胞は生まれたばかりのときには枝分かれのない単純な形をしていますが、成長するにつれ、細胞の周囲に多くの枝を出すとともに周辺の細胞や遠く離れた細胞とシナプスをつくり連絡し合うようになります。この絡み合いの複雑さが脳の高次の働きと関連してくるのです。

また神経細胞の発達で大切なことは神経線維（軸索）の回りにグリア細胞からなる髄鞘（☞図17-5、17-11）が軸索を取り巻くように発達します。髄鞘のない軸索では情報を伝えていく伝導速度は遅く、髄鞘ができると、髄鞘と髄鞘の間のランヴィエ絞輪を情報が跳び越していく（跳躍伝導）ので、伝導速度がきわめて速くなります（154頁、図17-11、155頁、表17-1）。この髄鞘化は脳発達の中で脳幹や小脳では早期に完成します。大脳では、部位によって異なり、

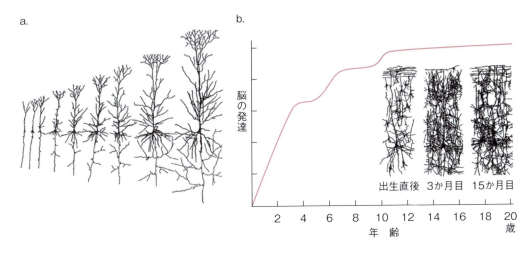

図 17-17 神経細胞の発達とシナプスの増加
(a) 神経細胞の発達とともに突起が無数に伸びます．(b) シナプス（神経細胞同士の絡み合い）の発達とともに脳も発達します．

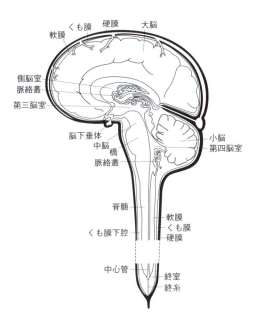

図 17-18 脳髄とそれを包む三枚の膜（軟膜，くも膜，硬膜）

脳は硬い頭蓋骨で覆われていますが，脳実質はいちばん内面に軟膜そしてくも膜，硬膜の三枚の膜で包まれ，脳脊髄液の中に浮かんでいます．

運動や感覚に関係した部位は比較的早いのですが，高次な神経機能に関与するといわれる前頭葉や側頭葉の連合野の部分では髄鞘化はずっと遅れて発達し，15 〜 16 歳で完成するといわれています．

人の脳は柔らかい塊ですが，脳全体は三層の薄い膜で覆われています．脳組織を直接に包む膜は薄い軟膜で，その外側にくも膜があり，さらにその外側は固い硬膜で覆われています（図 17-18）．

脳全体は固い頭蓋骨でしっかりと守られています．軟膜とくも膜の間は循環する脳髄液に満たされていて脳全体は水に浮かんでいるようにできています．脳の実質の重量は 1,400g ですが，実際には水の浮力のために脳脊髄液の中では，50g くらいの重量に相当するといわれます．またこの髄液は外から脳への衝撃をやわらげる働きもしています．

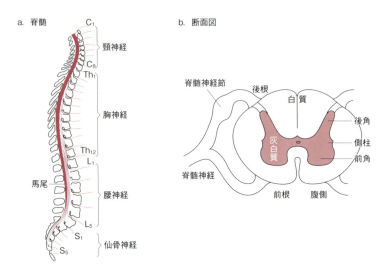

図17-19 脊髄とその断面

■ 脊髄の成り立ちと働き

　神経細胞と神経線維の集まりからできている脊髄は，脊椎動物の特徴的な神経の塊で，脊椎骨のつながった脊柱の中に大切にしまい込まれている棒状のものです．ヒトの場合には長さ45cm，重さは25gくらいあります．脊髄両側面からは，図17-19aにあるように頸骨から尾骨までの各椎骨の間から31対の脊髄神経が出ています．頸部で頸神経が左右8対，胸部では胸神経が12対，腰部では腰神経が5対，仙椎で5対，尾骨で1対というように，すべて左右対になって出ており，その部位によって頸髄，胸髄，腰髄，仙髄に区別されています．

　脊髄の後ろからは，末梢の筋や皮膚の受容器からの感覚線維が束になって入ってきており，運動する筋に指令を出す神経線維は脊髄前部から出ていきます．

　脊髄の中を横に切って見ると，中央にHの形をした部分があり灰白質と呼ばれていますが，実際には灰色ではなく少し茶色がかった色をしています．ここは神経細胞の細胞体が集まっている場所です．Hの形をした灰白質の周りは白い部分（白質）ですが，ここには脳の上の方に上っていく神経線維と，上位脳の方から下降してくる神経線維の束があり，その神経線維の周りをミエリンという白い髄鞘がくるんでいるので白く見えるのです（図17-19b）．

❶**脊髄反射**：脊髄は，末梢の神経から入ってくるさまざまな情報を中枢，すなわち上位の脳の方へ伝えると同時にその脊髄のレベルで，直ちに運動神経の方へ情報を送って，1つのループを形成しています（図17-20）．このループのことを反射経路（反射弓）と呼んでおり，たとえば私たちが熱いやかんを触ったときに急に手を引っ込めますが，これは体を守るための一種の防御反射です．この場合脳に「熱いからどうしましょう」という伺いをたてて反応を起こしているのではなく，脊髄自身で反射的に

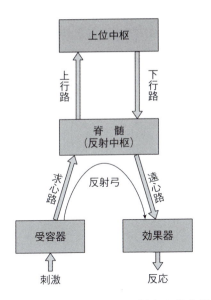

図17-20 脊髄レベルの反射と上位中枢（脳）の影響

手を引っ込めてしまいます．これを脊髄反射といいますが，誰でもよく知っている膝蓋腱反射は，下肢の膝のところにある腱を軽くゴムのつちで叩くと，それが脊髄にある運動神経細胞に伝えられ，その情報はさらに運動神経細胞から大腿の足を伸ばす筋（伸筋）である大腿四頭筋に伝えられ，その筋を収縮させる結果，足がピョンと伸びるのです（図17-21）．

また筋がどれくらい伸びているか，どのくらい縮んでいるかということによって筋の縮め方を変えるという反射もあります．それは筋の中に筋がどれくらい伸びているかということを感じる筋紡錘にある受容器があり，そこからの情報が感覚性の神経線維を上行して，脊髄の後ろの方から入り，そしてこれが脊髄の前の方にある運動

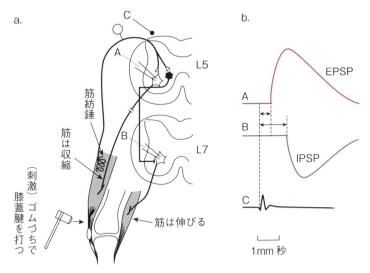

図17-21 膝蓋腱反射の起こる機序（a）と脊髄運動神経細胞（A, B）での変化（b）
膝を打った刺激が筋紡錘を伸張させ，その情報がAの神経細胞を興奮（EPSP）させその支配している大腿四頭筋（伸筋：肢を伸ばす筋）は収縮しますが，別の細胞（B）は抑制（IPSP）され，大腿二頭筋（屈筋：肢を縮める筋）は伸びます．この協調によって肢がピンと前に上がることになります．Cは刺激が脊髄に伝わった時点を示しています．

ニューロンを通って同じ筋に帰ってくるのです．つまり，筋紡錘がどれほど伸ばされているかによって筋の収縮度合いを決めるのです．

このように脊髄は，感覚神経から伝えられてくるいろいろな情報を受け取り，それを脊髄の中で判断し，もし必要であれば上位にある脳幹や大脳に問い合わせ，必要でないものは脊髄レベルで運動神経に情報を伝えて，運動を反射的にスムーズに起こさせるというような機能をもっているのです．

この場合に，末梢からきた神経と脊髄から出ていく神経の間に神経細胞が入っていますが，ちょうどその間にはシナプスという部分があり，このシナプスのところで興奮を起こすか，抑制を起こすかによって運動する筋の収縮の度合いが決まってくるのです．たとえば膝蓋腱反射の場合に足がピョンと伸びます．このときには大腿の伸筋である大腿四頭筋が収縮して足が伸びるためには同時に足を縮めるという屈筋の働きが弱まらないといけません．つまり反射が起こる一方のものを抑えて，一方のものを収縮させるといった機構があり，これを相反性反射といいますが，単純な膝蓋腱反射の場合でも，プラスの方向に行くものとマイナスの方向に行くものが同時に脊髄の中で起こっているのです（図17-21）．

いずれにしても，このような単純な反射，感覚からの情報を運動筋の方へと伝えていく脊髄反射の機能は，原始的な生物であるヒドラとかイソギンチャクの受容器（感覚器）－神経細胞－効果器（筋）というループで起こっている刺激と反応によく似て，その原理は同じなのです．

脳幹の成り立ちと働き
── 「生きている」状態を作る脳幹

脳幹は，大脳と脊髄とを結ぶ部分で，木の幹になぞらえられて，脳の幹というわけです．ふつう脳幹というと間脳・中脳・橋・延髄をまとめていっていますが，脳幹のうち中脳・橋・延髄の3つを下位脳幹といいます．図17-22は下位脳幹部を横から見た図ですが，小脳をはずして上方から見ると，ちょうど菱形をしていることから菱脳とも呼ばれています．下位脳幹には，非常にたくさんの種類の神経細胞の集まり（神経核）があるほか，脊髄から上位脳（大脳や間脳に）向かって上行する神経線維や上位脳から小脳や脊髄に向けて下降する神経線維の

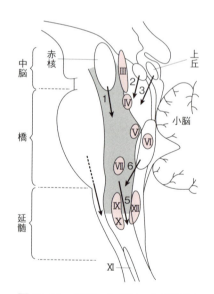

図17-22　脳幹（下位）の断面図
この部位には姿勢を保つ反射や筋の硬さを決める神経細胞の集まりや，呼吸，血圧，食物の飲み込みなどの自律神経調節中枢があります．また意識や睡眠を調節する働きもあります．1〜6，III〜XIIはさまざまな機能をもつ神経細胞の集まり（神経核）です．

束がぎっしり詰まっています．

脳幹の働きの中でいちばん大切なものは，「生きている」ということに対して脳幹が非常に重要な働きをしていることです．それは自律神経と呼ばれる内臓を調節する神経の中枢の部分が脳幹にあるからです．たとえば迷走神経という神経の核がありますが，これが活動すると心臓の脈拍の数が減ってきたりします．たとえば心臓の脈拍数を決めたり，血圧を決める血管運動中枢や呼吸を調節する神経核，さらに消化に関係して胃や腸の動きや消化液の分泌を調節，あるいは物を飲み込んだり舌を動かしたりする神経細胞群も脳幹にあります．さらに上行性脳幹網様体といって意識のレベルを高く維持する神経もこの脳幹にあるほか，睡眠で夢を引き起こすレム睡眠の中枢も脳幹にあります．

また脳幹には姿勢反射といって姿勢を一定に保つ働きのある神経細胞群が存在します．たとえば私たちがとんだり跳ねたりぐるぐると回ったりするときには，耳の内側にある三半規管からの情報を得て，平衡感覚核が働いて，現在自分がどのような位置にあるかを判断することにより，体の姿勢を決めています．ネコなどを上に放り上げると必ず手足の方から降りてきますが，これも脳幹での立ち直り反射が働いているおかげです（図 17-23）．また板の上に乗せたイヌを斜めに傾けるとイヌは首を前方に上げ安定した姿勢をとろうとします．これもこの脳幹の働きなのです．さらに脳幹の神経細胞は姿勢維持のために筋の硬さの調節もしています．

このようにみますと，脳幹という部位は「生きている」という状況を作るのになくてはならない場所であるといえます（☞図 17-4）．脳死の判定基準の中でこの下位脳幹の活動の消失が最終的な脳死の判定基準になっているのもこれらの理由によるのです．

■ 間脳の働き

間脳は図 17-3，4，17-24 のように大脳と中脳の間にあり，上部の視床と下方の視床下部に分かれています．視床という名称の由来については，昔，ガレンという医師がこの部分を通って眼に行く神経に生気を与えるという意味で視床と呼んだといわれていますが，この視床という部分は視覚だけでなくて，脊髄・脳幹など下位から大脳

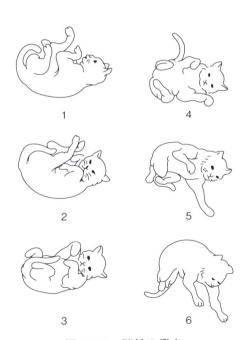

図 17-23 脳幹の働き
ヒトや動物が平衡を保って歩けるのも，自然と上下を判断できるのも脳幹の働きのおかげです．ネコを上に放り上げてもネコは必ず足から降ります．これも脳幹の働き（迷路反射）によるものです．（Marey, 1894 より）

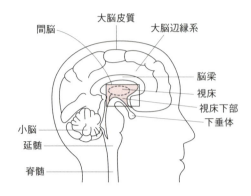

図 17-24　間脳（視床，視床下部）

の方に上行する感覚神経の情報をいったんここに集め，大脳の特定な領野にそれらの情報をふり分けて送るという中継核の働きをしています．また，大脳から下りてくる神経線維が視床を介して脳幹や小脳に下行する中継点でもあります．脳卒中などで視床が破壊されると痛みや触覚などの感覚を感知することができなくなります．

視床の下に存在する視床下部は，下位脳幹と並んで「生きている」ことに関して重要な役割を果たしています．たとえば，視床下部には体温を調節する神経細胞があります．寒いところで体温が下がってくると身震いをしたり，代謝を上げたりすることによって体温を上げて調節するのです．食欲の調節をする摂食中枢や，満腹感を感じさせる満腹中枢もここにあります．満腹中枢の神経細胞が活動すると細胞が満腹した状態を大脳に伝えるので，ものを食べなくなるのです．この神経細胞の集まっている部分を壊すと，動物は満腹感を得ることがなくなり，食べ続けてネズミでもネコのような大きさにまで太ってきます．視床下部の中でも外側の部分は摂食の中枢であり，この部分が破壊される，食欲が低下しやせ細ってしまうのです（図17-25）．さらに視床下部には飲水中枢といって，体内の水

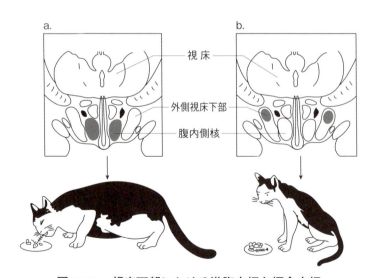

図 17-25　視床下部における満腹中枢と摂食中枢

視床下部にある満腹中枢（腹内側核）を破壊すると，動物は食事に満足せず食べに食べて大きく太ります．視床下部の摂食中枢（外側視床下部）が壊されると拒食症を起こし動物はガリガリにやせます．（F. H. Netter より）

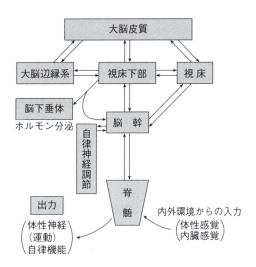

図 17-26　視床下部の働き

視床下部は脳幹，大脳辺縁系，大脳皮質と緊密な連絡をもち，体の内外からくるいろいろな感覚情報を集め，自律神経機能やホルモンの分泌の調節，内臓の調節のほか，本能や高次の神経活動にも大きな影響を与えています．

分量が低下すると口渇感を起こさせ，飲水を促進させます．

視床下部はまた次の節で述べる大脳辺縁系と密接に関係しており，動物的な怒り・悲しみ・喜び・憎しみといった情動（emotion）行動がこの部位から発せられると考えられています．また視床下部は下位脳幹で述べたような呼吸・血圧を決めている自律神経をさらに上から調節する機能ももっているのです．つまりここでの働きが下位の脳幹にある自律神経中枢を上から眺めながら調節をしているのです（図 17-26）．

さらに視床下部からは，内分泌系の働きの項で詳しく述べましたように，体の内部環境を調節するために下垂体から分泌される種々のホルモンの出方をコントロールす

るさまざまな視床下部ホルモンが分泌されます．つまり視床下部は内分泌系，自律神経系の統合中枢として体の内部環境のホメオスタシスを維持する中枢であるといえます（☞ 118 頁，図 15-1）．

大脳辺縁系の成り立ちと働き
―動物らしく生きさせる大脳辺縁系

大脳辺縁系は，前脳から発達した大脳の一部分で，脳が発達していく過程からいいますと，古い大脳皮質です．新皮質ができる前の皮質なので，古皮質とか旧皮質と呼ばれています．大脳辺縁系は海馬や扁桃核，帯状回，中隔核などを合わせた呼び名です．海馬はタツノオトシゴ（sea horse）のような形をして，記憶にも関与した重要な部位です．

図 17-27 は系統発生的に大脳辺縁系を模式化した図ですが，大脳の中で黒い部分が大脳辺縁系といわれる部分です．ウサギ，ネコ，サル，ヒトの脳を見ると，ウサギの場合大部分が大脳辺縁系からなっています．ネコも同じくらいの大きさですがこの上に少し新皮質がのっています．さらにサルになりますと，大脳辺縁系と呼ばれる場所は脳の内部の方へと押し込まれる形になり，その外側に大きな大脳の新皮質があらわれてくるのです．ヒトの場合は大脳の中でも新皮質といわれる部分が非常に発達しているために，大脳辺縁系が下に追いやられ，新皮質によって包み込まれているようになっています．

この大脳辺縁系は，動物としての本能を生み出し，運動の動機づけをするところなのです．たとえば，私たちは一人で住むことを嫌いますが，何でも集団で行うといっ

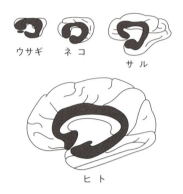

図 17-27　いろいろな動物の大脳辺縁系（古い皮質）と大脳新皮質

黒い部分が大脳辺縁系.

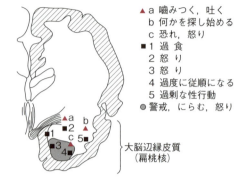

図 17-28　扁桃核の刺激による行動変化

大脳辺縁系の扁桃核の部分を電気刺激（▲），破壊（■），化学的刺激（●アセチルコリンを注入）するとさまざまな行動変化が起こります.

たような集団欲や，さらに，種族を増やしていく，性欲を起こすといったこともこの大脳辺縁系で調節されているのです．また視床下部とともに自律神経系や内分泌系の調節にも関与しています．

　この部位を刺激したり壊したりすると，さまざまな行動の変化が起こります．たとえば，大脳辺縁系の中の特定の部位を刺激すると動物は怒りたくないのに，非常に怒った態度をとります．電気刺激をしている間だけ怒って，刺激をやめるとその怒りはすぐに収まります（図 17-28）．この場合は，大脳新皮質を介して感情的に怒るのではなく「仮の怒り（sham rage）」といって，動物としては怒りたくないのに怒らざるをえないという一時の衝動的な怒りなのです．また大脳辺縁系の扁桃核という部分を壊しますと，非常に性欲が亢進し，見るも

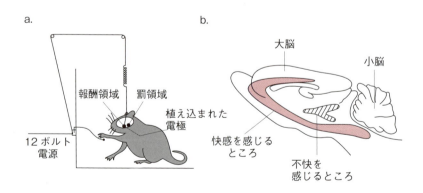

図 17-29　脳内にある快感を感じる場所

自己刺激法（a）という方法で動物に自分の脳を刺激させます．刺激の電極が大脳辺縁系の快感を得る部位（報酬領域）にあれば動物は 1 日中スイッチを押し続けます（b）．不快感領域（罰領域）ではスイッチは押したがりません．（J. Olds より）

の見るものの上に馬乗りになって性行動を行うような動物ができあがります．このように性欲の調節もここで行われているのです．

またこの大脳辺縁系には，快感帯といわれる場所があります．ここを電気刺激しますと非常に気持ちがよいと感じる部位です．ネズミの実験ですが，図17-29のようにネズミに自分で脳の中のこの快感帯に刺激を与えるスイッチボタンを押すことができるようにすると，1日に何千回とボタンを押して楽しむことがわかっています．またその近くに不快感帯という場所があって，その部位を刺激するようにしたスイッチボタンにはまったく触れないのです．つまり，快感・不快感もこの大脳辺縁系から発せられるのです．

さらに海馬では，記憶に関係した場所があります．このように大脳辺縁系は視床下部と協力して，その個体の維持，あるいは種族の保存という意味で，「動物的に生きている」といった行動が，この大脳辺縁系という場所から発せられるといえます．

2 脳と内臓のコントロール

私たちの体の中にある内臓は，無意識のうちに調節されています．これはたとえ無意識でも脳や脊髄からの神経によってさまざまな情報が内臓に伝えられているために保たれているのです．そして内臓でどのようなことが起こっているかを常に感知しながら，次に内臓がどうあるべきかを意識を通してではなく自律的に，そして反射的に調節する働きがあるのです．この働きをしているのが自律神経系です．

■ 自律神経の成り立ちと働き

神経系には，中枢神経系と末梢神経系があります（☞図17-1）．末梢神経系の中には，痛みを感じたり，運動を命令したりする体性神経系と，もう1つは，内臓の機能を調節する自律神経系があります（図17-30）．自律神経系の特徴は意志とはまったく無関係に，自律的に内臓の働きを調節しています．さらにこの調節には2つの神経が関わっています．1つは交感神経であり，も

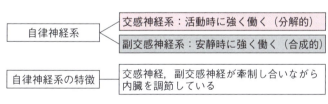

図17-30 自律神経の特徴と働き

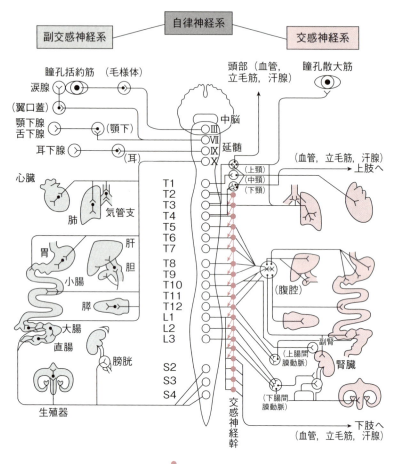

図 17-31　自律神経系の働き
自律神経系は交感神経系と副交感神経系からなり，お互いが拮抗的に働いて内臓の働きを調節しています．

う1つは副交感神経です．この交感神経と副交感神経は同時に1つの臓器につながっています．たとえば心臓や消化管，肝臓，膵臓，腎臓，膀胱などあらゆる内臓器官にこれら2つの神経が分布し，それぞれ臓器の働きを調節しているのです（図 17-30, 31）．このことを自律神経の二重支配といいます．この二重支配によってその臓器がよく動いたり，休憩したりすることが起こるのです．

この交感神経と副交感神経という2種類の神経は，常に反対の方向に牽制し合いながら働いています．これを拮抗的に働いているといいます．つまり，一方が非常に活発に活動しているときには，もう一方の神経はそれを鎮めるように働くのです．たとえば，交感神経が活発になると心臓の拍動は増え，胸がドキドキしますが，副交感神経が活発になると心臓の拍動の頻度が減り，ゆっくりと脈を打つようになります．

この交感神経系のもとになる神経細胞がどこにあるかというと，頸から腰までの脊髄の中のH型をした細胞の集まりである灰白質の側柱（☞図 17-19）というところにあります．そこから出る神経が，支配している内臓の働きを調節したり，眼の瞳孔の開き具合を大きくしたりするのです．交感神経の分布は，脊髄から出るとまっすぐに内臓の近くに行くものもありますが，たいていは神経が脊髄を出るとすぐ神経節という細胞の集まりのところで別の細胞に切り替えて内臓に行きます．

副交感神経系は，脳の中の脳幹，すなわち橋や延髄にある中枢と，もう1つ，脊髄の最下部の仙髄にある中枢からまとまって出ています．そして，ちょうどその間に交感神経が挟まれたような形になっています．この2種類の神経はさまざまな臓器に向かって分布しますが，1つの臓器は必ず2つの神経に支配されています．

このように2つの異なった神経の働きがどのようにして起こるかといいますと，それぞれの神経の終わりの部分と臓器との間のシナプスのところで，情報を伝える伝達物質が異なっているだけなのです．交感神経では各臓器のところのシナプスでノルアドレナリンという神経伝達物質が出ますが，副交感神経ではアセチルコリンという物質が出るのです．非常に単純ですがこの2つの物質の放出のされ方によって内臓の働きが高まったり，低くなったりするのです．

■ 交感神経と副交感神経の特徴

交感神経がどのようなときに働いているのかというと，ヒトにしても動物にしても非常に活動的に動いているときに強く働くのが交感神経です．この活動している状態を交感神経緊張症（sympathicotonia）といいます．たとえば，人がけんかをしているときは，眼を見開き相手をぐっとにらみつけ，今にも殴るぞといった姿勢をしています．このときは交感神経が強く働いているときです．交感神経が働くと体の代謝が非常に高まります．体の中の代謝，たとえばグルコースからエネルギーを出していく経路が活発に働き，亢進した状態になります．さらに運動すべき筋に行く血液の流れもよくなって人を殴りやすいような状況を作ってくれるのです．つまり交感神経がいちばん活発に活動している状態というのは，一言でいいますと，いろいろな物質を分解してエネルギーを取り出していくという意味で分解的（英語ではカタボリック catabolic）という言葉でいい表すことができます（図 17-30）．

それとは逆に脳幹と仙髄から出ている副交感神経は，安静な状態にあるとき，つまり活動したあとに体の中の環境をもとの状態に回復させるようなときに働くのです．たとえば食べ物を消化したり吸収したりするときに働くもので，特に睡眠や食後の落ち着いたときにはこの神経の働きが高まっているのです．このようなことから副交感神経の働きを一言で表すと，合成的（アナボリック；anabolic）といえます．

交感神経と副交感神経の2つの神経系がどのような強さで活動しているかということによって内臓のいろいろな動きが決まってきます．たとえば心臓の拍動や心臓に流れる血液の量，呼吸のスピード，どれくらいの大きさで瞳孔を開けるか，胃をどれく

らい動かすか，小腸でどれくらい消化吸収させるかの調節やオシッコや大便がどのくらい溜まっているかを知るなど，内臓すべてのあらゆる機能の調節をこの2つの神経系が受けもっているのです．よくいわれる自律神経失調症という病気は，この2つの神経活動の強弱のバランスが崩れているために起こる病気なのです．

■ 自律神経反射

この2つの神経系の調節の仕方は，運動のところでも取り上げましたが，反射という形でなされています．たとえば図17-32のように内臓の状況，食べ物がどのくらい胃に入っているかというようなことを胃の表面で感知しながらそれを脳幹の迷走神経核の神経細胞に伝え，そこからの命令によって胃や腸を働かせるのです．これは内臓からきたいろいろな情報をもう一度内臓に返してその臓器の動きと働きを決めていくという反射で，これを内臓-内臓反射といいます．

また内臓の中で異常が起こると，痛みのため姿勢が変わったりします．虫垂炎になったときは誰でも胸を張って歩く人はいません．お腹の右下を押さえながらかがむような姿勢で医者のところを訪れるということになります．これは内臓からきた痛みの情報がそこの高さの脊髄に伝えられ，脊髄から反射的にそこから出ているお腹の筋肉を収縮させて自動的に体が前にかがむ形になるのです．これを内臓-体性反射といいます．

これとは逆に体の外の状況が内臓の動きを決めることもあります．これを体性-内臓反射といいます．たとえば皮膚の痛みが胃の動きや，心臓の拍動を変えたりします．この3つの反射が基本になってこの2つの系の内臓の調節が可能になるのです．

自律神経系といわれるこの2つの機能の中枢は，脊髄（交感神経）と脳幹と仙髄（副交感神経）というところにあるのですが，これが血圧を決めたり，1分間の呼吸数を決めたり，食べたものを胃や腸に運んだり，それを消化吸収したり，体の中のあらゆる出来事を調節しているのです．

おいしいとか，おいしくないとか思いながら私たちは食べ物を口にしますが，この食べ物が胃の中に入っていくという過程を見ても，まず口の中で噛みくだかれて送り込まれた食べ物が胃まで到達するのに，食道にある筋肉の口に近い方が収縮して，それと同時にその下の方の筋肉が緩みます．

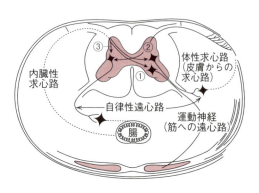

①内臓-体性反射（内臓の痛みなどの状況がお腹の筋肉の硬さを決める）．
②体性-内臓反射（体の外の状況が内臓の働きに影響する）．
③内臓-内臓反射（内臓の状況が内臓に伝えられ，食物などが食道から胃に上手に運ばれる）．

**図 17-32 自律神経の反射
（腹部の断面模式図）**

自律神経はいろいろな内臓の状況を知り，それに対処した命令を下すためにさまざまな反射をもっています．

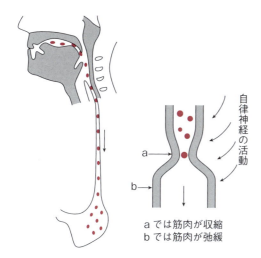

図 17-33　自律神経の活動

食物が順序よく胃に到達するのにも多くの自律神経の順序立った活動が必要です．口から食べた食物が食道壁に接したのを神経が感じとり，その部分の筋肉が収縮して，その下部分の筋肉が緩むように自律神経が働き，食物は下へ下へと胃に送られます．

つまり食べ物が通過するとき，上部が収縮してその下が緩むといったことが順次起こるようになっているのです（口－肛門の法則）．食べ物がこの部分に接しているということが常に自律神経を通して脳に伝えられ，その情報に従って筋の収縮する順序が決められ，胃の中に食べ物が到着するのです（☞図 12-2，図 17-33）．

胃の中に砕かれた食べ物が到着すると，それがどのくらい溜まったかを胃の表面で感知し，自律神経系の迷走神経の情報が脳幹の中にある迷走神経核という細胞の集まりに伝えられ，この神経情報がまた胃に伝えられてどれくらいのスピードで胃を収縮させてそれを粉々にするかの命令が脳から出されます．同時に胃の中での胃酸やペプシノーゲンという酵素などからなる胃液の量も決めるのです．またガストリンと呼ばれるホルモンを出す G 細胞に作用してガストリンを分泌させます．さらに胃酸を出させる細胞に働いて胃酸をどんどん出させます．さらにはタンパク質を分解する酵素ペプシノーゲンが出されます．ここでは神経とホルモンが協調して働いているわけです（☞62 頁，図 12-3）．

こうして食べ物は粉々にされ，小さな分子に分解，消化されつぎの十二指腸のところに運ばれます．すると食べ物が入ってきたという情報が胃や脳に伝えられるとともに，十二指腸の表面からはセクレチンと呼ばれるホルモンが出ます．このセクレチンは一度血液の中に入ってもう胃には食べ物がなくなったということを知らせ，胃液がもう出ないようにさせるのです．またこのセクレチンは膵臓にも働き，次の膵液と呼ばれるアルカリ性の消化液がたくさん出るような働きをします（☞62 頁，図 12-3）．このように常に食べ物の動きとともに消化，そして吸収をどのようにするかということを，自律神経はホルモンと協調して働き，食物の消化吸収の状況を決めているのです．

■ **内臓の働きをコントロールする脳**

この自律神経の働きをまとめているセンターは脊髄と脳幹と仙髄にあるのですが，これをさらに上から視床下部がコントロールしています．ところがこの視床下部自身も大脳辺縁系によって支配されています．さらに大脳での精神状態やストレスなどによってこの自律神経系の働きも決められているのです．

このように内臓の動きや自律神経の働き

は，さらに視床下部やその上にある大脳辺縁系，大脳皮質といわれる脳の働きによっても影響を受けているのです．視床下部を中心としたホルモン（内分泌系）の働きと内臓の調節をしているこの自律神経の働きは，体の中の環境バランスを一定に保つための大きな柱ですが，自律神経系，内分泌系という2つの働きをさらに上位脳が感知しながら，体の動きや内臓の動きを調節しているという不思議なからくりが理解できると思います（☞図15-1，17-26）．

3 運動を調節する脳
—小脳と大脳基底核

私たちの体の中身は，まるで操り人形のようにできています．体には頭や手，足，胴体に骨があって，その骨の周りに筋がついていますが，その筋が収縮したり伸展したりすることで，ちょうど人形が糸で引っ張られるようにいろいろな体の運動が起こるのです．

運動が起こるいちばんもとの命令は，大脳新皮質の運動野というところから出ます．その場合，どの手やどの足の筋を動かすかという命令が出るのですが，これらは大脳の表面の皮質からの命令がインパルスとして下降してきて，脊髄のHの形をした灰白質という部位にある運動神経細胞に「動かしなさい」という命令を下すのです．この命令は運動神経細胞を通して筋に伝えられ，目的とする筋が収縮することになります．特殊な筋だけが伸びたり収縮したりするので，そこで脳の指令に従って決まった運動が出てくるのです．

この「動かしなさい」という命令は，大

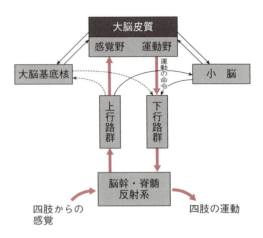

図17-34 運動の指令と運動の制御調節
「手足を動かしなさい」という命令は大脳皮質から出され，脊髄や脳幹の運動ニューロンを介して筋が収縮しますが，その運動がスムーズに行われるように小脳と大脳基底核が常に運動の調節をしています．

脳皮質運動野から出るのですが，これがスムーズに運ぶように，そしてまた筋が一定の硬さを保つように働く部位や，運動の調節する部位が脳の中にあります．この調節がうまくいくことによって，目的にかなった運動や姿勢の保持ができるのです．この運動の調節に深くかかわっているのが，小脳と，大脳基底核といわれる細胞の集まりです．

図17-34 にあるように，末梢神経からは自分の手や足，関節の位置がどの状態にあるか，あるいは痛みや接触といった感覚を含めた情報が脊髄を通して大脳皮質の方に伝えられます．同時にこの情報は小脳や大脳基底核にも伝えられ，大脳基底核からは大脳皮質へ，また小脳からは大脳皮質の方にこれを伝えます．そして，大脳皮質からの命令に対して，どのようにすればその運動がうまく行えるかを常に監視しながら調

節するのが小脳と大脳基底核の役目なのです．

■ 小 脳

小脳は文字どおり大脳皮質に比べ非常に小さい脳の部分ですが，脳幹にある菱脳の上にのっており，脳全体の15％（約200g）の重量をした，表面にしわのある脳で，その中にはたくさんの細胞がしまい込まれています（図17-35a）．図17-35b にあるように，小脳皮質表面の少し下のところに一列に並んだ大きなプルキンエ細胞があります．仮に小脳の表面を 1mm^3 切り出したとしますと，その小さな塊の中に大きなプルキンエ細胞が約500個くらいあり，ほかにバスケット細胞，ゴルジ細胞，衛星細胞といった細胞が1,000個くらいあり，さらに小さな顆粒細胞という細胞が50万個もあるといわれています．ここにはグルタミン酸と呼ばれる興奮性の神経伝達物質やGABAと呼ばれる抑制作用をもった伝達物質があり，これらの伝達物質によって小脳が機能しているのです．

大脳皮質がジェット飛行機の操縦パイロットとして手や足を動かす命令を出すとすると，小脳や大脳基底核はそれを横で眺めていてうまく舵をとる，つまり命令の内容を正確に運行させるという働きがあり，筋は実際に動いている車のエンジンや車輪と同じような働きをしているのです．

小脳は，大脳や大脳基底核から，そして脊髄からいろいろな情報をもらいながら，行っている運動をスムーズに遂行させるようにするのです．つまりバランスのとれた協調運動をさせるのが小脳の大きな役割です．そして小脳で大切なことは，推尺といってどのくらい自分の指や手足が目的点に近づいているかを予測して，目的点に正確に到達できるように制御してくれていることです．そして運動を開始したり停止したりするときに，迅速に開始したり，停止したりできるようにしてくれます．また小脳は筋緊張（筋の硬さ）も調節しています．したがって小脳が働かないと姿勢もうまく保たれなくなります．こういったことから，小脳の病気をもつ患者はまっすぐに歩けま

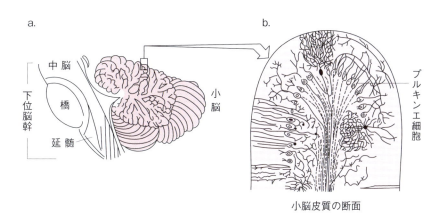

小脳皮質の断面

図17-35　小脳の成り立ち

a．横から見た断面図．b．小脳の皮質を顕微鏡で見ると神経細胞が規則正しく並んでいます．

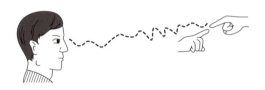

図 17-36 小脳失調の指ー指テスト
小脳障害のある場合にはスムーズに目的の手まで到達できず,震えながらぎこちなく到達します.

せんし,運動失調症といってうまく運動ができなくなるのです(図 17-36).

■ 大脳基底核

一方,大脳基底核は大脳の皮質下にあり,図 17-37 のように,尾状核や被殻からなる新線条体と呼ばれる部分や淡蒼球と呼ばれる部分からなっています.このような神経細胞の集まっているところを総合して大脳の下にあるので大脳基底核といいます.核というのは神経細胞の集まりということで

す.

この大脳基底核もやはり小脳と同じように運動を調節し,筋の硬さを調節するのですが,どちらかというとこの部位はゆっくりとした動きを調節する作用があり,運動を安定化させる役割をしています.パーキンソン病という病気や,脳性小児麻痺といった病気はこの大脳基底核がうまく働かないために起こる病気です.

大脳基底核で働いている神経伝達物質の中で注目されているのはドーパミンというカテコールアミンの一種の伝達物質です.このドーパミンは脳幹の中脳にある黒質という部位の神経細胞の軸索線維が大脳基底核線条体まで投射してきて,そこで放出されるのですが,黒質ドーパミン細胞の変性,破壊によって線条体でのドーパミン放出量が非常に低下しているのがパーキンソン病なのです(図 17-37).パーキンソン病は,図 17-37b のように体全体がこわばったように,少し前かがみになる姿勢をとり,歩

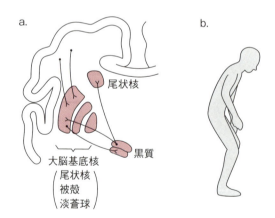

図 17-37 大脳基底核の各部位(a)とパーキンソン病患者の姿勢(b)
a. 大脳基底核は大脳新皮質の基底部に存在します.脳幹の黒質からドーパミン作動性の入力をもっています.パーキンソン病では大脳基底核のドーパミンが異常に低下しています.b. パーキンソン病の患者の典型的な前かがみ,よちよち歩きの姿勢.

き出そうとしても筋が硬くて歩き出すことができず，また歩き出すと今度は止まるのが下手なのです．強剛といって筋が硬くなるほかに振戦（しんせん）という手足が一定のリズム（3～4Hz）でブルブルと震える異常な運動が起こります．脳性小児麻痺の場合は，アテトーゼ（不随意運動）といって，本人の意志と関係なく目的と違ったところに手足が行くような運動をしてしまいます．

このように筋の硬さ，動くときの調節，止まっているときの姿勢保持，あるいは運動をスムーズに行わせるのが大脳基底核の働きなのです．歩くという1つの運動をとってみても，ただ単に脳の1つの場所だけが働いて命令を下しているのではなく，その動きが目的に適ったように，そしてスムーズに動くように，それを横から監視し操縦しているのが小脳や大脳基底核であり，大脳が命令を下せば小脳で舵をとり，大脳基底核がそれを安定化させることで初めてエンジンが動き出してスムーズな運動ができるのです．つまり，大脳皮質－大脳基底核－小脳という神経回路がお互いに協調して働くことにより，目的に適ったスムーズな運動ができるようになるのです（☞図 17-34）．

4 大脳新皮質の成り立ちと働き

■ ヒトを人間にする大脳新皮質

1つの卵細胞から神経や脳が発達してくる過程で，神経管のいちばん前方に出現した前脳胞から大脳が大きく発達してきます．図 17-38 を見てもわかりますように動物の種類によって大脳の発達の仕方が違い

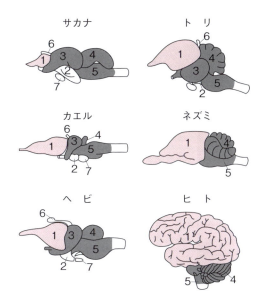

図 17-38 脳の系統発生
動物の発達とともに大脳が大きく発達しています．1：大脳，2：間脳，3：中脳，4：小脳，5：延髄，6：松果体，7：脳下垂体．

ます．たとえばサカナ，カエル，ヘビ，トリ，ネズミそしてヒトの脳の外観を見ると，図の中で1と書かれているところが大脳に相当します．一目見てわかるように，ヒトの場合には大脳全体が脳を包みこんでしまうぐらいの顕著な発達をしています．サルについてもヒトと同じようにかなり大きな発達をしていますが，人間の場合にはサルよりさらに大きく脳幹を包み込む形になっています．この大脳皮質は，新皮質ともいわれ，旧い皮質である大脳辺縁系（☞図17-27）を包み込んでいます．図 17-39 で脳幹と書かれている場所は動物が生きていくための必要最低限の自律機能を調節しているところです．この上に本能を調節する大脳辺縁系が乗っているというのはすでに説明したとおりです．

大脳新皮質は，さらに大きな発達をして，

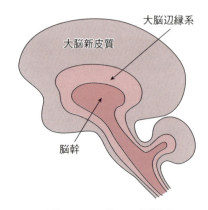

図 17-39 脳の三層構造
発生の面から見ると脳幹，大脳辺縁系，大脳新皮質が段階的に発達しますが，動物の行動はこれらが1つになって行われます．

動物としての行動がより高次なものになるように働いており，図 17-4 に示すように新皮質はヒトを人間にしているともいえるでしょう．

実際にさまざまな行動が起こるときには，これら三層の働きが協調して，1つの行動が決められるのです．

大脳新皮質

大脳皮質の構造の特徴は，皮質の表面に無数の細胞が密集していることです．脊髄では，この部分は灰白質で脊髄の中央部を占めていました．大脳皮質には非常にたくさんのしわがあり，このしわを全部引き伸ばして平面にすると，新聞紙1枚分に相当します．この皮質表面の下にはたくさんの細胞があり，大脳皮質だけで約140億個の神経細胞が存在するといわれています．

この大脳皮質の細胞の並び方を顕微鏡で見ると，図 17-40 にあるように原則としては6層の構造からなっています．それは，神経細胞の大きさや神経細胞の並び方，そ

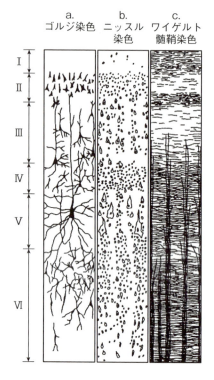

図 17-40 大脳皮質の細胞構築
大脳新皮質では大きな細胞や小さなさまざまな細胞が配列し，6層の構造を形成しています．脳の標本の染色の仕方によって細胞体だけを染めたり，神経線維だけを染めたりすることができます．（a）はゴルジ染色法で少数のニューロンの細胞体と軸索や樹状突起が染まっています．（b）はニッスル染色法ですべてのニューロンの細胞体を染めています．（c）のワイゲルト染色法では神経軸索の回りの髄鞘という部分を染め出しています．

して神経線維の走行などから判断して分類されています．これらの6層構造の細胞の並び方をイソコルテックス（isocortex）といいます．この層の細胞の種類や並び方などからブロードマンは，脳全体を丹念に顕微鏡で見た結果，52にも及ぶ領野に分けることができると発表しました．それが図 17-41 に示されています．たとえ6層の構

造が一面に広がっていたとしても，それは一様ではなく，その構造はそれぞれ異なっているのです．この構造の違いがいろいろな機能の変化にもつながり，ちょうど脳幹や大脳辺縁系や視床下部，脊髄などそれぞれ別々の機能をもって働いていたように，この大脳皮質でも各部位にとって精密な分業体制が組まれています．たとえば運動に関して，運動を動機づけする場所，運動のための筋の動きを命令する場所，運動器からの情報，感覚，つまり運動がどのようになされているか，あるいは脊髄からくる情報がどのようなものかを大脳皮質でさまざまな部位で感知しながら，目的に適った適切でスムーズな運動がなされるのです．

■ 機能の局在

このように機能が部位によって異なった分業体制がとられていることを機能の局在といいます．ブロードマンの地図を見てもわかるように，脳の表面の中心部に縦に走った大きな溝があります．これを中心溝といいますが，ここを境にしてブロードマンの地図でいいますと1から3に相当する場所は体性感覚野といって自分の体がどのような状態にあるか，あるいは体の位置がどうなっているか，今運動として何が必要か，ということを感知し，そして次の運動を決めるという情報源とするところです．実際に自分の意志で手足を動かしたり行動をするときには，溝の前の方にあるブロードマンの地図では4という場所が随意運動の中枢で，そこからどの筋群をどのように動かすかという命令を出しています．ところが命令を下すだけでは正確な運動はできないのです．その命令が起こる前に6という部位，図 17-42 では運動の統合と書かれているところですが，ここは運動前野と呼ばれ，この部分の指令に従うことになるのです．そしてこの命令をスムーズに遂行させるために大脳基底核や小脳が運動の協調などをしてくれているのです．

このように非常に単純な運動や行動をとってみても，自分が行っている運動や行動がどのような状態の中で行われるかを体性感覚野で感知しながら，その情報を一度運動前野の6という領野で整理したあと，次にどうのような運動をすべきかという命

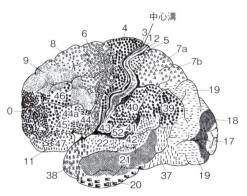

図 17-41　ブロードマン（1909）による大脳皮質地図（左半球外側面）

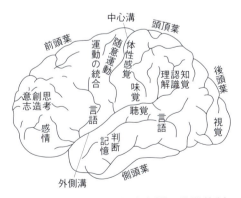

図 17-42　ヒトの大脳皮質の分業体制（機能の局在）（左大脳半球）

令が随意運動の中枢であるブロードマンの地図の4という領野に伝えられ，その命令が脊髄の運動細胞に伝えられて運動が成立するのです．

これは運動の例ですが，これ以外にも行動や認識が大脳皮質のいろいろな領野に分業体制を組んでなされているのです．たとえば，脳の後ろの方の後頭葉といわれる部分では，見ること（視覚）に関係した細胞群がありますし，側頭葉といわれる部分では，記憶や物事の判断をする細胞の集まりがあります．特に左半球の大脳についていいますと，この領野は言葉（言語）をつくる，あるいは理解するといった場所になります．ところがここより少し前の溝を越えた運動野である44という場所では，同じ言語をつかさどるといっても言葉を話す，つまり口を動かして話すという随意運動に関係した言語領野なのです（図17-42）．さらに前部の前頭葉といわれる部分では，人間としての意志とか創造とか思考といったものをつかさどっています．

大脳皮質の表面では場所による機能局在，つまり分業があるといいましたが，さらにこれを細かく見ると顔や体，手足の一つひとつの筋への命令が皮質の別々のところで行われているのです．たとえば中心溝を挟んで前後の面にに切って，その切られた部分がどのように機能と関係しているかを見てみると（図17-43），体性感覚野と

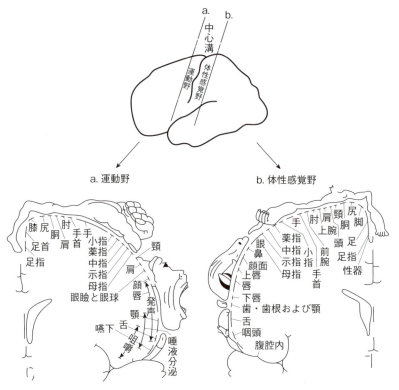

図17-43　ヒトの運動野と体性感覚野における機能局在（分業体制）
いずれも口，顔，手（特に指）の領野の占める割合がきわめて大きいです．

いわれる中心溝より後ろの方では手の部分あるいは口の部分が非常に大きいことに気づくでしょう．それと同じように溝の前方にある随意運動野でも，手や指，さらに口の部分が非常に大きくて，足の部分が比較的小さいということがわかります．口八丁，手八丁と昔からいわれていますが，手と口がいかに大きな領野を脳の中で占めているかを理解できると思います．興味あることにこの手足と口（顔）を支配する領野の大きさの比率というのは動物によってかなり違っています（図 17-44）．ウサギで見ますと脳の中で顔とか眼とか口とかに相当する領野は非常に大きいですが，胴体の部分は非常に小さいのです．ネコになると口の部分のほかに手足の部分も少し大きくなりますが，特にヒトの場合は手の指の部分が非常に大きくなっています．大脳皮質に機能的な局在があるとしても，その局在は動物の発達によってそれぞれ異なっているのです．

さて1つの指が動くという運動が起こるとき，その運動が起こるまでに脳の中では，運動を起こそうとするプログラム準備の期間が必要です．指に関係した部位の神経細胞だけでなく違った機能をもった細胞が脳の表面あるいはその下でいろいろな活動をしています．図 17-45 を見てもわかりますように，これは脳波で測った脳の活動の一部ですが，手を動かすまでにすでに準備電位といってかなりたくさんの細胞が働き始めていることが示されています．

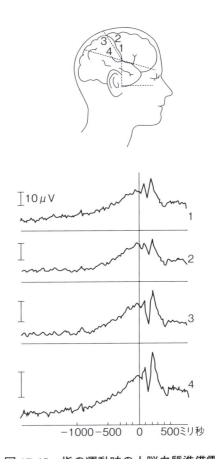

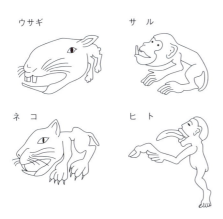

図 17-44 動物の発達と大脳皮質機能局在の変化

ヒトでは口，舌，指の大脳における領野が他の動物よりはるかに大きな部位を占めています．

図 17-45 指の運動時の大脳皮質準備電位

指を運動させたときは，指が動く以前（横軸0より左）に大脳皮質で準備電位が記録されすでに多くの細胞が活動し始めていることがわかります．（Deecke 他, 1969 より）

■ 脳波と意識レベル

活動している動物やヒトの脳から電気的な活動として脳波が記録されます．これは1929年にベルガーが，ヒトの脳から出る電気信号を記録したのが始まりですが，この脳波が脳の活動の客観的な表示として活用されるようになりました．

図17-46にありますように，脳波は意識のレベルと深く関わっています．たとえば，ヒトが目覚めているときには，脳の表面から1秒間に13回以上の振幅頻度で起こってくる非常に速い波（13Hz以上）が記録されます．これはβ波と呼ばれています．また眼をつぶってゆったりとした気持ちになると，α波という8〜12Hzくらいの波になります．さらに意識が朦朧としてうとうとしてきますとθ波という4〜7Hzくらいのゆっくりした波になります．これらの波の中にスピンドルという紡錘形をした波が混入してきます．さらに深い眠りになると，非常にゆっくりした波で，しかも振幅が非常に高い波になります．これをδ波といい，1〜3Hzくらいのゆっくりした波です．この図を見てもわかるように，意識のレベルが高いときには，非常に速い波（低振幅速波）が脳から出されており，そして意識が低下しているとき，つまり眠っているときには非常にゆっくりした波（高振幅徐波）が記録されるのです．

脳波が脳の中のどこから出されているかというような研究もたくさん行われてきたのですが，現在のところこのようなリズムをもった波が脳のどこから出ているかということについての明確な解析はまだ成功していません．神経の活動のところでもふれたように，一つひとつの神経細胞は活動するとき活動電位という波を出し，シナプスのところで伝達が行われているときにはシナプス電位が出ます．つまり，このような形のいろいろなパターンの脳波が出てくる理由としては，さまざまな神経細胞や神経線維，そしてシナプスで起こる電気的な活動の集積された形で脳波がつくり出されているということは疑えない事実なのですが，このようなパターンの波がどこから出されるのか，そしてどのような調節糸でこの波が形成されるのかということにはまだ

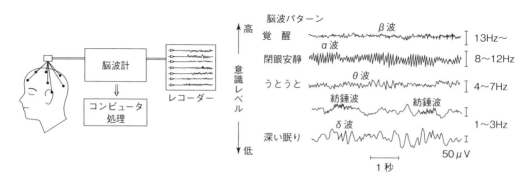

図17-46 脳波と意識のレベル
意識レベルが高い覚醒時には低振幅速波（β波）が記録され，意識レベルが低く深い眠りのときには高振幅徐波（δ波）に変わります．

まだ研究の余地があるのです．しかしながら，非常にはっきりしていることは，覚醒の状態，起きている状態のときには，非常に速い波が脳から電気活動として記録され，睡眠のように意識レベルの低いときには，ゆっくりした脳波が記録されることです．

さらに，深い眠りから昏睡状態，また脳死の場合のように，脳の活動がまったくなくなる状態では，脳波は出なくなり，波形は平坦な波になってしまいます．こうなると意識は完全になくなり，死を意味するようになるのです．

■ 睡眠とその機序

❶眠りのリズム：私たちの一日の生活を振り返ってみますと，だいたい7時間から8時間は眠っています．ということは，一日のうちの3分の1，つまり人生の3分の1は寝て暮らしているわけです．寝るということは，私たちが生きていくうえで，なくてはならないものですし，睡眠をとらなくてはなんの新しい仕事もできません．

眠りがどのような機序で起こっているかについては，昔からいろいろな説がありました．1つは起きている間に疲労物質がたまってきて，その回復のために眠るという回復説，覚醒中起こるいろいろな変化から体を守るために脳が体や脳自体を休息させるという保護説があります．また寝ている間にエネルギーを再蓄積するとか，昼間の体温上昇を冷却するために眠るとか，眠りが発育のために大切であるとか，寝ている間に記憶のメカニズムが働くといったさまざまな説がありますが，まだ確実な定説はありません．

ヒトの場合，夜寝て朝起きるということを繰り返しています．これは，ヒトに備わった生きていくための1つのリズムであるといえます．古い昔に地球が太陽のかけらとしてでき，24時間のリズムで回転しており，地球上の自然が太陽の光とともに生きていることの証拠であるからかもしれません．たとえば，まったく太陽をさえぎった地下の部屋の中にヒトを入れ，電気を照らしたままで生活するという実験があります．その1つ，アショッフが行った実験によりますと，体の中のいろいろなリズムは，24時間ではなくて25時間の間隔で繰り返し変化が起こってくるということがわかってきました．そして24時間のリズムで生活するために，朝太陽の光を仰ぐことにより，私たちの体を24時間にセットしていることもわかってきました．そして脳の中の視交叉上核という，視神経が交叉している上部にある神経の集まりが，一定のリズムで24時間ごとのサイクルをつくっているのではないかという説が出てきています．

ヒトの場合の眠りのリズムは，赤ちゃんでは，起きたり寝たり，ミルクを飲んでも

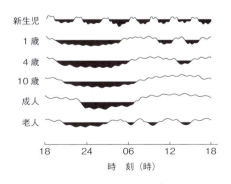

図17-47　年齢による睡眠リズムの変化
黒く塗ってある部分が眠り．

満足するとまた眠るということを繰り返しています．これを多双性の眠りといいます．ところが生後15週から20週になりますと，だんだんと親のリズムに似て，昼に起きて夜に寝るようになります．そして成人になると朝起きて夜寝るようになります．しかし老人になると，昼の間でも居眠りをするなど，また子どものような多双性の眠りとなります（図17-47）．

❷レム睡眠：睡眠について注目したいのは，脳波（図17-46）で説明しましたように，起きている状態では，非常に速い波が脳から出されており，眠っているときには，非常にゆっくりした徐波が脳表面で記録されることです．しかし，1950年代になってデメントやクライトマンは，ヒトや動物が深い眠りに陥っているにもかかわらず，時として非常に速いリズムの脳波，すなわちβ波と呼ばれる波が出るということを見つけ出したのです．それが今日非常に有名になっているレム睡眠（REM sleep: Rapid Eye Movement sleep；この眠りの期間，眼球がピクピクと動くことから，眼の動きの眠り，すなわちREM睡眠と呼ばれるようになりました）です（図17-48）．

ヒトは深い眠りに入ると脳波はゆっくりとした徐波になりますが，それを除波睡眠といいます．入眠後90～120分たつと脳波が急激に数分から約30分の間目覚めた状態，つまり覚醒波（レム睡眠）に変わります．ところがレム睡眠時には，脳波は起きているにもかかわらず意識のない状態なのです．またこの睡眠時に，左右に向けての急激な眼球の運動が起こり，全身の筋緊

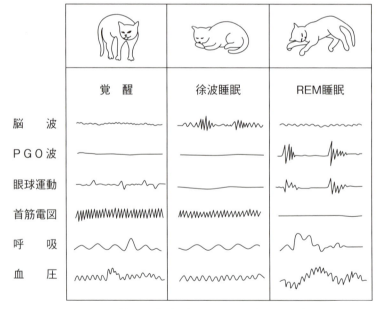

図17-48　覚醒，徐波睡眠，REM睡眠時の変化

PGO波はREM睡眠時に脳幹網様体，外側膝状体などで相動性に記録される波形で，この波形に一致して眼球運動が起こります．また，REM睡眠時には首筋電図にみられるように，全身の筋緊張が低下したり，呼吸や血圧など自律神経系の調節が乱れ，呼吸が不規則になったり血圧が不安定に変化します．

張がたっと落ちる（金縛りの状態）というようなことが起こり，さらに自律神経の乱れによって呼吸や血圧のリズムがくずれるのです．そして多くの場合，ヒトはこのとき夢を見ていることからレム睡眠は'夢の眠り'ではないかとも考えられてもいるのです．

　眠っている最中，夢を見ていてベッドから落ちたり，羽が生えて空を飛んでいるとき，急に羽がなくなり落ちてしまったときなど，ビクッとして目が覚めたという経験は誰にでもあると思います．このようなときには全身の筋緊張が緩んで，金縛りの状態となり体は動こうとしても動けませんが，これがレム睡眠なのです．

　通常，人は昼起きているときから夜の9時や10時になるとだんだん眠くなってきます．眠りにつくと，脳波は起きている脳波からだんだんに眠っている脳波になり，眠りが深くなるにつれて，ゆっくりとした脳波になります．だいたい2時間ぐらい過ぎると脳波は急激に起きている脳波に変わり，レム睡眠が起こります．それからもう一度ゆっくりとした脳波の深い眠りに入り，また2時間ぐらい過ぎるとレム睡眠に変わります．朝までに4回くらいのリズムでこういったことが起こっていることがわかっています（図17-49）．そして一般的に，このレム睡眠の時期，図17-49でいうと太い黒い線が引いてありますが，この時期あるいはその終わりに目覚めるとその人の一日は非常に気持ちがいいのですが，ゆっくりした脳波の出ている徐波睡眠中に起こすと寝起きが悪く，一日中気分が晴れないともいわれています．

　レム睡眠は，非常にゆっくりとした脳波のみられる徐波睡眠とは区別されています．これは年齢とともに変化していきます．生まれたばかりの赤ちゃんですと，だいたい睡眠中の60％くらいはこのレム睡眠であるといわれています．赤ちゃんじっと観察していると，15分もするとピクッ，ピクッ，と眼が動いているのに気づきます．これはレム睡眠が頻繁に起こっているからです．それから幼年から壮年へと年をとるにつれて，そのレム睡眠の出現率が減り，だいたい15〜20％前後，つまり睡眠時間8時間だと1時間から1時間半の間，1回

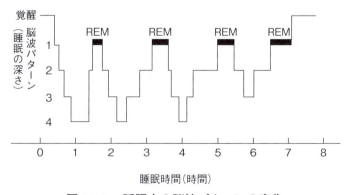

図 17-49　睡眠中の脳波パターンの変化
眠りとともに脳波の徐波化が進むが2時間くらいでREM睡眠が起こり，このようなリズムが朝目覚めるまでに3〜4度繰り返されます．

10〜20分間，4回にわたって，このような眠りが起こっているのです．年をとっていくに従って，レム睡眠の時間はだんだん減っていって，非常に高齢者になるとこのレム睡眠は起こらないようになります．このようなことからも，脳の発達や記憶の形成にレム睡眠が関わっているのではないかといわれています．

❸**睡眠・覚醒中枢**：睡眠が脳の中のどこで起こされているのかということについての研究もなされてきました．たとえば，エコノモが見つけたのですが，眠り病にかかっている人が亡くなったあとで解剖してみると，脳の視床下部に壊れた場所があるということがわかりました（図 17-50a）．そこで視床下部が睡眠の中枢ではないかと考えられるようになりました．また，スイスのヘスという研究者は，この視床下部の特殊なところを刺激すると，ネコが眠り始めることを報告しました．

一方，1949年ころに，アメリカのマグーンとイタリア出身のモルッチという研究者たちは，脳幹の中の網様体と呼ばれる場所に，覚醒を起こさせる場所があることを見つけ出しました（図 17-50b）．それを覚醒中枢といってもいいと思いますが，図の脳幹網様体賦活系を刺激すると動物が起き上がります．この部分には脊髄や末梢の神経や見るとか聞く，あるいは痛みなどの末梢からのいろいろな刺激が集まってきて，脳の意識のレベルを高めているという考えが出てきたのです．

現在のところ，視床下部と脳幹の働きの兼ね合いによって，意識レベルや睡眠が決

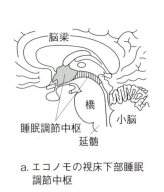

a. エコノモの視床下部睡眠調節中枢

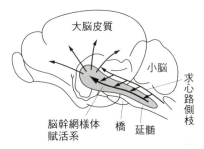

b. マグーンらの脳幹網様体賦活系（覚醒系）

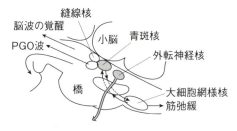

c. 脳幹にある REM 睡眠中枢

図 17-50　睡眠，覚醒，REM 睡眠の中枢

REM 睡眠の中枢は脳幹の青斑核，縫線核や橋にある被蓋巨大細胞野という部位が関与しているといわれています．

められるということが明らかになってきています．そして，レム睡眠は脳幹の中にその発現させる中枢があるということも明らかになってきています（図17-50c）．

このように睡眠は脳の働きと深く関わっていますが，脳波のゆっくりした徐波睡眠は，脳全体の眠りと考えられ，レム睡眠の起こっているときには内臓のいろいろな機能統御調節が乱れることから，体の眠りとも考えられています．

5 高次脳神経機能

■ 左脳と右脳

最近この大脳の働きの中で，大きなトピックスになっていることに左脳と右脳の働きがあります．

1970年頃，大けいれんの起こる患者の治療法として，大脳の左右の半球を切り離すという手術（これを分離脳といいます）が行われました．それは，けいれんやてんかんが脳全体に広がっていくというときに，左右の半球の真ん中の脳梁という部分で，左右を密に連絡している神経線維を切り離してしまい，けいれんがもう一方の半球に広がるのを抑制するための療法なのです．

この手術は治療のために行われたのですが，この患者さんたちのいろいろな行動を研究してみると，左脳（正確には左半球）と右脳（正確には右半球）の機能が，互いに異なっているということがわかってきたのです．この研究はスペリーによって始められました（スペリーはそのために1981年ノーベル賞を受賞）．古くからわかって

いましたように，私たちの眼から入るいろいろな情報というのは右視野からの情報は左脳の方に，左視野に映っているものは網膜に映ったあと視神経を通って右脳の後頭葉に伝えられます（図17-51）．これは視交叉といって，脳の底の部分で神経路の半分の神経線維が左右に交叉しているからです．図を見てもわかりますように，右の視野に映ったものは黒く塗った神経路を通って左脳に入っていきます．逆に左のものは右脳に投射するのです．

そこで分離脳の手術を受けた患者さんについて，眼の視野を左と右でさえぎってお互いに視野にあるものが見えないようにし，左だけもしくは右の視野だけに何かを

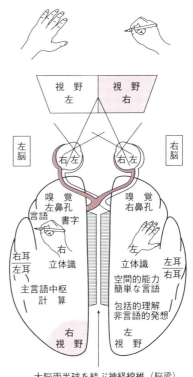

図17-51 分離脳による左右大脳半球の機能の模式図

見せることによって，右で見えているものは左の脳に，左で見えているものは右の脳に映るということを利用しながらいろいろな実験をしたのです．

たとえば左の方に鍵や時計などいろいろなものを置き，「鍵を取りなさい」などの命令をすると，左の手ではそれをすることができますが，右の方（左の脳）では知らん顔をするというようなことが起こるのです．このような操作を加えていろいろな質問をしたり，写真を見せて何を考えているかを左脳と右脳で別々にその働きを調べてみると，興味あることが次々とわかってきたのです．つまり左の脳は，言語や計算など非常に論理的な事柄のために働いているのではないか，右の脳は一般によくいわれているように，感覚的で直観的なことのために働いているのではないかと思われるようになったのです（図 17-51）．

このように左脳と右脳はまったく別の働きをもっているように考えられていますが，それを発見したスペリーやザガニガといった研究者たちは，左脳と右脳はまったく別々の脳だといっているのではなくて，それらが常に綿密な対話をしながら1つの結果を出していくという意味では，けっしてこの2つが別のものではないという立場をとっていることは注目すべきことです．

■ 連合野の働き

大脳の中で非常に重要な連合野の働きについてお話ししましょう．図 17-43 にも示してありますように，感覚野や運動野，視覚野といった場所には，その分業を受けもつ神経細胞の集団があり，機能局在があることはすでに述べました．しかし大脳の中でまだまだわからない領野も多いのです．実はそれらの部分は，脳機能の点から見てきわめて大切な働きをしているところで，これらの領野のことを連合野といいます．

図 17-52 でピンク色の部分が連合野です．連合野には，機能局在に関連したさまざまな細胞群が密集して存在しています．この連合野の大きさについては図を見てもわかるようにイヌ，サル，チンパンジー，ヒトと発達段階に従い，だんだんと大きな領野を占めています．先述したように運動が起こる場合でも，体のいろいろな位置を感知する体性感覚野からの情報をいったん得たあと，前頭前野にある細胞にうかがいをたてて，4野と呼ばれる随意運動をつかさどる場所で運動をする筋を収縮する命令を出すことになるといいましたが，これと同じように脳に集まってくるいろいろな情報を連合野に集めて，それに対する認識や行動を決めていくのです．

この連合野の発達がヒトをヒトたらしめる，あるいはヒトを人間たらしめる行動をとらせるために重要な働きをしているのです．1つの例として，連合野の中でも前に

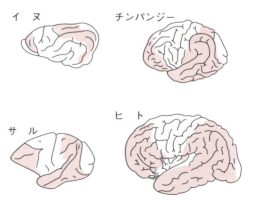

図 17-52 動物の発達と大脳皮質連合野（ピンク色の部分）

ある前頭連合野では，意志とか創造，思考などをつかさどり，この場所の発達が人間の特徴を決めているといいました．この前頭連合野の中でもブロードマンの地図の46という場所は，記憶と並んでものがその場所に存在していることを知るという意味で非常に重要な場所です．この場所についての研究は1930年代に遅延反応（おあずけ反応）と呼ばれる研究で始まりました．

それは簡単にいうと，サルで前頭葉を切除すると，ものがその場所に「存在」することが理解できなくなるという研究でした．図 17-53a はウィスコンシン型の実験操作の機械の模式図ですが，サルと対話することにより，餌をやったり報酬を与えたりしながら，複雑な実験系を組み，その結果，ある種の行動が脳のどの場所と関係しているかがわかってくるようになってきました．

図では，サルの前にカーテンがありますが，その右で実験者が眺めています．ここでサルが手を出している場所に穴がたとえば2つあるとします．左の1つには餌を入れ，白い積み木のような蓋をします．右は，餌はなく，赤い蓋をし，まず餌は左の方にあることを見せながら，蓋をしたあとでカーテンをして何分か後にもう一度カーテンを開け，餌が赤か白のどちらの穴にあるかを学習させてみて，その記憶がどのくらい保持されているかを確かめることにより，餌のありかを知る箇所が脳のどの部分にあるかを調べていくものです．このとき，脳のある部分を取り除いたり，壊したりすることにより，サルの行動や記憶が変化します．これにより脳の分業体制における機能局在が明らかになってきたのです．

1930年代には，この前頭葉前部を切除することからスタートしたのですが，現在の精細な研究から，この前頭連合野の46野という場所が，ものがそこに存在していることを記憶し，認識するところだということがわかってきました（図 17-53b）．い

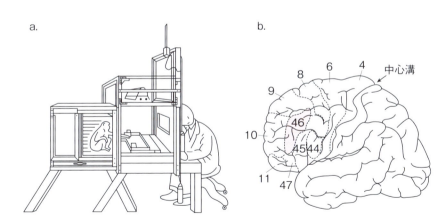

図 17-53　前頭連合野の機能と遅延反応の研究

(a) ウィスコンシン型の古典的な実験操作の模式図（現在ではコンピュータを組み込んだ精細な研究装置が用いられています）．(b) ブロードマン地図の46野が遅延反応と関係しています．この部位はものがそこに"存在"していることを知る部位であることがわかります．

うなれば，ハムレットの最も有名な言葉で「To be or not to be.（生きるべきか，死ぬべきか）」すなわち，なお存在すべきか存在せざるべきかという命題がこの46野という場所で判断されているのではないかと考えられるようになっています．

これらの研究は単純にそこにものが存在することを認識するかどうかを見る実験ではありますが，さらに発展させて考えてみますと，存在することの意味が，自分が存在している，あるいは世界が存在しているということを認識できるかできないかということにつながっていく研究であるといえます．このように前頭連合野の機能が非常に高次の神経機能をもつという面から考えると，46野はきわめて重要な場所であり，哲学で問題にした「存在」という言葉に関わっていることが理解できるでしょう．

また存在を知ることは，過去・現在・未来の存在，すなわち「時間」を知ることにもなるのです．ハイデッガーという哲学者の有名な本に『存在と時間』という題名がつけられています．それは人間の在り方を哲学的に論じた本ですが，脳生理学的な立場からみると，大脳皮質の46野という領野がこれに関与するのではないかと思われます．

脳は，外の環境で起こっていることを，皮膚で触れ，眼で見，耳で聞いて情報を受理し，一度脳の中に伝え，そして判断し意識した結果を記憶としてしまい込み，新しい行動が起こるときには，それに問い合わせをして，次の運動や行動や精神機能を生み出していくのです．したがって「存在」に対する判断についても，そのような記憶や経験が影響を与えることにもなります．

■ 脳と言葉

私たちの話し言葉によるコミュニケーションは空気の振動を介してなされます．つまり話し手の人の脳の意識を通して意味のある言葉を側頭葉の内言語野で構築し，その内容を音声として発するための運動指令をするために，それを前頭葉下部にある運動性言語野に伝えます．その言語中枢はその指令に基づいて，声帯の緊張度や口腔の形，声の大きさを決め，音声器官を動かし話し言葉となるのですが，口，鼻から発せられる音声は空気の振動として伝播され，聴き手の耳を入り口とする聴覚器官に伝えられ，鼓膜を振動させるのです．その振動は途中リンパ液の振動に変換され，その振動が聴神経を通して側頭葉の聴覚中枢を経由して感覚性の言語野に伝えられ，その話し手のことばの意味を理解把握し，意識に上るのです．

言葉を発し，言葉を理解，構築する脳での中枢部位が明らかにされたのは，今から150年ばかり前のことです．フランスの外科医ブローカが，ある患者さんで，言葉は理解できるが，発語としては‘タン’としか答えることのできない人が亡くなった後，脳の左前頭葉の下部に損傷があることを明らかにし，その後の研究で言葉を発する運動性言語野（外言語中枢）は前頭葉下前頭回の後部にあり，ブローカ中枢と呼ばれるようになりました．一方同時期に，ドイツのウェルニッケが言葉はさまざましゃべれるが，言葉に流暢性がなく，意味のない言葉を発したり，言葉の意味を理解できない患者さんの研究から，その障害の脳部位が側頭葉の第一側頭回にあることを発見

しました．その部位がウェルニッケ中枢あるいは感覚性言語野（内言語中枢）といわれています（図 17-54）．

これらの部位に脳梗塞などで障害が起こると特徴的な症状が起こり失語症といわれています．前者の場合はブローカ失語症（運動性失語症），後者の場合はウェルニッケ失語症（感覚性失語症）といわれています．さらにウェルニッケ中枢とブローカ中枢を連絡する弓状束に障害が起こると，言葉はしゃべれるが，繰り返しや復唱ができない伝導性失語症が起こります．またさまざまな研究で，図にある，Vと書かれている部位の障害では，読んでも言語を理解できないということから失読症，Sと書いてある場所は，わかっていても書くことができないということで，失書症といわれています．

言語の中枢が左脳に存在するか右脳に存在するかについては，いろいろな議論がありました．最近では，PETやMRIの脳画像解析で，言語中枢は右利きの人では90％以上，左利きの人では70％以上は左の脳に存在することが確認されました．

言葉をもつということは「ヒトを人間たらしめる」という意味で，非常に高度な機能の一つですが，私たちが何気なく毎日しゃべっている言葉は，脳の中で起こる機能の表現としてなされている大きな仕事なのです．その意味で，古い文化や歴史も，今から生まれる新しい文化も，言語を通してなされていくことを考えれば，脳の高次神経機能の表現としての言葉は，人間が生きていくうえにきわめて重要な意味をもっていることがわかるでしょう．

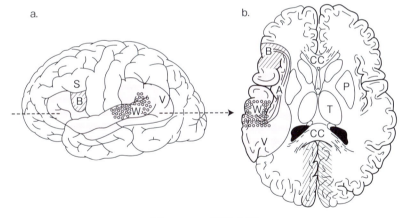

図 17-54　言語中枢

a．大脳左半球外側から見た図
b．a図の点線部位の水平断を上から見た図
Bはブローカ言語中枢（前言語野），Wはウェルニッケ言語中枢（後言語野）．Bの部位が壊れると言葉は作れても喋れません（運動性失語症）．Wの部位が壊れると言葉の理解，言語構成の障害が起こります（感覚性失語症）．Sの部位が壊れると字が書けません（失書症）．Vの部位が壊れると字が読めません（失読症）．Aは前言語野-後言語野を連絡する弓状束．弓状束の障害では言語理解力と流暢性は比較的維持されますが，単語を正確に反復できません（伝導性失語症）．
（Robert C. Cellins 著，岡田安弘訳：コリンズ臨床神経学．2001 より）

脳神経系の病気

1. 脳卒中とその予防

　脳卒中は脳の血管が詰まったり，破れたりして脳組織への血液が供給されないために起こる病気で，運動麻痺や歩行障害をはじめ，意識障害，言語障害，認知障害，記憶障害など高次の神経機能の障害をきたします．脳卒中はギリシャ語で apoplexy とも呼ばれ，「急に打ちのめされる」という言葉どおり突然に起こります．

　脳卒中には図 17-55 に示しますように，脳梗塞と脳内出血があります．脳梗塞は動脈硬化や高脂血症，高血圧あるいは心臓疾患などが原因で脳の血管が閉塞されるもので，細い血管が詰まるラクナ梗塞，動脈硬化のために比較的太い動脈が詰まって起こるアテローム梗塞，さらに不整脈などの心臓病で心臓内の血栓がはがれ，脳動脈に流れ込んで閉塞する心原性脳塞栓症があります．また脳内出血は高血圧や糖尿病，動脈硬化などでもろくなった血管が破れ脳の中に出血するものです．くも膜下出血は動脈瘤（血管の一部が膨れてできた瘤）が血圧の急激な上昇で破れ，脳を覆っているくも膜層に出血するもので重篤な症状を示します．また一過性脳虚血発作（TIA）は，頸動脈や脳の主な幹動脈，あるいは心臓からの小さな血栓が脳動脈を一時的にふさぐもので 5 分から 24 時間以内に消失するものです．日本では 1970 年ごろまでは脳出血が大部分を占めていましたが，それ以後は血圧のコントロールがよくなり，脳出血の頻度は減少した半面，食生活の影響もあって脳梗塞が増加しています．

　出血や梗塞が起こると，その血管が分布支配している領域への血流が遮断され，細胞に酸素と栄養（グルコース）が供給されないため，エネルギー不足になってその部位の細胞群や神経線維が死んでしまうのです．脳は機能局在といって，場所によって働きが異なっているため，どの部位の細胞群が破壊されたかによって出てくる症状がさまざまに異なっています．

　心臓から送られてきた血液は頸部の内頸動脈と椎骨動脈を通して脳内に流れていきますが，脳底の部分で前大脳動脈，中大脳動脈，後大脳動脈の 3 つの大きな枝に分かれます．前大脳動脈は脳の前内側部を，後大脳動脈は後内側部を，中大脳動脈は大脳の 80％ に及ぶ中間部に血液

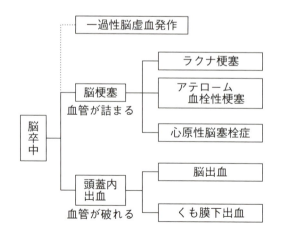

図 17-55　脳卒中の分類

を送っています．これらの動脈の根幹部に梗塞，出血が起こると広い範囲の脳組織が障害を受け，複雑な障害が発生します（図 17-56）．前大脳動脈野に梗塞，出血が起こると反対側の下肢の筋力低下や感覚消失やのほか無為，意欲喪失などいわゆる前頭葉症状などをひき起こします．中大脳動脈が障害されると，反対側の上下肢の片麻痺，感覚消失，反対側空間無視（右半球梗塞の場合），失語症（左半球梗塞の場合），構成失行（右頭頂葉）が起こります．後大脳動脈野に出血，梗塞が起こると反対側の感覚消失（視床症状），反対側半盲，失読症（左半球），大脳性色盲の他，人の顔を見ても誰かわからない相貌失認などが起こります．また椎骨動脈や脳幹に分布する動脈に梗塞，出血が起こると片麻痺，運動失調，眼球運動障害，嚥下障害，めまい，悪心，嘔吐などさまざまな脳幹の症状をきたします．

　また左脳半球の前頭部の前言語野に梗塞が生じると，運動性失語症といって，言葉がしゃべれなくなりますが，側頭葉の後部の後言語野に梗塞が起こると，言葉を理解し，意味のある言葉を発することができなくなります（図 17-57）．私は脳卒中のために上肢，下肢に運動障害のある片麻痺の患者さんの中でいちばん気の毒に思うのは，言語障害のある方々です．もちろん一側の手足がいうことを利かず苦労されている方々も大変ですが，自分の言いたいことが言えず，また相手の言うことを理解できないことほど人間にとって苦しいことはないと思われます．

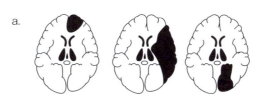

1. 前大脳動脈梗塞　2. 中大脳動脈梗塞　3. 後大脳動脈梗塞

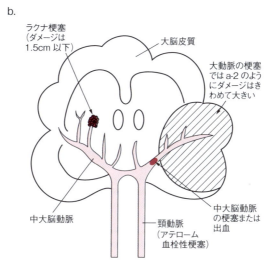

図 17-56　脳血管の分布と脳卒中
  a. 脳血管の分布による梗塞部位
  b. 梗塞，出血の原因となる動脈

脳卒中の診断には，片麻痺，失語症，構音障害，めまいなどの身体神経症状を参考にするほか，CT，MRI，心電図，頸動脈エコーなどによって，脳卒中であるのか，脳梗塞なのか，脳のどの部位に損傷があるのかを決めます．梗塞の場合には直ちに血栓溶解療法を行います．これはt-PA（組織プラスミノーゲン活性化因子）を梗塞発症後3時間以内に静脈内投与して血栓を溶解するものです．また脳出血の場合，出血で生じた血腫を手術によって除去します．

高齢になると，脳卒中になる危険性は増大しますが，日頃どのようなことに気をつけておけばよいのでしょうか．それは表17-3の危険因子の項目に記したように，高血圧に気をつけ，糖尿病や肥満にならぬようにすること，不整脈や心房細動のある人は適切な治療を早急に受けること，そして一般に言われている生活習慣病の予防に気を配っておくことです．

脳卒中発症後の治療には運動，認知を含めたリハビリテーションが主体となります．

表17-3　脳梗塞・脳出血の危険因子

・高血圧	・糖尿病	・不整脈
・心房細動	・肥満	・高脂血症
・高齢者	・家族歴	
・生活習慣：喫煙，ストレス，運動不足，食事，飲酒		

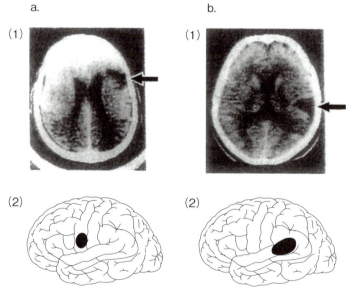

図17-57　a. 前言語野（ブローカー言語中枢），b. 後言語野（ウェルニッケ中枢）に梗塞が起こった例

(1) はCTスキャンの写真，矢印は梗塞部位，a-(1) では左後頭葉にも梗塞巣がみられます．(2) は左半球の (1) のCT写真に対応した言語中枢梗塞部位を示します．

2. 認知症とその対策

　現今の高齢社会が直面する最も深刻な問題は，認知症に対する対策です．近代医療の進歩は人の寿命の身体的な長寿化には成功したとはいうものの，脳の老化に対する対策，研究をなおざりにしてきたと言えるでしょう．認知症は60歳を過ぎると発症率は上がり85歳では5人に1人が認知症になります（図 17-58）．現在日本では高齢者のうち200万人が認知症に罹患していると言われています．

　認知とは脳に入ってくるさまざまな事柄（情報）を分析・理解・判断・記憶し，それに的確に反応するということです．したがって認知機能は私たちの日常生活に欠かせないものです．このような認知機能が部分的，あるいは全般的に壊れた状態が認知症です．認知症の症状としては，その中核として記憶障害があります．そしてものごとに的確な判断や決断ができない判断力障害，そして何をどのように実行してよいのかわからない実行機能障害，さらに自分が何をしているのかわからない失行，失認，そして言葉が出てこない失語などの症状が中心となり，それらの障害をもとにしてうつ状態や幻覚，妄想状態，せん妄，不眠をはじめとして，徘徊や攻撃的な言動，不潔行為といった周辺の症状があらわれます（表 17-4）．

　もの忘れについて，通常の生理的なもの忘れでは，自分が忘れたことを自覚しており，内容の詳細はおぼろでも出来事の記憶はあるが，病的なもの忘れでは，自分が忘れたことを自覚せず，出来事の内容はおろか出来事そのものの記憶ができません．

　認知症の中で脳血管性認知症とアルツハイマー病が代表的な認知症ですが，そのほか認知症とパーキンソン病様の運動障害を伴ったレビー小体型認知症，さらに交通事故などによる脳外傷やがんの脳転移，アルコール中毒などの二次性の脳障害性認知症，さらに腎炎，肝炎，肺炎などに伴って起こる症候性認知症，孤独などの生活環境に伴う刺激減少で起こる廃用性認知症，さらにストレス，うつ病，定年退職などが起因の心因性認知症があります（表 17-5）．

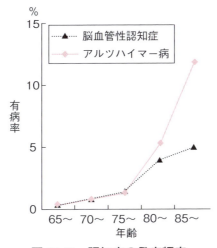

図 17-58　認知症の発症頻度

老年期認知症の頻度は加齢とともに幾何級数的に増加します．その70％はアルツハイマー病が占めています．85歳以上になると5人に1人が認知症といわれています．

しかしその頻度からいって現在医学的にも社会的にも問題になっているのは脳血管性認知症とアルツハイマー認知症でしょう．脳血管性認知症は文字どおり脳血管の動脈硬化などによって脳血流が障害され，十分な栄養（ブドウ糖）と酸素が脳細胞に運ばれないため，エネルギー不足になって脳細胞が障害，破壊され脳機能が低下するために起こります．一方，アルツハイマー認知症では脳組織にβ（ベータ）-アミロイドというタンパク質が蓄積して老人斑という斑点をつくり，さらにそれが細胞内の異常タンパク質であるτ（タウ）-タンパク質の形成を促進し，

表17-4　認知症の中核症状と周辺症状

中核症状（必ず見られる症状）
・新しいことを覚えられない，以前のことを思い出せない（記憶障害）
・段取りや計画が立てられない（実行機能障害）
・服の着方や道具の使い方がわからない（失行）
・者の名前が出てこない（失語）
・品物を見ても何だかわからない（失認）
・抽象的な考え方ができない　など
周辺症状（身体の具合や環境によって影響される症状）
・夜中に急に騒ぎ出したりする
・実際にないものが見えるという
・財布や着物を盗まれたという
・不眠
・無目的に歩き回る
・目を離すとすぐに外に出ていこうとする
・理由がないのに，入浴や着替えを嫌がる
・食べ物以外のものも口に入れる
・目の前にあるものは何でも食べてしまう
・抑うつ状態
・1人にされると落ち着かなくなる
・実際は何でもないのに必要以上に身体の具合を気にする
・些細なことで声を荒げたり，手をあげたりする
・イライラして落ち着かない

表17-5　認知症の種類と原因

種類	原因
アルツハイマー病	脳内タンパク質代謝の異常 神経原線維の蓄積
脳血管性認知症	動脈硬化，脳卒中，老化，循環障害（酸素，ブドウ糖の不足）
レビー小体型認知症	レビー小体の蓄積
脳障害性認知症	二次性障害，交通事故，脳外傷，アルコール，がん転移
症候性認知症養成	肺炎，腎炎，肝炎
廃用性認知症	刺激減少，環境変化，孤独
心因性認知症	ストレス，うつ症状，定年退職

τタンパク質は糸状の神経原繊維となり，細胞内を埋め尽くして神経細胞が死んでしまうのです（図17-59）．特に記憶に関係した海馬という部位や大脳皮質の細胞が消失し，萎縮し働きを失ってしまうのです．いずれにしろこれら2つの認知症は神経細胞が消失して機能を失うのは同じなのですが，原因を異にします．同じ人で脳血管障害とアルツハイマー病が合併すると認知症の症状がきわめて早く進行します．

最近のアルツハイマー病の研究で，なぜそのような異常タンパク質が脳に蓄積して，細胞が破壊されるのか，その機序が明らかにされました（図17-60）．もともと細胞の膜にはいろい

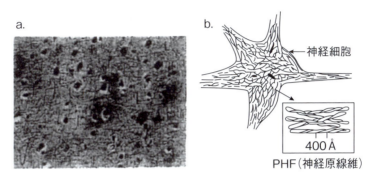

図17-59　アルツハイマー病における脳内変化

a. 脳組織にびまん性にβ-アミロイドタンパク質からなる老人斑が蓄積されます．b. 神経細胞の中にτタンパク質からなる神経原線維が無数に出現し細胞が働かなくなります．

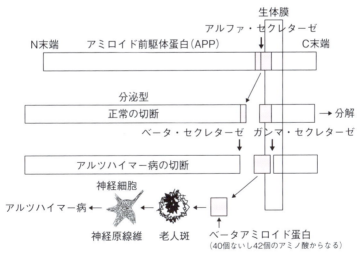

図17-60　細胞破壊の機序

細胞膜に埋まりこんでいるβ-アミロイドの前駆体タンパク質（APP）がα，β，γセクレターゼという酵素で切断され，β-アミロイドが形成されます．それが凝集して老人斑として蓄積されます．それが細胞内のτタンパク質からなる神軽原線維の形成を促進し，アルツハイマー病の原因となります．

ろな種類のタンパク質が埋まりこんでいてそれぞれ多様な働きをしていますが，そのうちアミロイド前駆体タンパクというタンパク質が酵素で切断され，細胞膜側に残った小型タンパク質の一部がさらに切断されてアミノ酸が40個ばかり連なった小型のタンパク質（β-アミロイド）が凝集し，塊となって脳組織に溜まり老人斑となるのです．さらにこのタンパク質が細胞の中のτ-タンパク質に作用して神経原線維変化をきたし，細胞死を起こすのです．

　認知症の薬としては，まだ的確な薬は発見されていません．よく使われている薬としてアリセプト（塩酸ドネペジル）がありますが，これは脳内のアセチルコリンという神経伝達物質の働きを強める対処療法で，認知症の根治療法ではありません．しかし上述のように脳内タンパク質の代謝異常の様態が明らかになってきたので，β-アミロイドの生成を抑制したり，できたアミロイドやτタンパク質を分解する薬が開発されつつあります．β-アミロイドをできないようにするワクチンも開発されています．数年のうちには効果のある認知症薬ができることが期待されています．

　しかし認知症の根本的な治療薬が開発されていない現段階では，認知症に対する対策は2つしかありません．一つは認知症にならない努力をすること．それには脳血管障害を起こさないように，脳の血のめぐりをよくすること，つまり動脈硬化を防ぎ，心筋梗塞や脳卒中の予防で強調されているような生活習慣を心掛けること，そして最も重要なことは常に脳を活性化することです．ものを見，経験して感動，感激すること，そして好奇心をもって学習意欲をもつことです．何もしないで1日中テレビを受身で見るだけでなく，外に対して働きかけることが大切です．もう1つは認知症の症状のある当人，そして周りの人の心構えと対策でしょう．当人には認知症の進行を遅らせるような対処薬の投与とともに，脳を活性化するリハビリテーションが必要となります．一方，認知症の介護にあたる人の苦労は大変ですが，認知症をもつ人も記憶や高次機能に障害はあるとはいうものの，その世界の中でそれぞれの人格をもつ個体であることを認識して対応せねばなりません．そして介護する人が倒れないような社会的なサポートが確立されなければなりません．

18 感覚系の成り立ちと働き

　1個の生体が与えられた環境の中で生きていくためには，その環境の情報を十分に把握し，それに適切に対応していかねばなりません．したがって内外の環境情報を生体情報として正確に感受することが必要です．そのためにさまざまな感覚器が発達し，それらの感覚器からの情報をもとに，多様な反応，行動が惹起されることとなるのです．

1 感覚系の成り立ち

　外部からの刺激を最初に感知するのは，第一次感覚ニューロンの末梢側に分化発達した感覚受容器（sensory receptor）です．この感覚受容器は，圧力，光，音，臭い，味，あるいは血液のO_2分圧やCO_2分圧などさまざまなものの変化を感受しますが，これらの刺激が与える物理・化学的刺激エネルギーによって起動電位（受容器電位）を発生させ，それがある閾値以上になると，活動電位（インパルス）を発生させるのです．つまり受容器は圧や，音，臭いなどのアナログ信号を活動電位というデジタル信号に変える変換器（ADコンバータ）として働き，このインパルスが，脳の視床を介して大脳皮質の特定領域に伝えられ，感覚や知覚が引き起こされるのです．また感覚神経の一部は大脳辺縁系や視床下部の情動中枢に伝えられて，快感や不快感といった情動を引き起こしたり，脳幹の自律神経中枢に働いて，内臓や生体内の環境の調節にも関わっています．

■ 感覚の種類

　感覚の種類は大きく分けて一般感覚と特

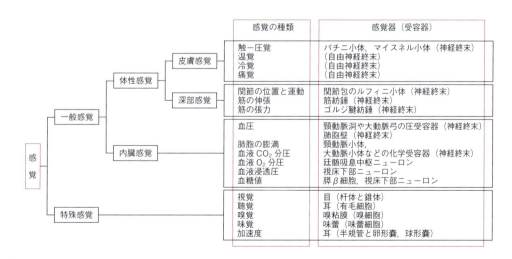

表 18-1　感覚の分類

殊感覚の2つに分類されますが，さらに一般感覚には体性感覚と内臓感覚があります（表18-1）．

①体性感覚は触覚，圧覚，温覚，冷覚，痛覚などで脊髄神経や一部の脳神経が関与しています．

②内臓感覚は内臓痛や内臓の状態を感知します．これには自律神経が関与しています．

③特殊感覚は嗅覚，視覚，聴覚，味覚，平衡感覚などで，脳神経が関与しています．

■ 感覚受容器

まず感覚を受け取る受容器（レセプター）には外からの刺激に反応する外受容器と内臓など内部の環境変化に反応する内受容器に大別されます．外受容器は接触刺激や遠隔刺激に対する受容器に分けられ，内受容器は，内臓受容器と固有受容器に分けられます．それぞれの受容器は特殊な形に分化していますが，痛覚受容器は自由神経終末という未分化な形をしています．一般に第一次感覚細胞では終末部での物理的な刺激を電気信号に変えていますが，内耳や平衡器官の有毛細胞のような第二次感覚細胞では，感覚細胞にシナプスをつくり，聴神経や嗅神経に情報を送っています．

受容器には順応（adaptation）という現象があります．それはある一定の強さの刺激を受容器に持続的に与えると，それによって感覚神経に起こる活動電位の頻度が低下してくるのです（図18-1）．たとえばある悪臭を匂っても，時間が経つとその臭いを感じなくなる現象です．ほとんどの感覚には順応はみられますが，痛覚には順応は生じにくいのです．この順応には末梢の

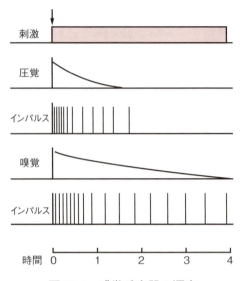

図18-1　感覚受容器の順応
一定の強さの刺激を感覚受容器に与えると感覚神経の活動電位（インパルス）の頻度が減少してきます．これを順応といいます．順応の程度は受容器の種類によって異なります．

一次感覚ニューロンで生じるものと上位の中枢ニューロンで生じるものとがあります．

感覚神経の活動電位からなる感覚情報は中枢神経系に達し，中枢の各段階で反射弓を形成して反射を起こしたり，大脳皮質に伝えられて感覚として感知されます．中枢神経内では感覚は種類ごとに異なる経路を通って伝達されます．嗅覚以外のすべての感覚情報は視床で中継され，大脳皮質のそれぞれの感覚野（一次感覚野）に投射しています．

触，圧，温覚および痛覚の深部知覚や内臓の痛覚情報は視床の腹側基底核を，そして聴覚と視覚情報は内側膝状体および外側膝状体を経由します．これらの視床核は特殊感覚中継核と呼ばれ，特殊視床投射系を介して大脳皮質の特定の感覚野に伝えられ

ます．またこれらの情報は脳幹部で脳幹網様体にも投射し，そこを上行して視床の非特殊視床投射系を介して，大脳皮質の連合野に投射しています．この脳幹網様体を通る経路は感覚の種類に関係なく共通であり，意識レベルの保持に役立っています．

　大脳皮質の一次感覚野に到達した情報は，二次感覚野そして連合野を経て知覚され，他の部位に記憶されている過去の経験，知識と照合しつつ認知され，次に必要なあるべき行為が起こされるのです．

　しかし，感覚情報としての活動電位がすべて大脳皮質の感覚受容野に伝えられるのではありません．たとえば筋紡錘や多くの内臓受容器の感覚情報は大脳皮質に伝えられることなく，脳幹反射や脊髄反射を起こして姿勢反射や運動，あるいは自律神経中枢を通して内臓の機能調節をしています．したがって感覚には，知覚・認知されるような"意識にのぼる感覚"と無意識的な"意識にのぼらない感覚"があるといえます．

2 体性感覚

　皮膚や粘膜，あるいは皮下や粘膜下の組織で，主に接触刺激によって感じられる感覚を皮膚感覚といい，筋，腱，筋膜，骨膜，関節，靭帯などの皮膚と内臓の中間組織で，接触や動きの機械的な刺激により起こる感覚を深部知覚といいます．両者を合わせて体性感覚といいます（表 18-1）．

■ 皮膚感覚

　皮膚感覚には触－圧覚，温覚，冷覚，痛覚の四種があります．受容器は皮膚内に存在する裸の神経終末，先端が膨大した神経

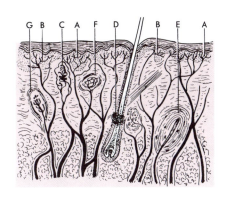

図 18-2　皮膚の縦断図
A：自由神経終末，B：メルケルの触覚板，C：マイスネル小体，D：毛根終末，E：パチニ小体，F：クラウゼ小体，G：ルフィニ小体（岡田隆夫，他著：MINOR TXTBOOK 生理学 第 8 版．金芳堂，p90，図 5-4 より）

終末（ルフィニ小体，メルケル触覚板），および被覆性神経終末（パチニ小体，マイスネル小体）などの感覚終末があります（図 18-2）．機械的には各の神経終末は，ただ 1 種類の皮膚刺激を受容します．これらの受容器の存在する場所は，皮膚表面上から，各々触覚，温覚，冷覚，痛覚などの感覚点として識別されます．

❶触－圧覚

　圧覚は皮膚に歪が起こったときに生ずるもので，触覚は圧覚の弱いものと考えられます．触・圧覚の閾値は顔面，特に口唇や鼻，舌で低く，指，腹，胸がこれに次ぎ，腕や脚足では高いのです．触点，圧点の密度は体の部位によって異なり，最も密な部位である鼻や指で 100 個/cm^2 ですが，大腿部では 10〜13 個/cm^2 です．触覚，圧覚の識別能をはかる尺度として 2 点弁別閾があります．これは，皮膚の 2 点に加えられた刺激を 2 点として感じる最小距離であり，指尖，舌ではもっとも小さく（2〜

3mm）で口唇，鼻，頬，足指，腹，背，腕，脚の順で大きくなり，脚では6〜7cmの距離にもなります（図18-3）．

❷温覚・冷覚

温度受容器には温受容器と冷受容器とがあります．温受容器は皮膚温より高い温度に反応し，冷受容器は皮膚温より低い温度に反応します．温点，冷点は各々40℃と15℃の温度刺激を与えて調べた受容器の分布する位置で表されています．温，冷点の分布は触-圧点に比べ疎で，温点の分布は顔面や手指では1〜4個/cm²ですが，他の部では1個以下で，冷点は鼻，胸では8〜13個，指掌で2〜4個といわれています．

❸痛覚

痛覚受容器は，神経線維の尖端の無髄となった遊離終末ないしその神経叢とみなされています．痛覚には特異的な適当刺激がなく，痛覚の受容器に化学，電気，機械，温，冷などの必要以上に大きい刺激が与えられれば痛覚が起こります．これらの刺激は皮膚を傷害してヒスタミンやキニンを遊離させ，神経終末を刺激し痛覚を起こさせます．

神経終末に発生した活動電位は有髄性のAδ線維と無髄性のC線維の2つの線維系統によって中枢神経に伝えられます．伝導速度はAδ線維では速く，C線維では遅いのです（☞17章脳神経の項，155頁，表17-1）．後根を通って脊髄に入ったこれらの一次求心性線維末端からは，P物質という神経伝達物質が放出され，上位中枢に伝えられていきます．

■ 深部感覚

意識にのぼる深部感覚としては，運動しているという運動感覚と深部痛覚がありま

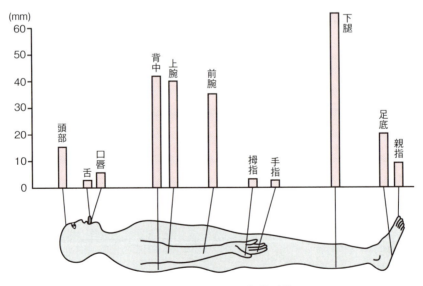

図18-3　体表面の2点識別覚

コンパスのように対になった2点で同時に体表を刺激したときに2点が識別される最小の距離を2点識別覚（2点閾）といいますが，体の部によって大きく異なり口唇や指先では感受性が高くなります．

す．運動感は空間における身体の位置や運動，あるいは身体に加えられた抵抗や重量を感じるもので固有受容感覚ともいいます．主に関節がどのような状態あるかを知る関節の位置と運動が感知されます．その受容器は関節包のルフィニ小体，関節靭帯のゴルジ腱紡錘，さらに皮膚，骨膜などの自由神経終末などです．筋の伸展を受容する筋紡錘や筋の張力を受容するゴルジ腱紡錘の情報は脊髄レベルで処理され，大脳に伝わらず，意識にのぼりません．

深部痛覚は，筋，腱，関節，骨膜などから起こる，うずくような強い痛みで，受容器は自由終末ですが，その局所はまだ明らかではありません．

■ **体性感覚の伝導路**

脊髄後根の一次求心性線維は脊髄に入ると機能に従って区分されます（図18-4）．触－圧覚，深部感覚を伝える線維はそのま

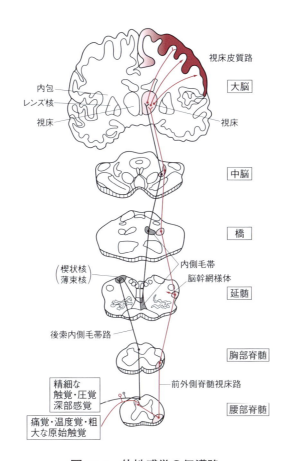

図18-4 体性感覚の伝導路

体性感覚の主な伝導路には，精細な触覚や筋の伸長などの深部感覚を伝える後索－内側毛帯路（━）と，粗大な原始的触覚や痛覚・温度覚を伝える前外側脊髄視床路（━）があります．また前外側脊髄視床路は脳幹網様体にも線維を送り（←），そこから視床に投射する経路もあります．

ま同側の後索を上行して延髄に達し，この部位にある薄束核と楔状束核のニューロンにシナプスします．ここから出る二次ニューロンは正中線を交叉して反対側の内側毛帯を上行して，視床の腹側基底核群（VPL，VPM）に投射しています．この上行路のことを後索系あるいは内側毛帯系といいます．痛覚，温−冷覚を伝える一次ニューロンは脊髄の後角に入って，後角の二次ニューロンにシナプスし，この二次ニューロンは同じレベルで正中線を交叉して反対側の前側索を上行し，内側毛帯を経由して視床の腹側基底核群（VPL，VPM）に投射します．

顔面や頭皮の皮膚感覚は三叉神経に支配されていますが，その一次ニューロンは橋に入って，三叉神経主知覚核と脊髄路核のニューロンにつながり，この二次ニューロンは内側毛帯を経由して視床の腹側基底核群に投射します．視床からの三次ニューロンはすべて大脳皮質の中心後回の体性感覚野に終わっています．

■ 大脳皮質体性感覚野

末梢からの感覚情報を受け取った視床の中継核ニューロンの神経線維は大脳皮質の中心後回の一次体性感覚野（3，1，2野）に投射しています（☞ 17章脳神経の項，図 17-41，42，43）．二次体性感覚野は一次感覚野の下部に接して外側溝の上壁にあり，視床からの投射線維と同様に同側性の他の皮質部位からの入力も受けています．

3 内臓感覚

内臓の感覚には主として自律神経が関与

していますが，自律神経も体性神経と同様に，その働きの基本は刺激の受容−反応にあります．自律神経系は自律神経系の成り立ちと働きの項（☞ 17章169頁）で述べましたように，求心性線維，中枢，そして遠心性線維からなっています．中でも内臓の各々の臓器がどのような状態にあるかを中枢に知らせるための内臓求心系は，生体の個体維持，種族保存そして内部環境の維持に重要な働きをしています．たとえば呼吸，血圧，脈拍，消化など基本的な生命活動を維持し，調節する感覚情報は，通常体性感覚と違って大脳皮質にまでは伝えられず，受容器からの感覚情報は求心性神経を介して脊髄，脳幹，視床下部の自律中枢で処理され，遠心性神経に切りかえられて反射的に効果を表します．一方，感覚受容器からの情報が求心系を介して大脳皮質にまで伝えられる場合には，のどの渇き，悪心，便意，尿意，性感覚などの臓器感覚や内臓の痛覚として知覚されます．

痛覚受容器は皮膚痛覚と同じように無髄（C線維）の自由終末です．胸部，腹部臓器からの痛覚情報は，交感神経支配領域の求心性線維を介して脊髄後根に入ります．食道，気管，咽頭，膀胱，尿道，大腸下部，直腸部位からの情報は副交感神経支配領域の求心性神経を経て中枢に伝えられます．これらの線維の細胞体は脊髄神経節，あるいは迷走神経核などの脳神経核にあります．中枢内では体性感覚と同様の伝導路を上行し大脳皮質の体性感覚野に達します．

■ 関連痛

関連痛（referred pain）とは，自律神経反射の項（☞ 17章脳神経の項，図 17-31，

32）で述べたように，内臓臓器からの痛みを発痛刺激の加わった場所ではなく，体性組織の一定部位に投射して感じられる現象です．この関連痛は内臓刺激を受け入れた脊髄分節で体性投射されますので，内臓痛と重なることも，あるいはまったく離れた場所で感覚されることもあり，後者の場合を放散痛といいます．たとえば心臓痛が左肩や左腕内面に痛みを起こしたり，胃痛が上部背中に痛みを感じさせるのもそのためです（図 18-5）．このように痛みが関連痛として放散するとき，もとの痛みが発生している組織内臓と発生学的に同じ体節あるいは皮膚節に由来する部位に放散されることを"皮膚節（dermatome）の規則"といいます．関連痛の起こる機序としては，内臓の感覚神経情報と体性感覚情報が脊髄の後角部位で同じ痛覚伝導路の神経細胞に収斂して起こると考えられています．

4 特殊感覚

■ 視 覚

視覚の受容器は眼です．眼は光受容器のある網膜と，その像を結ばせるための通光器官からなっています（図 18-6）．網膜は光刺激を電気信号に変え，この情報を視床の外側膝状体を介して大脳の後頭葉皮質に伝えます．

1）眼の成り立ち

❶通光器官：眼球の断面図（図 18-6a）を見てもわかりますように，通光器官は角膜，眼房水，水晶体，硝子体からなっています．角膜は血管を含まない透明な組織で，周辺の結膜を通じて強膜に移行しています．水晶体も血管を含まない透明な弾性のある組織で，周辺は毛様体小帯を介して毛様体についています．硝子体は，水晶体と網膜の間の空間を占める透明なゼラチン様物質です．透明な液体である前眼房水は毛様体で

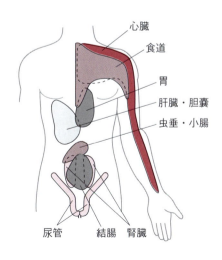

図 18-5 関連痛

（Martini F：Fundamentals of Anatomy and Physiology, Second Edition, Prentice Hall, p.528, 1992 より）

分泌され，隅角にある強膜静脈洞（シュレム管）（図18-6c）に吸収されます．

❷網膜：網膜には光の受容器（視細胞）である杆体（rods）細胞と錐体（cones）細胞のほかに，4種の神経細胞，すなわち双極細胞，水平細胞，アマクリン細胞，神経節細胞が8層構造をなして並んでいます（図18-6b）．杆体と錐体である視細胞はいちばん深い強膜側にあり，視神経につながる神経節細胞は硝子体側にあるため，光は網膜の全層を貫いた後に視細胞に達し，その情報が水平細胞や双極細胞，アマクリン細胞などの修飾を受けながら神経節細胞を介して中枢に伝えられるのです．

ヒトの一眼には錐体細胞が6×10^6個，杆体細胞が約1.2×10^8個あり，杆体細胞の方が錐体細胞より多いのです．視神経は10^6本以下なので，10〜100個の視細胞の情報が，1本の視神経に収束していることになります．網膜黄斑部中心部の中心窩周辺では杆体細胞はなく，錐体細胞のみが感覚線維と1対1に対応しています．

杆体はロドプシンという感光色素をもっていて，光の感度が高く，光を感受し色の

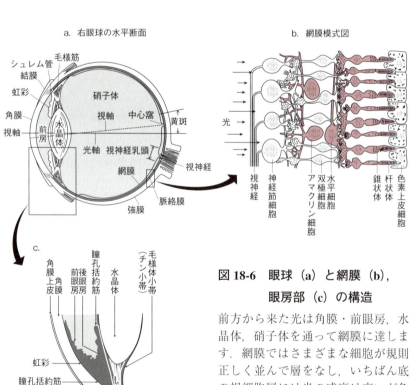

図18-6　眼球（a）と網膜（b），眼房部（c）の構造

前方から来た光は角膜・前眼房，水晶体，硝子体を通って網膜に達します．網膜ではさまざまな細胞が規則正しく並んで層をなし，いちばん底の視細胞層には光の感度は高いが色を感じない杆体と，光の感度は低いが色を感じる錐体があります．そこで光・色を感知した情報は双極細胞や水平細胞，アマクリン細胞の修飾を受けながら神経節細胞に達し，視神経を介して中枢に伝えられます．

区別はしません．錐体はイオドプシンという感光色素をもっていて異なる3種類（青錐体，緑錐体，赤錐体）（図18-7）色を感知します．

❸**視野と視力**：眼の前の一点を注視した状態で見える範囲を視野といいます．白に対する視野よりも，色に対する視野は狭く，中でも緑に対する視野が最も狭いのです．注視した点から15°外側の位置に，視細胞のない視神経乳頭に対応して盲斑（盲点）があります．視力は，眼の分解能の度合いを示す数値で，識別できる最小の視角（分単位）の逆数で示されます．

❹**色覚異常**：ヒトの眼は，波長が400nmの紫から，800nmの赤までの範囲の可視光線を感知できます．色覚には，波長やその組み合わせに対応する色調，色の明るさに対応する明度，さらに白や黒が混ざって白っぽく，あるいは黒っぽくなった度合いを示す彩度の3つの要素が区別されます．

錐体に異常があって色の識別ができないのを色覚異常といって，多くは先天性です．色覚異常の程度によって，色弱，部分色弱，全色弱に区別されます．錐体には赤，青，緑の感光物質のうちのどれかが含まれていますが，赤または緑の感光物質が欠損して，赤か緑の色覚異常を起こすことが多いのです．このような赤緑色覚異常は伴性劣性遺伝し，男性にのみあらわれます．

❺**遠近調節**：眼の遠近調節は，水晶体の厚さの調節によってなされます．つまり毛様体筋の収縮と水晶体の弾性によってなされます．副交感神経の刺激によって毛様体筋が収縮すると，毛様体が内方に突出し，水晶体は自分の弾性によって前後の厚さを増し，視点が近方に移動します（図18-8）．中年以降になると，水晶体が硬くなって弾力性を失い，調節の能力が低下し，いわゆ

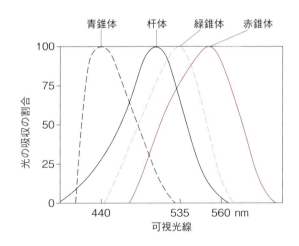

図18-7　錐体と杆体における光の吸収

色は3種類の錐体（青錐体，緑錐体，赤錐体）によって感知され，錐体の種類によって感知する波長のピークが異なります．杆体は錐体より感度は高いのですが，色を区別することはできません．（高辻功一，高田明和，遠山正彌：からだを理解するための解剖・生理学．金芳堂，p83，図4-2-19より）

る老眼となります．

遠近調節をやめた状態で，無限遠の像が網膜に結ぶ状態は正視といいますが，それ以外の状態を屈折異常といいます．近視では，屈折力に比べて眼軸が長く，遠方の物体の像が網膜の前方に生じて正確に見えない状態で，凹レンズによって矯正されますが，遠視では，遠方の物体の像が網膜の背後で結び，凸レンズによって矯正されます（図18-8）．

角膜の曲率が一極でない場合にも結像の異常が起こり，これを乱視といいます．乱視のうち，水平方向と垂直方向の焦点距離が違うために起こる正乱視は，レンズによって矯正できますが，角膜表面に凹凸があるために起こる不正乱視は，コンタクトレンズによって矯正されます．

❻ **明暗順応**：長い間明るいところにいた人が，急に暗い所に入ると，最初はまったく見えませんが，しだいに物が見えるようになります．これを暗順応といい，網膜の光に対する感受性が高くなってくるからです．暗順応は最初に錐体の，次いで杆体の順応として起こり，約20分ぐらいで最高値となりなす．一方，暗いところから急に明るいところに出ると，はじめはまぶしいですが，やがてよく見えるようになります．これを明順応といい，約1分かかります．この暗順応と明順応は，杆体の外節に含まれるロドプシンが分解されたり，再合成されたりするのに要する時間に相当します．

❼ **眼球運動の調節**：外眼筋による眼球運動には，2つの目的があります．頭部がある方向に回転すると，反射的に眼球が逆方向

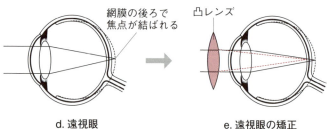

図 18-8　眼の屈折異常とその矯正

に回転して，眼球の方向を一定に保とうとします（図 18-9）．これは内耳の半規管からの平衡覚が大きな役割を果たし，前庭動眼反射によります．

ある特定の対象に視線を移すときに，衝動性眼球運動（サッケード）が，身体の向きを変える運動（定位反応）と協調して起こります．このことによって見ようとする対象像が，解像度の高い中心窩に速やかに結ばれることになるのです．

外眼筋の動きが障害されると，ものが二重に見えます．これを複視といいます．

❽ **眼球の反射**：網膜に入る光の量によって，瞳孔の大きさは反射的に調節されます．これを**対光反射**といいます．光を瞳孔にあてると，瞳孔が反射的に縮小（縮瞳）し暗くすると瞳孔は散大（散瞳）します．この場合，強い光で虹彩の瞳孔括約筋が副交感神経の働きで収縮し，弱い光では交感神経の活動で瞳孔散大筋が収縮し，縮瞳，散瞳が起こるのです．

鉛筆などを注視させ，眼に近づけていくと，両眼の視軸が鼻側に寄り，同時に瞳孔が縮小します．これを**輻輳反射**といいます．

角膜や眼の周囲の皮膚にものが触れたり，眼前にものが急に近づいたりすると，反射的に眼瞼が閉じられます．これを**瞬目反射**といい，角膜を保護することになります．また角膜の刺激によるものは**角膜反射**とも呼ばれ，中枢神経障害の検査に用いられています．

❾ **視覚の伝導路**：網膜の最も硝子体側にある神経節細胞の軸索突起は網膜の各部位より放射状に集まり，乳頭部から眼球を貫くようにして眼球の外へ出て視神経となります（図 18-6）．視神経は脳底部の視交叉を経て視索となり，一部の線維を上丘の視蓋前部や視交叉上核に送った後，視床の外側

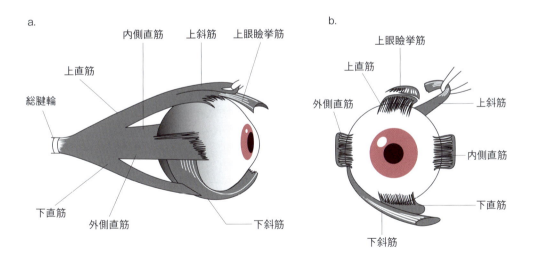

図 18-9　眼球と外眼筋と位置

外眼筋には 4 つの直筋（上直筋・下直筋・内側直筋・外側直筋）と 2 つの斜筋（上斜筋・下斜筋）があり，これらの働きにより眼球運動が行われます．（坂井建雄，岡田隆夫：系統看護学講座 解剖生理学 人体の構造と機能［1］第 8 版．医学書院，p425, 図 8-46 より引用）

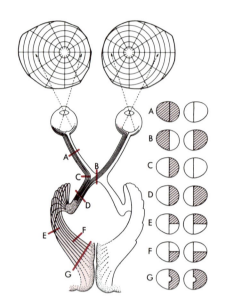

図 18-10　視覚伝導路と視覚経路切断による視野欠損

A～Gで視覚路を切断すると右に示したような視野の欠損（斜線）が起こります．網膜黄斑部からの線維は，脳に達してから神経線維と分かれて走行するので後頭葉皮質が損傷されても（G）黄斑部からの神経線維は健在で視野欠損は免れます．（岡田隆夫，他著：MINOR TEXTBOOK 生理学 第8版．金芳堂，p127，図 5-40 より）

膝状体に達し，ここでニューロンを変えて後頭葉の大脳皮質第一次視覚野に投射しています（図 18-10, 11）．

視覚経路の各部位で神経線維は常に一定の配列を保ち，網膜上のある一点より出た線維は視覚野のある特定の部位にに投射しています．その経路の途中一部に障害が起こると，それに応じた視野の欠損が生じます．視神経の半分鼻側のものは視交叉に於いて交叉しますが，耳側のものは交叉しません．したがって一方の視索の切断は，各々の目の視野の体側部分が欠損する半盲症をきたします．

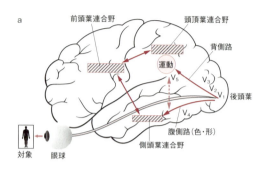

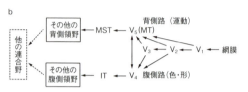

図 18-11　視覚処理の経路

a. 網膜→第一次視覚野（V_1）→連合野（V_2, V_3, V_4, 腹側路，背側路）を介して像が結ばれる．
b. 腹側路，背側路の情報の流れ

❿**大脳皮質視覚野**：網膜から大脳皮質一次視覚野（17野）に到達した情報は，第二次（18野），第三次視覚野（19野，視覚連合野）に伝えられます．この場合形や色は側頭葉腹側の V4 という部位にある細胞群で認識され，物体の運動は頭頂葉の V5 にある細胞群で認識されるのです．そしてそれらの神経回路のつながりのもとに初めて見ている像が形成，知覚されるのです（図 18-11）．このことから視覚連合野の働きがいかに大切かが理解できるでしょう．

■ 聴　覚

聴覚に伝えられる適当刺激は音波です．感覚器は耳であり，その受容器であるコルチ器官によって，外界の音波のエネルギーを聴神経の活動電位に変換し，その情報が

大脳皮質に伝導されて音として知覚されるのです．

1) 耳の成り立ち

耳は音波を鼓膜まで伝える外耳，鼓膜の振動を耳小骨を通して蝸牛に伝える中耳，そして音や平衡感覚を感知する内耳の3つの部分からなっています（図18-12a）．

❶**外耳**：外耳は耳介と外耳道からなり，外耳道は長さ約3.5cmで，外耳孔から1/3は軟骨，2/3は骨で囲まれ，軟骨部の皮膚にはアポクリン汗腺が発達し，ここからの分泌物に隔離した上皮細胞の加わったものが耳垢なのです．

❷**中耳**：外耳道から鼓膜を隔てて奥に中耳があります．中耳は側頭骨中で空気に満たされた腔ですが，耳管を経て鼻腔や口腔と連絡しているので，鼓膜の両側は同じ気圧に保たれています．鼓膜の内側にはツチ骨の突起が付着し，ツチ骨の短突起はキヌタ骨に，さらにキヌタ骨はアブミ骨にそれぞれ連絡しています．アブミ骨の底面は前庭窓（卵円窓）に付着しています．これらの3つの耳骨のつながりによって，外耳道に伝えられてきた音波は100倍にも増幅されます．

❸**内耳**：内耳は，音の振動や体の平衡の情報を感知する器官で，側頭骨の錐体の中にあります．内耳には骨迷路という管路があり，その中にそれと同じ形をした膜迷路が収まっています．膜迷路には蝸牛管と3つの半規管と2つの耳石器（卵形嚢と球形嚢）があり，いずれも内リンパで満たされています（図18-12b）．これらの内で聴覚に関係するのは蝸牛管です．他の器官は前庭器官と呼ばれて平衡感覚の感覚器です（☞214頁，平衡感覚の項）．

❹**蝸牛管**：蝸牛管はカタツムリの形をした蝸牛という迷路の中にあります．蝸牛は約2と2/3回，回転するらせん状の管で，中は3階建ての長い部屋のようになっており，上部の前庭階，下部の鼓室階そして中間の蝸牛管（中心階）からなり鼓室階と蝸牛管の間は基底膜で，蝸牛管と前庭階の間はライスネル膜で区切られています．前庭階と鼓室階は蝸牛の頂点にある蝸牛孔を介して連絡しており，内部は外リンパ液で満

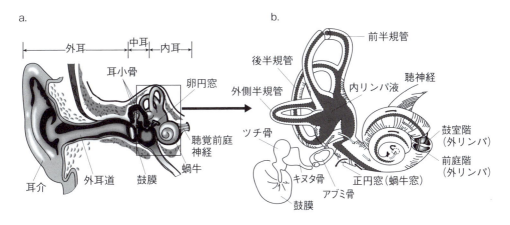

図18-12　外耳・中耳・内耳の模式図

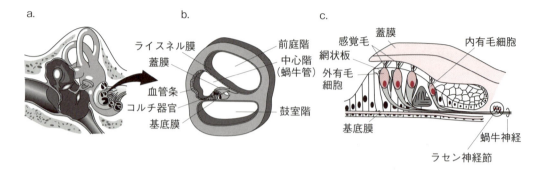

図 18-13 蝸牛（a, b）とコルチ器官（c）

a. 断面図で見ると，蝸牛は3つの並行した小さな小部屋からなります．これらの小部屋あるいは階は，ライスネル膜と基底膜で隔てられています．コルチ器官には聴覚受容器があります．コルチ器官は基底膜の上に位置し蓋膜で覆われています．
b. 基底膜の上のコルチ器官には内および外有毛細胞，コルチ柱細胞を含む組織があります．蓋膜は骨性の蝸牛軸から伸び，有毛細胞の先端から出る感覚毛を覆っています．

たされています．一方，蝸牛管（中心階）の中は内リンパで満たされています．蝸牛管の下部，基底膜の上に聴受容細胞からなるコルチ器官があります（図 18-13c）．

❺**コルチ器官**：実際に音波を受容する聴受容細胞はコルチ器官にある有毛細胞です．つまり音波によって起こされた外リンパ液の振動が基底膜を振動させ，その振動が蝸牛管の内リンパ側の表面で，感覚毛によって感知されるのです．聴受容細胞は蝸牛底から蝸牛頂にまで基底膜上を規則正しく配列しており，コルチ器官のトンネルの外側

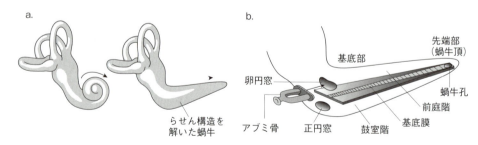

図 18-14 らせん状の蝸牛管を引き伸ばしたときの模式図と基底膜

a. 蝸牛部分を引き伸ばした図．b. 蝸牛管内のコルチ器官の基底膜．
蝸牛は基部から先端に向かうに従って狭くなりますが，基底膜は先端に向かうに従って広がっていきます．蝸牛孔は基底膜の先端部にある小孔で，前庭階と鼓室階をつないでいます．

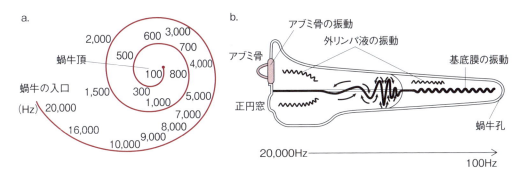

図 18-15　基底膜の進行波

a. 蝸牛内の音の感受性：周波数の高い高音は蝸牛の入口で，周波数の低い低音は蝸牛頂で感じます．b. アブミ骨が内外に動くと，矢印のように，リンパ液の振動が生じます．これが基底膜に進む波を生じさせます．つまり音として入ってきた空気の振動が膜の振動（鼓膜），骨の振動（耳小管），さらにリンパ液，そして基底膜の振動に変換されるのです．その振動が基底膜上に配列する有毛細胞を刺激（蝸牛入口から蝸牛頂に向かって高周波から低周波を感知する細胞が規則正しく配列）しその興奮が聴神経を介し脳に伝えられるのです．

には3列に並んだ外有毛細胞が，内側には1列の有毛細胞が配列しています．蝸牛の入口（前庭窓）周辺の細胞は高い周波数の振動を，そして蝸牛の中心部（蝸牛頂）に行くに従って低い周波数の振動を感知するのです（図 18-14, 15）．

有毛細胞は網状版で固定され，感覚毛の先端が基底膜の振動で蓋膜に触れると有毛細胞が興奮するのです．有毛細胞は基底膜側で，1次求心性神経シナプスを形成し，このシナプス後細胞は蝸牛内にラセン神経節を形成し，その神経軸索は蝸牛神経として蝸牛神経核に達し（図 18-13, 18-16），情報を中枢へ送るのです．

2）聴覚の伝導路と大脳皮質聴覚野

聴覚情報が蝸牛神経核から大脳皮質一次聴覚中枢に到達するまでに，少なくとも5〜6個のシナプスを経由します（図 18-16）．蝸牛神経核からの線維の大部分は交叉し，反対側の下丘の神経核，そして視床の内側膝状体を経て大脳皮質のシルビウス溝の深部の側頭葉側頭回にある大脳皮質第一次聴覚野（☞図 17-41, 42）に達します．

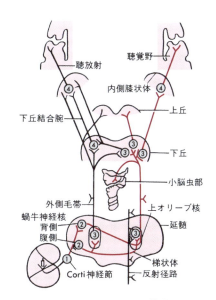

図 18-16　聴覚伝導路

（岡田隆夫，他著：MINOR TEXTBOOK 生理学 第8版．金芳堂，p110, 図5-21 より）

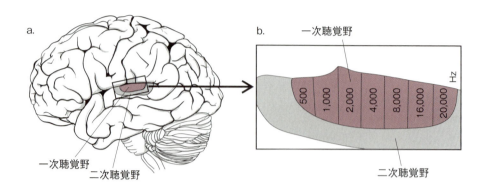

図 18-17　ヒトの一次聴覚野
a. 上側頭葉の一次聴覚野（ピンク）と二次聴覚野（グレイ）．b. 一次聴覚野の音周波数を感知する細胞群の存在する部位．数字は感知する特徴周波数を示します．

その外側には第二次聴覚野があり，一次聴覚野からの情報は二次聴覚野に伝えられ，音として認識されるのです（図 18-17）．

■ 平衡感覚

平衡感覚とは，身体の平衡に関わる感覚情報が統合されて，身体の位置関係を認知する感覚です．重力下での姿勢保持，運動，歩行の調節は，自身の姿勢のわずかな変動や身体の移動の状態を感知する感覚系の情報を運動系にフィードバックさせることによって維持されるのです．このような働きをもつ感覚系を平衡感覚系といいます．これには頭部の傾きや動きを感知する**前庭感覚**，筋，腱，関節などからの**深部感覚**，足底部の触覚や圧覚，そして**視覚**などが加わります．

前庭感覚に対する適当刺激は加速度です．生体が運動しますと，回転加速度と直線加速度が生じ，さらに運動の有無に関わらず一定の大きさと方向をもつ直線加速度（重力加速度）が常に作用しています．感覚器は3つの半規管と2つの耳石器からなる前庭器官で，受容器細胞である有毛細胞は加速度刺激を前庭神経の活動電位に変換します．そしてこの情報は，主として身体の平衡維持に必要な調節を行う種々の運動中枢へ送られるのです．

1）前庭器官の構造

❶**半規管**：前（上），後，外側（水平）の3半規管があり，互いに直交する3つの面内に配置されています．半規管の膨大部に，膨大部稜といわれる受容装置があります（図 18-18）．この稜上に有毛細胞が集まり，薄いゼラチン膜（クプラ）に覆われて筆尖のように固められ，内リンパ液の流れを遮断しています．前庭神経節に細胞体のある双極細胞の末梢端である一次求心性前庭神経線維は，有毛細胞と密接に接触しています（図 18-19）．

❷**耳石器**：卵形嚢と球形嚢にあり，各々ほぼ水平面および垂直面に位置しています．床上に平衡斑（マクラ）があり，ここは半規管系と同様の有毛細胞があります．感覚

18 感覚系の成り立ちと働き　215

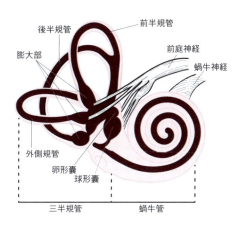

図 18-18　骨迷路と膜迷路
内側の■の部分が膜迷路，外側の▢の部分が骨迷路

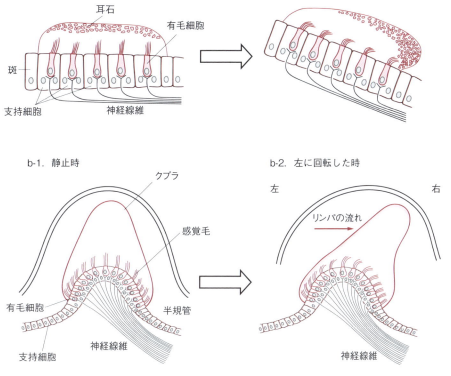

図 18-19　卵形嚢，球形嚢における耳石器の平衡斑（a）と半規管膨大部におけるクプラ（b）の反応

いずれも感覚毛の興奮が体の動きを感知します．平衡斑は a-2 のように体の傾き，半規管のクプラでは b-2 のように回転によっておこされるリンパの流れを感知して体の回転運動を中枢に伝えます．

毛は炭酸カルシウムの耳石を含んだゼラチン様物質（耳石膜）の中に伸びています（図18-19）．有毛細胞から出た一次求心性前庭神経線維は，膨大部稜から出た神経線維と聴神経中で合流しています．

❸電気活動：回転加速度は回転面に最も近い面にある半規管を強く刺激します．3つの半規管はお互いに直交する面内にあるので，三次元空間における頭部の回転速度を測定できることになります．耳石器は各々水平面および垂直面に位置することから，重力加速度とともにあらゆる方向への頭部の直線加速度を測定できることになります．静止時には重力加速度のみが作用しているので，垂直面に対する頭位の傾きを測定していることになります．

すべての有毛細胞に対する適当刺激は感覚毛の生えている面に平行な力であり，不動毛から動毛の方向に感覚毛が屈曲されるとき，感覚細胞の脱分極を起こします．逆向きの屈曲は過分極をきたします．膨大部稜の感覚毛に対する力は，内リンパの移動によって起こります．内リンパはその慣性のために加速度方向と逆の方向に動きます．平衡斑では，耳石は内リンパよりも比重が重いので加速度方向とは逆方向に偏位し，感覚毛を屈曲させます．

有毛細胞と求心性線維の間のシナプスでは，有毛細胞の脱分極に応じた伝達物質の放出が起こり，求心性線維の終末部に脱分極を生じさせます．結果として求心性線維に活動電位の増加が起こることになります．

❹平衡感覚の伝導路：前庭神経節細胞の求心性線維の中枢端は前庭神経として前庭神経核に至り，二次ニューロンとシナプスします．一部は小脳の片葉小節葉やその近傍の前庭小脳と連絡します．二次ニューロンは前庭脊髄路として脊髄を下行して伸筋の活動調節をし，一部は内側縦束として上行して眼球運動の調節に関与します．さらに小脳への情報は姿勢や身体の平衡調節に関与しています．

■ 嗅覚と味覚

嗅覚と味覚は，ともに物質の化学的性質を感受する化学感覚で，その物質が気体状の場合には嗅覚であり，液体状の場合には味覚となります．

■ 嗅　覚

嗅の受容細胞は，鼻腔嗅上皮にある嗅細胞です（図18-20）．嗅上皮には1,000〜2,000万個の嗅細胞が支持細胞と嗅腺の間に散在しています．嗅細胞は，嗅杆状体ともいわれるニューロンで，短く太い樹状突起の先端部分に線毛をもっています．嗅細胞の底部の中枢端は伸びて嗅神経となり，嗅神経は篩板を突き抜けて嗅球に達しています．支持細胞と嗅腺は，上皮を覆う粘液を常に分泌しています．嗅細胞はこの液体層に溶け込んだ物質に反応し，受容器電位を発生します．受容器電位が十分に大きい場合には，活動電位が発生し，嗅球に伝達されます（図18-20，21）．

嗅球は脳から直接突き出た左右の嗅索の先端にあり，ここで嗅神経は二次ニューロンとしての僧帽細胞と房飾細胞の樹状突起とシナプスしています．このシナプス部分は嗅糸球体と呼ばれています．僧帽細胞と房飾細胞の軸索は中間嗅索と外側嗅索を経て大脳の嗅皮質に達しています．嗅皮質は

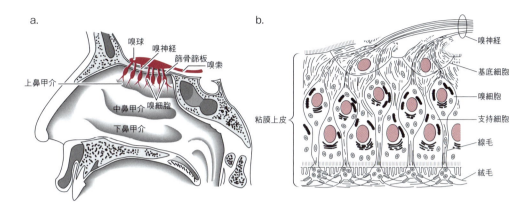

図 18-20 嗅球の位置（a）と微細構造（b）
(遠山正彌, 他編：人体の解剖生理学. 金芳堂, p175, 図 4-73, 遠山正彌, 他著：からだを理解するための解剖・生理学. 金芳堂, p78, 図 4-2-4 より)

前嗅核，梨状葉前部，嗅結節，扁桃核，海馬傍回などの大脳辺縁系からなっています（図 18-21）．

嗅覚の検査として，花香，果実臭，汗臭，焦臭，糞臭，樟脳臭，麝香，石炭酸，酢酸，ニンニク臭などの10種の基準臭が決められています．

■ 味 覚

❶味覚受容器：味覚器は蕾の形をしていることから味蕾と呼ばれ，この中に味受容細胞があります（図 18-22）．味蕾は主とし

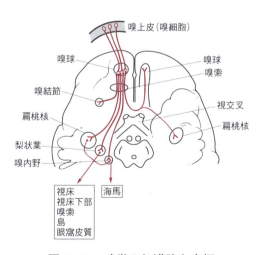

図 18-21 嗅覚の伝導路と中枢

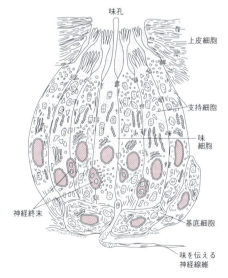

図 18-22 味蕾の構造
(高辻功一, 高田明和, 遠山正彌：からだを理解するための解剖・生理学. 金芳堂, p78, 図 4-2-6 より)

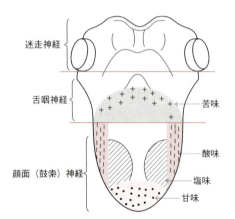

図18-23 舌表面の味覚の分布と神経支配

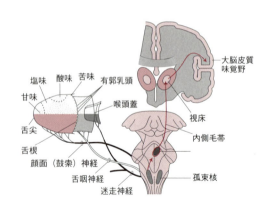

図18-24 味覚の伝導路

（高辻功一，高田明和，遠山正彌：からだを理解するための解剖・生理学．金芳堂，p78，図4-2-5 より）

て舌の有郭乳頭，葉状乳頭，茸状乳頭に存在し，頰粘膜，軟口蓋，口蓋咽頭，喉頭蓋に散在しています．味蕾はヒトの場合2,000～3,000個あるといわれています．

個々の味蕾は味受容細胞である味細胞と，その支持細胞および基底細胞とからなっています．味細胞は繊毛をもっていて，これを味蕾の上皮表面での開口部である味孔に出しています．細胞底部では味蕾に侵入する無髄の味神経とシナプスをつくっています．

味細胞は唾液に溶け込んだ化学物質に対して反応し，受容器電位を発生し，受容器電位が閾値に達すると，シナプスを介して味覚神経に活動電位を発生させます．

❷**味覚と舌の感受部位**：日常経験する味の感覚は，甘い，酸っぱい，苦い，塩辛い，の4種の味の混合によって生じるとされ，これらを基本味といいます．基本味に対する反応閾値は舌表面で部位による差があり，甘味は舌尖，酸は舌縁，苦味は舌根部，塩味は舌尖から舌縁部で閾値が低いのです（図18-23）．

❸**味覚の伝導路と中枢**：舌の前方2/3の味蕾から出た味神経線維は顔面神経の一種である鼓索神経中を，そして舌の後方1/3からの線維は舌咽神経中を，咽頭・喉頭などの舌以外からの味神経線維は迷走神経中を求心して延髄に達し，ここで孤束核のニューロンにシナプスしています．ここから出る二次ニューロンは正中線を交叉して内側毛帯を上行し，触覚，痛覚，温度核の線維とともに，視床の特殊感覚中継核（VPM）に達しています．視床からの三次ニューロンは大脳皮質の中心後回底部にある顔面からの皮膚感覚感受部位に達しています（図18-24）．

19 生殖と発生

　ヒトの生殖は，男性の生殖細胞（精子）と女性の生殖細胞（卵子）の合体によって始まります．射精によって膣に放出された精子は，子宮内から卵管を遊走し，卵巣から排卵された卵子と卵管膨大部で受精します．受精卵は子宮で成長し，成長した胎児は子宮から産道を通過して出産します．受精から出産までは 266 日，38 週ですが，産科学的には出産日を最終月経の初日を受精日と計算するので，280 日，40 週が出産予定日となります．

■ 精子と卵子の形成

　生殖細胞は，個体発生の早期にすでに分化して原始生殖細胞となり，この細胞は胎生期中に細胞分裂を繰り返して，男性では精祖細胞に，女性では卵祖細胞になります．精祖細胞あるいは卵祖細胞の形成は出生時以後は停止しますが，男性では思春期以後再び始まり，老年になるまで続けられます．

　思春期になると精祖細胞や卵祖細胞は栄養を摂って肥大し，精母細胞，卵母細胞になります．精母細胞は直径約 20 μm であまり大きくなりませんが，卵母細胞は卵黄質を蓄えて大きくなり，直径 120 ～ 200 μm にもなります．

　精母細胞には染色体が 46 本（23 本を n として表すので 2n となります）あります．精母細胞は有糸分裂（減数分裂）で 2 個の精娘細胞（n）となり，さらに分裂して 4 個の精子ができます（図 19-1）．精子は頭部，頸部，中間部，尾部からなり，頭部はDNA を含む核をもち，中間部には多くのミトコンドリアを含んでおり，尾部は精子の運動をつかさどっています（図 19-2）．

　卵母細胞も 46 本の染色体をもっていますが，1 回目の減数分裂で，1 個の大きな卵娘細胞と 1 個の小さな第 1 極体細胞をつくります．卵娘細胞はさらに 2 回目の分裂をして 1 個の卵子と 1 個の第 2 極体細胞をつくります．また第 1 極体細胞は 2 個の第2 極体細胞に分裂します（図 19-1）．この2 回目の分裂は受精後に起こり，受精が起こらなかった場合には第 2 分裂は起こらず，卵娘細胞は約 24 時間後に死んでしまいます．

■ 受　精

　排卵直前には卵管采は卵巣の表面を覆い，排卵された卵子は卵管采から卵管に取り込まれます（図 19-3）．排卵された卵子は放線冠と透明帯という 2 枚の膜で被われています．精子は膣に射精された後，約 7 時間は受精可能な状態を維持しています．1 回の射精で約 3 億という多数の精子が射精されますが，子宮内，卵管を遊走している間に消失し，受精の起こる卵管膨大部に達する精子は 100 ほどに減少し，実際に卵子の中に侵入できる精子はその中でわずか1 個なのです．

　精子が卵子の表面に達すると，精子表面

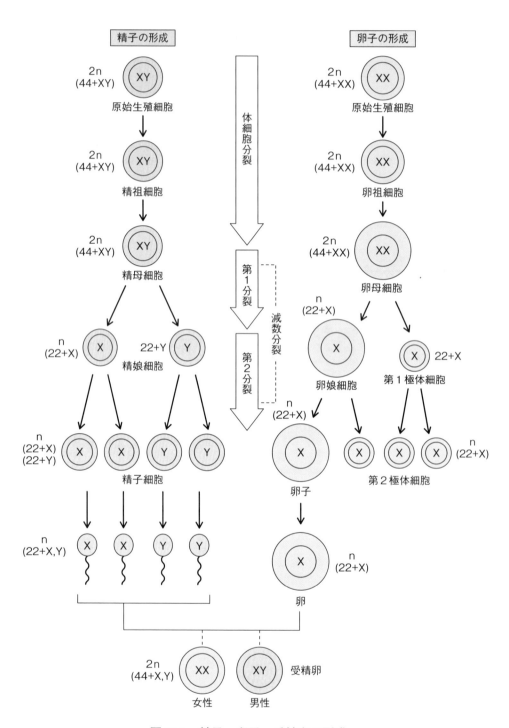

図 19-1　精子，卵子，受精卵の形成

19 生殖と発生　221

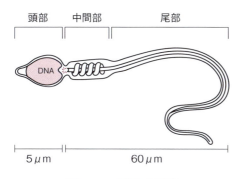

図19-2　精子の構造
頭部の核にDNAが含まれる．（遠山正彌，他著：からだを理解するための解剖・生理学．金芳堂，p204，図8-11より）

のタンパク質がはがれ，放線冠の通過が可能になります．さらに精子から透明帯を溶かす酵素が分泌され，精子は卵子に貫入します．1つの精子が卵子に貫入した瞬間に，卵子表面に受精膜が形成され，他の一切の精子は卵子に侵入することができません．このようにして精子と卵子の染色体が合体し，受精卵となるのです．このような受精は卵管膨大部で行われます．

受精が起こると，卵子は2回目の減数分裂を開始して，精子と卵子の核が癒合し，染色体が紡錘体上に配列します．受精後約30時間で，受精卵は2細胞期に，40時間で4細胞期に，60時間で8細胞期に，72時間後に16細胞期といった具合に桑実胚になり，子宮体に到達し，着床が始まります（図19-3）．

■ 性染色体と性の決定

ヒトの染色体は，上述のように男性女性ともに46本ですが，そのうち44本（22対）はふつうの常染色体ですが，後の2本は性染色体で，男性は大きいX染色体と小さ

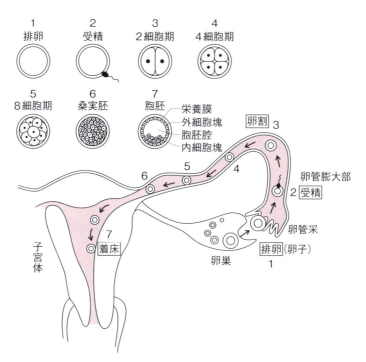

図19-3　排卵，受精，卵割，着床までの変化

いY染色体をもち，女性では2本ともX染色体をもっています．

減数分裂のあとの生殖細胞では，男女ともに23本の染色体をもっています．このうち性染色体に関しては，精子ではXをもつものとYをもつものとの2種ができ，卵子はXをもつものだけです．したがって受精のときに，X染色体をもつ精子と卵子が受精すれば，その胎児は女性となり，Y染色体をもった精子が受精すれば男性の胎児となります（図19-1）．

■ 胚子，胎児の発育

ヒトの発生は受精後，原胚子期（受精後1週末），胚子期（2週から8週末），胎児期（9週から出産まで）に分けられます．

❶原胚子期：受精した卵（原胚子）は，卵管膨大部から子宮体内に移動する間に，2，4，8細胞期，桑実胚と分割を重ね，排卵後3日目に受精卵は子宮体に到達します．原胚子はやがて内細胞塊と，それを取り巻く1層の細胞からなる外細胞塊に分かれます（図19-3）．内細胞塊からは胎児が，外細胞塊からは胎盤のもとになる栄養膜ができます．内細胞塊と外細胞塊との間のすきまに胚胞腔ができ，この時期の胚子を胚盤胞期といいます．さらに発生が進むと内細胞塊は胚結節となります．受精後6日目になると，栄養膜の細胞は子宮の粘膜上皮細胞に侵入し胚盤胞は着床し，11～12日で子宮内膜に埋没します．

栄養膜の発育不全，栄養膜の分化不全，胚結節の欠損，胚結節の位置異常などの胎盤胞異常がしばしば起こります．これらの胚子はすぐに流産します．時として，胚子組織が存在しないまま栄養膜が発達する場合がありますが，これは胞状奇胎といわれています．この例では妊娠の判定基準の一つである絨毛性性腺刺激ホルモンは分泌されますが，胚子は存在しません．胞状奇胎は悪性腫瘍になることもあるので注意を要します．

受精後9日目には胚盤胞上膜と栄養膜の間に羊膜腔ができ，胚盤胞下層と栄養膜との間には卵黄嚢ができます．受精後13日目には，胚子と栄養膜は付着茎で結ばれ，

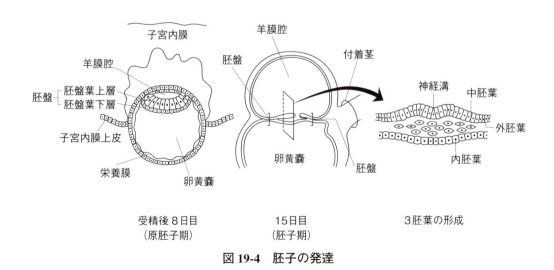

受精後8日目（原胚子期）　　15日目（胚子期）　　3胚葉の形成

図19-4　胚子の発達

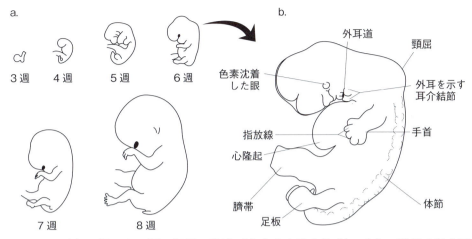

図19-5 （a）3週から8週の胚子の発達（各大きさは実物大），（b）6週目の拡大図

付着茎に血管ができて臍帯となります．

❷**胚子期**：発生2週から8週の時期を胚子期といいます．3週目には胚盤胞上層の細胞が遊走し，上層と下層の間に入り込んで，外胚葉，中胚葉，内胚葉の3つの胚葉が形成されます（図19-4）．この3つの各胚葉から次に示すようなさまざまな系，器官が形成されていくのです．

　①外胚葉：神経系，耳，鼻，眼の感覚上皮，副腎髄質，表皮と毛，爪，下垂体，乳腺，汗腺，歯のエナメル質，耳下腺，網膜，水晶体が発生．

　②中胚葉：間葉（骨，筋，結合組織，循環系，血液などができる）と副腎皮質，脾臓，泌尿器や生殖器の大部分の上皮，漿膜の中皮．

　③内胚葉：消化管，気道，膀胱，肝臓，膵臓，鼓室，耳管の上皮．

❸**胎児期**：胎児期の特徴は，胚子期に形成されたさまざまな器官と身体の著しい成長です（図19-5）．身体の成長は9～16週に，体重の増加は30週以後に著明に起こります．胎生6～7か月の胎児ではかなりの器官ができあがりますが，呼吸器系と神経系はまだ未熟です．分娩時の胎児の体重は2,800～3,400g，頭から臀部までの長さ（頂尾長）は35cm，頭から踵までの長さ（頂踵長）は50cmにまで成長します．

■ 胎　盤

　胚が子宮に到達するころには，子宮粘膜は肥厚，充血し，脱落膜となって着床が起こります．一方，胚を含む栄養膜からは，子宮粘膜（脱落膜）に向かって多数の突起（絨毛）が出て絨毛膜となります．これは胚が着床する母胎側の脱落膜に面した部分だけによく発達します．この部分は絨毛膜有毛部といわれ，のちに胎盤に発達していきます（図19-6a）．胎盤は円盤状をなし，胎児側面と母体側面があり，胎児面は絨毛膜有毛部といわれ，母胎側は脱落膜です．この両部が向き合って，その間に空洞（絨毛間血液洞）をつくります（図19-6b）．母側からの動脈はこの空洞に直接開口し，中に血液を満たしています．そこに胎児側

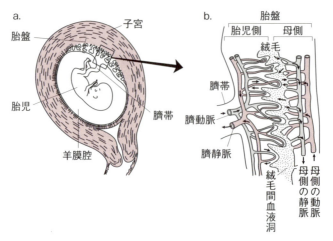

図19-6 胎盤の形成（a）と胎盤の血液循環（b）

の絨毛が水草のように突起を出します．臍帯を通る胎児側の血管は絨毛中に分岐し，毛細血管となって，この空洞の血液中から胎児に必要な酸素と栄養分を摂ります．一方，二酸化炭素その他の老廃物を排拙する他，さまざまな物質交換をします．たとえば胎児側から二酸化炭素，尿素，ビリルビン，抗原などが胎盤膜を通過し，絨毛間腔に入り，これらの物質は母体の胚と腎臓で処理されます．母体側からは酸素，水，アミノ酸，ブドウ糖，脂質，電解質，抗体，ビタミンなどが胎盤膜を通過し，胎児の毛細血管に入ります．薬物，毒物，一酸化炭素，風疹ウイルス，トキソプラズマ原虫，抗体などは胎盤膜を通過し，胎児にも入ることができます．このために，妊娠初期には胎児は催奇性物質の影響を受けやすいので，母親は薬物摂取や感染に注意しておく必要があります．妊娠中の喫煙や過度の飲酒は胎児に悪影響を与えることになります．

■ 妊娠と分娩

胚が着床してから子宮内で発育することを妊娠といいます．これは280日（40週）続きます．胎児が完全に発育すると母体外に出されますが，これを分娩といいます．妊娠初期から妊娠24週（6か月）未満までに胎児が母体外に出るのを流産といい，妊娠24週から37週未満までに出産するのを早産といいます．

分娩は子宮筋の周期的な収縮によって行われ，子宮平滑筋の収縮は痛みを伴い，これを陣痛といっています．胎児は子宮内で頭を下にして，うずくまった体位を取り，頭から先に押し出されます．しかし，出産時に体位の位置の異常をきたすことがしばしばあります．

生命科学の
歴史と展望

3部

20 生命科学の歴史と展望

1 生命に対する素朴な問い

第 1 部では「生命とは何だろう」という問題について，現代生命科学が明らかにしてきた生命の定義・特徴について述べました．しかし「生命とはなんだろう」という問いは，古い昔から人間の素朴な問いであり，ひいては宗教や哲学の問いでした．自然とともに暮らしていた原始的な人間にとっても，狩猟，食物採収など生きるための努力をしながら，大人の死，子どもの死，出産時の女性の死，戦いにおける男性の死などを経験し，無意識のうちに「生きるとはなんだろう」という永遠の問いを抱き続けていたに違いありません．

かのネアンデルタール人ですら弔いの址を残しているといわれています．おそらく原始のころは，生物に特有な生命と，非生物的な山や海，そして森などの物質的な自然の事物にも生命が宿るというアニミズム的な考えを抱いたことでしょう．このような考えはしだいに弱まっていきましたが，生物に特有に存在する「何か」が生物と非生物と区別し，それが死の瞬間に体から離別するという考えは衰えませんでした．しかし生き物の肉体と魂という 2 つの切り離しうる存在は，一般に広く受け入れられていて，今日でさえ多くの人に信じられています．

紀元前 12 世紀ごろのインドのウパニシャッドや紀元前 5 世紀のギリシャの哲人にとっても宇宙や生命の起源は一大問題でした．ギリシャにおける医学の祖といわれるヒポクラテスは病気や生命に関する迷信や呪術を退け，生命を取り扱う医術を科学として取り扱った最初の人といわれています．またアリストテレスは生命における肉体と魂について両方は別々のものではなく同一のものであると考え，これをプシケと呼びました（表 20-1）.

2 生命の科学的アプローチの萌芽

それ以後，ヨーロッパでは神のもとに宇宙や生命が造られたというキリスト教絶対のドグマの時代が続きましたが，13 世紀以降ようやく文芸復興のルネッサンス時代を経て，16, 17 世紀の自然科学の萌芽の時代が始まりました．この時代には突出した多くの哲学者，科学者が生まれ，ブルーノ，コペルニクス，ガリレオなど，天と地が逆転する発想法と自然法則で現象をありのままに見る態度が生まれました．

そして世界像の機械化と呼ばれる新しい時代が始まったのです．ここではギリシャ時代の考えに帰れというばかりでなく，アラビア文化の影響も加わって，時計やさまざまな自動機械に興味がもたれ，生命もこのような立場から見る動きが出てきたのです．ハーヴェーは天体のマクロコスモスで起こっている循環運動はミクロコスモスとしての人体の世界でも起こっているという

表 20-1　生命科学発展の概略

古代～ルネッサンス	古代	健康，病気，死，出生を経験しながら生命への「不思議な思い」は太古の昔からあった． ネアンデルタール，アルタミラ，エジプト，ギリシャ，インド，中国，日本… 生命とは何か，病気とは何か，生きるとは何か，宇宙とは何かへの素朴な哲学的思考
	ギリシャ	自然哲学，記述としての博物学（生物学） ヒポクラテス：呪術や魔法，シャーマンから自由になって，病気を科学の目で理解するようになった（自然は病気の治癒者…（medicatrix naturae） アリストテレス：心と身体，物（質料）と形（形相）…プシケ（psyche）
	ローマ期	博物誌，自然神学，自然体系のすばらしさの解明 …これは神の御業をたたえることに通じた ガレノス：ヒポクラテス医学の理論と実践…四体液説，プネウマ理論
	中世	キリスト教絶対の時代，生物…神による被造物
	ルネッサンス	神中心の中世文化から，人間中心の近代文化へ．人間復興 **自然科学の萌芽**

16〜17世紀	**第1科学革命**　（生命機械論の萌芽）
	顕微鏡の発明 1590 年頃—ミクロの世界，微生物の存在 ニュートン　古典物理学－生物を科学的に扱うことの正当化 ヴェザリウス（人体構造論）1543 ハーヴェー（血液循環論）1628 デカルト（方法序説）1637 　　二元論（物質と精神，延長と思惟），動物機械論 　　機械論の考え方は近代医学の基礎となる 生物における機械論と生気論の論争の始まり

18〜19世紀	**第2科学革命**　（生物学の誕生と細胞説）
	生物学への物理化学的手法の導入—物理主義，還元主義 　　　　その根拠はデカルトの動物機械論 生物学の誕生 トレヴィラヌス（生物学）1802 〜 1822 　　　　　生命の科学（bios 生命，logos 学問） 　　　　　生命とは何かという新しい問い方－生命のさまざまな形態と現象，病気における病態の解明，その諸法則の原因と追究 シュワン，シュライデン（細胞説）1839 　　　　　すべての生物は細胞という共通の単位からできている ダーウィン（種の起源）1859 進化論，自然選択説 メンデル（遺伝の法則）1865，パスツール（生物自然発生説）1859， ウイルヒョウ（細胞病理学）1859 リービッヒ（生化学，新陳代謝），ワールブルク（呼吸，同化作用）， ミュラー（生体の元素分析），ヘルムホルツ（神経の伝導速度） ベルナール（実験医学序説）1865，コッホ（結核菌の発見）1882

20〜21世紀	**第3科学革命**(1)　（生命現象の細胞，分子レベルの解明）
	細胞生物学の発展，分子生物学の発展 生命，病態の分子レベルの解明 抗生物質の発見 ホジキン，ハックスレイ（生体膜の機能，受容体） ワトソン，クリック（DNA のラセン構造） 遺伝子の解析…ヒトゲノムの解読 2003 その他ノーベル賞の表にある研究成果を参照
	第3科学革命(2)　（生命科学を含めた科学の社会化，制度化）
	19 世紀以来の科学技術，生物研究の社会的意味の変化 科学の社会化，制度化，国家の支援と統制 生命科学研究の成果が産業界における巨大利益の源泉となる 　特に 1970 年以降 　生命科学，先端医療技術の急速な発達 　産業界からの投資，ベンチャー企業，医薬品，食料品，健康食品 　遺伝子組み換え技術，再生医療，医療工学，遺伝子工学，特許権益 生命科学の発展がもたらす社会的な問題－生命の長寿化，生命操作， 生命科学の発展と生命倫理

考えから『血液循環論』を書きました．そこでは心臓は血液を誘い込んで送り出しているポンプの役割を果たしていて，血管は全身を巡って最後に心臓に戻ってくる血液を送るためのパイプにすぎないということを提唱したのです．このことは生命を構成する要素が，生命に特有のものではなく，単なる物質であることを意味したのです．この考えは当時の医学界のみならず，思想界に大きな影響を与えました．

かのデカルトは，ハーヴェーの『血液循環論』に強いインパクトを受け，それを発展させ，新しい哲学を生みだし，近代医学，生理学の基礎を築きました．デカルトは生命を延長（物質）と思惟（精神）の二元論の立場から，動物が単なる物質，機械部品で構成されているという「動物機械論」を宣言しました．そして精神や霊魂をもつ者を人間のみに限定し，動物を自動機械以外の何ものでもないと断じたのです．つまり人間は精神をもつことで動物とは異なるが，その側面として人間も物質，機械の要素から成り立っていると考えました．これは生物の科学における第1科学革命とも呼ばれているもので，デカルトは近代医学，現代生命科学の原点ともいうべき思想的背景を確立したといえます（表20-1）．

3 機械論と生気論の論争

さらにコペルニクスやケプラー，ガリレオ，ニュートンに始まる数学や物理学の発展はこの科学革命をさらにつき進め，生命に関して以前にはすべての人が受け入れていた神という超自然的な信条を排斥し，機械論を天体や地球の運動を説明するのと同じ物理主義へと発展させ，19世紀の物理学と化学の目覚しい発展を経て生命現象の還元主義的な解析に花開かせ，生命論における機械論が形成されました．

その反動として起こったのが生気論といわれるもので，生命現象には物理化学的過程を超えた何かが存在し，それが物質過程を制御しているという考えでした．生命についてのこの機械論と生気論の論争は，デカルトの時代（17世紀）から20世紀までシーソーゲームを演ずることになりました．

しかし本当の意味での生命に関する科学的な研究は，19世紀の初頭トレヴィラヌスやブルダッハらによって提唱された「生物学 biology」の誕生に始まるといってよいでしょう．Bio- とはギリシャ語で生命，logos とは学のことです．それまでの生物に対する認識は科学的に解析するというよりも，生物の形態や名前を分類記載する博物学の一分野にしかすぎませんでした．しかし1830年代のシュライデンやシュワンの「細胞説」は，動物も植物も区別することなく，「すべての生物は細胞という共通の単位からできている．生命現象とは細胞の現象である」ことを明らかにし，生命現象を物理化学的過程として説明する機械論に有力な理論的基盤を提供しました．生物学の誕生と細胞説は生物学における第2科学革命とも呼ばれるものです．そして19世紀後半のダーウインの進化論やメンデルの遺伝の法則など，生命を特別のものとしてではなく，客観的な科学の対象として考えるようになりました（表20-1，図20-1）．

生命の機械論，いわゆる物理主義を推し

20 生命科学の歴史と展望　229

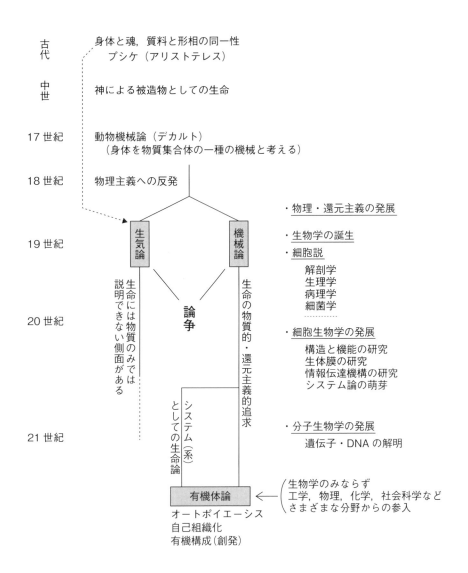

図 20-1　生命研究における考え方の背景

進めた人たちの中には，ミュラー，リービッヒ，ヘルムホルツ，シュライデン，ネーゲリ，ベルナールをはじめたくさんの人がいますが，彼らは超越的な生命力の存在を排して，生命現象を還元的に物理化学法則で説明し，エネルギーや運動の言葉を用いて生命を語ろうとしました．

生気論は 17 世紀の誕生以来の機械論に対する，そしてガリレオやニュートンに始まる物理主義に対する反動でした．生気論は，生物は機械であるという機械論や生命が物理化学の法則で解明できるという物理主義に抵抗しました．ブルーメンバッハやシュタール，ヴォルフ，ドリューシュたち

がこの主張で活躍しましたが、彼らは生命力、エンテレキー、フロギストン、形成力といったものが生命の背後に存在していると考え、生物は非生物の物質には見出せない資質をもっていて、それゆえに生物学的な現象は物理化学の法則には還元できないと主張しました。しかし彼らの主張はむしろ形而上学的で哲学的な議論に終始し、その生命力の存在を科学的に証明することはできませんでした。この2つの生命論の激しい論争は時としてどちらかが優位になったり、劣位になったりして20世紀の初頭（1920年頃）まで300年間も続いたのです。

しかし現代の生命科学からみると、生命の機械論も生気論もどちらも部分的に正しく、部分的に間違っていることが明らかになりました。すなわち機械論者のいうように、生命現象が分子レベルで物理化学的な法則で説明できると主張したことは正しかったし、この機械論的な還元主義的なアプローチは、現代生命科学の先端といわれる遺伝子の解明を可能にし、今日の生命科学の基盤となりました。しかし、生命の説明に解析不能なエネルギーや運動といった要素を用いたことは、それ自身生気論的な要素をもつ矛盾したものでした。一方、生気論の主張する生命力といったものが曖昧で証明不可能なものであったにもかかわらず、生物は非生物とは異なって、非生物にはない遺伝プログラム、あるいは「情報」といった特性をもっていると主張した点では正しかったのです。

4 20世紀の生命科学

20世紀になり、生気論はまったく影を

ひそめ、生命の科学的な解明には物理化学的なアプローチによる機械論的な立場が確固たるものとなり、現代における生命科学の基礎が確立されました。この100年における生命の還元主義的な、そして機械論的な物理化学的研究によって、物質としての生命現象の機械論的なからくりが見事に解明され、多くの発見がなされてきました（図20-1、☞附録）。

20世紀の生命科学に関係したさまざまな研究成果の例として、20世紀初頭（1901年）から今日までのノーベル生理学・医学賞、あるいは生命現象の解明に関与した物理学、化学賞のリストを附録に示しました。この表を見ると2つの大きな流れのあることに気づくでしょう。その一つは、生理学・医学賞の最初がジフテリアやマラリア、結核に与えられているように、病気の原因やその治療法の解明であり、もう一つは、生命現象のあり方に対する物理、化学的なアプローチを基本とする機械論的な生命科学の研究成果です。この表には載ってはいませんが、19世紀の細胞説以来、結核菌を発見したコッホの先生であったパスツールや生理学の祖といわれるベルナール、病理学の祖といわれるウイルヒョウらの研究など20世紀につながる数多くの基礎的な研究があって初めて表にあるような研究や今日の生命科学の発展が可能になったといえるでしょう。

特に19世紀後半から20世紀にかけて盛んとなった細胞生物学や20世紀後半に飛躍的に発展してきた分子生物学的アプローチは生命科学の中軸ともなり、1953年には遺伝子を形成するDNAのラセン構造も明らかにされ、2003年にはヒトの遺伝子

配列まで解読されましたし，脳の研究を通して心と物質の研究もなされるようになりました．さらに医療工学，情報工学，光学を中心にした画像解析技術などあらゆる分野の先端技術が生命科学に加わるようになりました．遺伝子の解明や生体膜機能の解明などを中心とする飛躍的な進歩は生命科学における第3科学革命と呼ばれるものでしょう．この意味で，この本の第1部「生命とは何か」，第2部「体の成り立ちと働き・病気」に述べているすべての内容は，この100年あまりの間に明らかにされてきた生命に関する研究成果であり，それを基にした生命の物語なのです．

一方，第3科学革命には見逃せない別の側面も現れてきました．それは19，20世紀の科学技術，生物，生命，医学研究の社会的意味に変化が生じて来ました．それは科学の社会化，制度化における問題であり，生物，科学研究の成果がその分野だけにとどまることなく，常に社会や政治とも関わっているという事実です．特に生命科学が関与する，先端医療技術，たとえばiPS細胞の発見とその再生医療への応用を見てもわかりますように，それが1つの研究にとどまることなく，薬剤会社や産業界における利益の源泉や特許利益とも関わってきています．また遺伝子解析の成果は病気の解明に重要な示唆を与えるとともに，人間背番号制の可能性をはらんでいます．先端医療技術の発展は生命の始まりや終わりの側面にもさまざまな問題を投げかけています．これらの面については生命科学の発展が健全な方向に進むように今後みんなで見守っていく必要があるでしょう（☞第3部21章 生命科学の発展と生命倫理）．

5 21世紀の生命科学の展望
―有機体論と生命科学

このように生命科学における物質，機械論を基礎としたアップローチは，医学，医療に病因や治療の解明に多大なる貢献をし，私たちも日常生活の中で多大の恩恵をこうむっています．

しかし最初にあげた「生命とは何だろう」という素朴な問いに，現代生命科学が明確な答えを出しているわけではありません．生命科学は物質としての生命の還元主義的なアプローチを推し進めて生命の構成物質を明らかにし，さらに遺伝子，DNAにまで到達しましたが，それらは生命に関与する物質ではあっても生命そのものではないことに気づきました．つまり物質としての機械論にも限界があることがわかってきました．たとえばコンピュータやロボットをみてもわかるように，生物と機械との類似性はよく考えてみるとまったく表面的なものであって，機械は決して自分自身をつくらないし，複製しないし，プログラムしないし，自分自身のエネルギーを生産することはできません．

このような機械論の矛盾を乗り越える試みとして，すでに20世紀初頭から有機体論という考えが登場してきました．これはベルクソンの「生命の躍動」や，フォン・ベルタランフィーの「システム理論」，あるいはプリゴジンの「散逸構造」，それらをさらに展開させたマトゥラーナの「オートポエーシス」として知られ，機械論の立場に立ちながら，生命をシステム（系）の全体として捉え，さまざまなシステムの重層する働きに一般法則を見出していこうと

するものです．生命の特質は生命を形づくる構成要素によるのではなく，生命は重層的な自己組織化であるというものです．この場合，重要な意味をもってくるのが相互関係の組織化を可能ならしめる「情報」です．つまり生命がどのような物質からできているかのみを追及するだけでなく，それらの物質がそのように関わりあって，生命という現象を成り立たせているかを明らかにしていこうとするものです（図 20-1）.

　この生命論では，生命全体を構成する各部（細胞や臓器）はそれぞれ秩序あるお互いの協同に依存しているだけでなく，それ自身が 1 つの単位として小さな全体となり，さらに上位の全体は単なる部分の総和以上のものとして働くという「創発」あるいは「有機構成」という考えです（☞第 1 部 6 章, 38 頁）. 細胞から組織, 器官, 系（システム）, 個体へとそれぞれのレベルで各部分の統合があり，この統合は，生化学レベル，発生学レベル，個体行動レベルへと発展しますが，それぞれの単離したシステムの性質では，生命を完全に説明できないのです．有機体論では生物が組織化されていることが重要であって，生物は物質としての分子の集合体であるばかりでなく，その機能は各分子の組織化，相互関係，相互作用，相互性に依存して成り立つという考えです．その相互性の関わりを通して「生命とは何か」を説明しようとする立場です．**有機体論**は現代生物学の主流であり生命科学は今後この流れに沿って発展するものと思われます．

21 生命科学の発展と生命倫理

さまざまな感染症の原因となる多くの細菌の発見,それらに対する抗生物質の発見,さらに人工呼吸器の開発から遺伝子治療に至るまで,医学・生命科学の発展は先端医療技術の著しい進歩とともに,病気の原因の解明と治療法の開発を可能にし,多くの疾患の撲滅や寿命の延命化を成功させ,人類に限りない恩恵を与えてきました.そして変異するウイルスに対する対策や癌などまだまだ未解決の無数の病気の原因,治療,さらに生命現象の本質的な解明に大きな期待が寄せられています.しかし一方,その華々しい発展は同時に「生命とは何か」「生きるとは何か」という基本的な問題に大きな疑問を投げかけ,生命科学発展に対する社会的な責任として生命倫理の問題がクローズアップされています.生命倫理の一般的な解説はその専門書にゆずるとして,ここでは生命科学の発展が生み出し,今日あげられている倫理的な諸問題を表 21-1 にまとめています.

現代生命科学の基本にある考えは,あくまでもハーヴェーやデカルト以来の機械論の立場に立っており,生命の物質化,機械化が基本にあり,「生きている生命」「いのち」の希薄化をもたらしています.

まず生命科学,科学技術の発展は,生命の始まり(誕生)と終わり(死)に大きな問題を投げかけました.始まりの問題としては体外受精や人工授精の技術が可能になり,不妊症の治療に大きな恩恵を与えてく

れました.一方,凍結精子や凍結卵子,凍結受精卵の技術の開発によって精子銀行,卵子銀行,代理母,夫や妻の死後での受精など,出生の条件や時期を人為的に左右することが可能になり,複雑な家族関係を生じさせるとともに,受精卵が物体なのか生命なのかの基本的な問題を提起することとなりました.また受精卵からの ES 細胞の再生医療への利用や人工妊娠中絶は,どの時点から生命が始まっているのか問題となりました.第 1 部の遺伝子の項で述べましたように,遺伝プログラムの点からみると受精した時点が生命の始まりであることは明らかですが,中絶胎児からの脳細胞の移植や ES 細胞再生医療への利用の実用化は,倫理的な面から社会的合意が得られているわけではありません.

一方,生命科学,現代医療の進歩は生命の終わりの部分にも大きな問題を投げかけました.その一つとして脳死と臓器移植があります.元来死の基準は,心臓停止,呼吸停止,そして脳の働きを表すひとつの基準として瞳孔が開いたまま(散瞳)になることの 3 徴候とされてきました.しかし1970 年代に人工呼吸器が開発され,脳機能,特に脳幹の機能が停止して呼吸ができなくなっても,人工呼吸によって他の臓器を生かしたままにしておくことが可能になり,心臓など生きた臓器を他人に臓器移植することが可能になりました.そこで死の判定について脳死をもって死するのか,心

表 21-1　生命科学の発展がもたらした多大の光と影

A　生命科学の発展は，科学技術の著しい進歩とあいまって現代医療に限りない恩恵を与えた
病気の原因の究明と治療法の開発，生命現象の科学的解明 細菌，ウイルスに関する研究や抗生物質の開発は感染症の撲滅に多大の役割を果たしてきた がんをはじめ，あらゆる疾患の病因の分子生物学的解明と新治療法，新薬の開発 バイオテクノロジーを駆使した新しい医療技術の開発 　　　コンピュータを用いた画像解析，光ファイバーを用いた内視鏡 　　　生体内の受容体の研究，免疫の研究，新薬の開発 遺伝子治療，遺伝子組み換え，iPS 細胞の再生医療への応用 衛生観念と予防医学の普及 寿命の延命化

B　生命科学，医療技術の発展が生み出したさまざまな倫理的，社会的な問題
生命の物質化，機械化，「いのち」の希薄化 　　　基本的には動物，人間の身体は一種の機械であるという考え 生命のはじまり（誕生）への介入 　　　人工授精，体外受精，クローン人間，精子銀行，卵子の市場，代理母，複雑な家族関係， 　　　男女の産み分け，人工妊娠中絶 生命の終わり（死）への介入 　　　死の判定：脳死と心臓死，脳死と臓器移植，安楽死と尊厳死， 生命の長寿化の生み出す諸問題 　　　人工的な延命（スパーゲッティー症候群），胃瘻，ターミナルケアー，認知症 再生医療 　　　ES 細胞：一つの生命を他の人の生命維持に利用することの可否 　　　iPS 細胞：本人自身の体細胞の利用にとどまらず，いつどこでも，誰でもその細胞を利 　　　　　用できることの可否，iPS 細胞からの生殖細胞作製が同性からの生殖，クローン人間 　　　　　を生む可能性 生命の人為的操作 　　　遺伝子解析と遺伝子操作，遺伝子組み換え，iPS 細胞 　　　出生前診断，遺伝子治療 　　　遺伝子解析による人間の背番号制（そのデータの国家管理，企業管理） 生命科学発展による成果の商業化 　　　新薬や新治療法の特許権益，臓器移植のための臓器売買 　　　医学の商業主義，功利主義（cost-benefit）に支配される先端医療

臓死を死とするのかが問題となり，臓器移植法では脳，特に脳幹の機能停止で死の最終判定を下すこととなりましたが，一般的には脳死が心臓死に優先されるわけではなく，死とは何かの問題が明らかにされたわけではありません．

また，高度の医療技術の進歩がヒトの延命化に大きな貢献をしたことは以前にも述べましたが，いわゆるスパーゲッティー症候群や胃瘻にみられるような人工的な延命化が可能になりましたし，自ら主体的に生きるとはいえない植物状態の高齢者や認知症の数が増大し，社会的にも大きな問題となっています．さらに人工的な生命の延命化に疑問がもたれ，死の権利を主張する尊厳死や安楽死の問題も起こってきていま

す.

　分子生物学や遺伝学の進歩によって遺伝子治療などの新しい医療分野が開発され，生まれる前から出生前診断がなされるようになりました．そして遺伝子の異常が見出された場合に，その胎児を産むかどうかの決定に関して，生まれてくる子どもの遺伝的素質を左右する権利が親あるいは社会にあるかということも大きな問題となりました．遺伝子治療では遺伝子組み換えや人工的に合成した遺伝子を組み入れることも技術的には可能になっています．

　各個人の遺伝情報の管理に関して，個人の遺伝子の内容や異常が国家管理される可能性も出てきています．現に北大西洋の島国アイスランドでは国民の28万人の遺伝子情報が国家で管理され，病気の治療に役立てるために製薬会社がベンチャー企業と提携した形で，本人の同意がなくてもその医療情報が利用できるという法律ができています（約2万人の人が利用を拒否したといわれていますが）．そのために糖尿病，アルツハイマー病などの疾患に関わる遺伝子発見の報告が相次いでなされています．このような場合，医学の進歩はあるとしても個人のプライバシーの問題と並んで，背番号制に管理されている人間とは何かの問題も起こってきます．特に遺伝子の解明やその利用が利益を追求する製薬会社などの企業に委ねられていることも大きな問題となります．

　またES細胞の再生医療への利用は見送られているというものの，iPS細胞の再生医療への利用には大きな期待が寄せられています．しかしその実現には，生命の発生の項で述べましたような，組織や器官形成というシステム形成という困難さが解決されなければならず，その応用はまだまだ先の夢であると思われます．そしてすでに報告されているように，iPS細胞から生殖細胞が造り出されるとすれば，単一の男性，女性，あるいは男性同士，女性同士からの生殖も理論的には可能であり，クローン人間で見たような人工的に生命を造るという大きな倫理的問題をはらんでいます．

　生命科学の発展における第3科学革命といわれるものの中で，科学の商業化の問題があります．臓器移植のための臓器売買は現に報道されていますし，新薬の開発や新治療法の特許権益の問題や，商業主義，功利主義（cost-benefit）に支配されやすい先端医療の発展には今後厳しい目で見守っていく必要があると思われます．

　このように生命科学の発展は，現代社会に対して非常に大きな影響力をもっているとはいえ，その基になっている基本的な考え方はすでに述べたように機械論の立場から「物質と物質の関係を追求する」ものであり，人間とは何かという問題，そして生命科学の生み出す成果の社会に対する影響と責任は何かという問いに対する答えは生命科学そのものの中には含まれていないのです．むしろ逆に生命科学は生命の成り立ちとからくりを極限にまで明らかにしながら，一方で私たちに「人間とは何か」と強く問いかけているのです．

　そのことについて，19世紀後半に徹底した機械論者として活躍した生理学（今の言葉では生命科学）の祖といわれるベルナールがその著『実験医学序説』の中で生理学の限界としてすでに述べています．すなわち彼は生命科学は生命現象の物質的条

件（物質と物質がどのように関わってそれらの現象をつくっているか）を明らかにする学問であって，生命の本質，物の存在の本質を知る学問ではないと生命科学の限界を知ったうえで生命を考える必要があるといっています．つまり生命科学が明らかにしてくれる結果は，生命の一側面であって，生命のすべてではないことを知らねばならないのです．

生命科学の進歩に基づいた現代医療が物質化，機械化していくことによって，本来医学がめざしてきた病める人間を全体として診るという立場が失われつつあるのは大きな問題です．そして上述したような生命科学が与えてくれる多大の恩恵とともに，その発展が提起する社会的な問題，あるいは人間の本質に関わる問題を考えるとき，生命科学の豊富な成果に対する自然科学，社会科学，人文科学，宗教，哲学などすべての分野を含む総合的な立場からの知恵に基づく生命倫理の確立が急務なのです．

22 医療・コメディカルの分野で活躍する方々に

　現在行われている医療の中で，あらゆる診断，治療は，第1部，第2部でまとめたような体の成り立ちと働きを十分に把握し，その病気の原因や異常を究明，治療することが基本になっています．つまり第1部で述べたような生命の物質的な特徴に関わる研究をはじめ，第2部で述べたような体を形づくる多様な細胞，組織や器官の働きと異常（病気）に関する知識は，すべて生命，病気に関するこれまでの無数の研究や厳しい論争の成果であるといえるでしょう．その意味では，がんや原因不明の難病など解決されない多くの疾患がなお存在するとはいうものの，過去の人々に比べて私たちは近代医学の生み出してくれた成果の恩恵を存分に受けていることは否定できません．

　しかし医学や生命の科学の長い歴史を省みるとき，現代医学が医療の中で見落としてきた重要な事柄があります．それは病気の原因や，生命についてその物質的な側面については，さまざまな研究がなされ，多くの新しい治療法が確立されてきた反面，病気で病める人の悩みに対する注意が希薄になってきたことです．現在のような医療技術の充実していなかったヒポクラテスの時代から中世に至る時代においては，病気を治療すると同時に，病める人の苦しみ（suffering），悩み（distress）を癒すという役割が医療に課せられていました．しかし近代医学の基本となっていったデカルトら

の機械論の提唱以来，物質としての生命のあり方や機械の不具合としての病気の研究の進歩は，現在のように目を見張るような著しい発展をしてきましたが，その一方で「病み悩める人間の存在」が医療の中から抜け落ちていったのです．

　それは現今よく批判されているような，医師の3分間診療という姿にも表れています．医師の興味は，コンピュータに現れる，患者さんの血液データやさまざまな画像であり，患者さんの心を読み，対話するという機会が失われていきました．もちろん1部，2部で述べているような体の客観的な知識や病態に基づいて，さまざまな判断と治療を行うことはきわめて大切なことですが，それと同時に医師が悩める存在としての病人と相対しているという意識をもつことが必要なのです．この点に関しては，医療に携わる医師の責任に大きな反省が求められています．

　一方，医療の中で看護やリハビリテーション，保健，臨床検査あるいは介護などに携わるいわゆるコメディカルな分野で活躍する人々は，直接患者さんに接し，会話し，指示することになります．これは現代医学が，医療の中から抜け落ちていた重要な要素であった病気で病める人と相対する環境の中で医療にあたっていることを意味し，今後医療の中で重要視されねばならない立場にあるといえるでしょう．そのことがパラメディカルでなくコメディカル（医

療の中では医師と同等の立場）という意味なのです．この場合，患者さんに接するにあたって，ただ患者さんに対する感情的な同情（sympathy）としてだけでなく，生命とは何か，体の働きの機構がどうなっているのか，その患者さんの病態がどのような状態にあるのかを客観的かつ適格に把握する知識や能力をもつことが大切だと思われます．その考え方を助けるために本書「生命科学」が役立ってくれればありがたいと思います．

これからの医療の中で，生命科学の進歩とともに生命の機械・システムとしての側面の研究はますます発展し，医療も内容的に充実していくものと思われます．しかし病気の治療が'悩める人間とともにある'という質の高い医療をめざすためには，どうしてもみなさん方，コメディカルに携わる方々の働きが必須であるという自覚と誇りをもって活躍していただきたいと願っています．

【附録】 20 〜 21 世紀医学・生命科学分野に与えられたノーベル賞一覧

①医学・生理学賞

年度(西暦)	受賞者名	国籍	受賞内容
1901 年	EA ベーリング	ドイツ	ジフテリア血清療法の研究
1902 年	R ロス	イギリス	マラリアの感染経路を示し，疾病やそれに対抗する手段に関する研究
1903 年	NR フィンセン	デンマーク	狼瘡の光線治療法の発見
1904 年	IP パブロフ	ロシア	消化の生理的研究，条件反射
1905 年	R コッホ	ドイツ	結核に関する研究と結核菌発見
1906 年	AR カハール	スペイン	神経組織の研究
	C ゴルジ	イタリア	神経のニューロン説と網状説
1907 年	CLA ラヴラン	フランス	疾病発生における原虫類の役割に関する研究
1908 年	P エールリヒ	ドイツ	免疫に関する研究
	II メチニコフ	ロシア	
1909 年	ET コッハ	スイス	甲状腺の生理学，病理学および外科学的研究
1910 年	A コッセル	ドイツ	核酸物質 [9] を含む，タンパク質に関する研究による細胞化学の知見への寄与
1911 年	A グルストランド	スウェーデン	眼の屈折機能に関する研究
1912 年	A カレル	フランス	血管縫合および臓器の移植に関する研究
1913 年	CR リシェ	フランス	アナフィラキシーの研究
1914 年	R バーラーニ	オーストリア＝ハンガリー	内耳系の生理学および病理学に関する研究
1915 年〜1918 年	受賞者なし		
1919 年	J ボルデ	ベルギー	免疫に関する研究
1920 年	SAS クローグ	デンマーク	毛細血管運動に関する調整機構の発見
1921 年	受賞者なし		
1922 年	AV ヒル	イギリス	筋の熱生成に関する研究
〃	OF マイヤーホフ	ドイツ	筋肉の乳酸生成と酸素消費の固定的関連の研究
1923 年	EG バンティング	カナダ	インスリンの発見
	JJR マクラウド	イギリス	
1924 年	W アイントホーフェン	オランダ	心電図の機構の発見
1926 年	JAG フィビゲル	デンマーク	寄生虫発がん説に関する研究
1927 年	JW フォンヤウレック	オーストリア	麻痺性痴呆に対するマラリア接種の治療効果の発見
1928 年	CJH ニコル	フランス	発疹チフスに関する研究
1929 年	C エイクマン	オランダ	抗神経炎ビタミンの発見（ビタミン B1 発見の端緒）
〃	FG ホプキンズ	イギリス	成長促進ビタミンの発見（ビタミン研究の先駆）
1930 年	K ラントシュタイナー	オーストリア	ヒトの血液型の発見
1931 年	OH ワールブルク	ドイツ	呼吸酵素の特性および作用機構の発見
1932 年	CS シェリントン	イギリス	神経細胞の機能に関する研究
	ED エイドリアン		
1933 年	TH モーガン	アメリカ	遺伝における染色体の役割に関する発見
1934 年	GF ウィップル	アメリカ	貧血に対する肝臓療法に関する発見
	GH マイノット		
	WP マーフィー		
1935 年	H シュペーマン	ドイツ	胚の発生における誘導作用の発見
1936 年	HH デール	イギリス	神経の化学伝達に関する研究
	O レーヴィ	アメリカ（ドイツ・オーストリア出身）	
1937 年	A セント・ジェルジ	ハンガリー	生物学的燃焼過程，特にビタミン C およびフマル酸の触媒作用に関する発見
1938 年	CSF ハイマンス	ベルギー	呼吸調節における静脈洞と大動脈機構の役割の発見
1939 年	G ドーマク	ドイツ	プロントジルの抗菌効果の発見
1940 年〜1942 年	受賞者なし		
1943 年	HCP ダム	デンマーク	ビタミン K の発見
〃	EA ドイジー	アメリカ	ビタミン K の化学的性質の発見

240　　3 部　生命科学の歴史と展望

1944 年	J アーランガー	アメリカ	神経線維の高度な機能分化に関する研究
	HS ガッサー		
1945 年	A フレミング	イギリス	ペニシリンの発見，および種々の伝染病に対するその治療効果の発見
	EB チェーン	イギリス	
	HW フローリー	オーストラリア	
1946 年	HJ マラー	アメリカ	X 線照射による突然変異体発生の発見
1947 年	CF コリ	アメリカ（チェコ出身）	グリコーゲンの触媒的分解経路の発見
	GT コリ		
〃	BA ウッセイ	アルゼンチン	脳下垂体前葉ホルモンの糖代謝における役割の発見
1948 年	P ミュラー	スイス	多数の節足動物に対する DDT の接触毒としての強力な作用の発見
1949 年	WR ヘス	スイス	内臓の活動を統合する間脳の機能組織の発見
〃	AE モニス	ポルトガル	精神分裂病（統合失調症）に対する前額部大脳神経切断の治癒的価値の発見
1950 年	EC ケンダル	アメリカ	諸種の副腎皮質ホルモンの発見およびその構造と生物学的作用の発見
	T ライヒスタイン	スイス（ポーランド出身）	
	PS ヘンチ	アメリカ	
1951 年	M タイラー	南アフリカ連邦	黄熱およびその治療法に関する発見
1952 年	S ワクスマン	アメリカ（ウクライナ出身）	結核に有効な抗生物質ストレプトマイシンの発見
1953 年	HG クレブス	イギリス（ドイツ出身）	クエン酸回路の発見
〃	FA リップマン	アメリカ（ドイツ出身）	コエンザイム A およびその中間代謝における重要性の発見
1954 年	JF エンダース	アメリカ	種々の組織培地におけるポリオウイルスの生育能の発見
	TH ウェーラー		
	FC ロビンス		
1955 年	H テオレル	スウェーデン	酸化酵素の性質及び作用機序の発見
1956 年	AF コーナンド	アメリカ	心臓カテーテル法，及び循環系に生ずる病理学上の変化に関する発見
	DW リチャーズ	アメリカ	
	W フォルスマン	ドイツ	
1957 年	D ボベット	イタリア（スイス出身）	ある種の体内物質の作用を阻害する合成化合物，特に血管系及び骨格筋に関するものの発見
1958 年	GW ビードル	アメリカ	遺伝子が厳密に化学過程の調節によって働くことの発見
	EL タータム		
〃	J レダーバーグ	アメリカ	遺伝子組換えおよび細菌の遺伝物質に関する発見
1959 年	S オチョア	アメリカ国（スペイン出身）	ミトコンドリア DNA リボ核酸（RNA）およびデオキシリボ核酸（DNA）の生合成機構に関する研究
	A コーンバーグ	アメリカ	
1960 年	FM バーネット	オーストラリア	後天的免疫寛容の発見
	PB メダワー	イギリス（ブラジル出身）	
1961 年	Gv ベーケーシ	アメリカ（ハンガリー出身）	内耳蝸牛における刺激の物理的機構の発見
1962 年	JD ワトソン	アメリカ	核酸の分子構造および生体の情報伝達におけるその重要性の発見（核酸のラセン研究）
	FHC クリック	イギリス	
	MHF ウィルキンス	イギリス（ニュージーランド出身）	
1963 年	JC エクレス	オーストラリア	神経細胞膜の末梢および中枢部における興奮と抑制に関するイオン機構の発見
	AL ホジキン	イギリス	
	AF ハクスリー	イギリス	
1964 年	KE ブロッホ	アメリカ（ドイツ出身）	コレステロールおよび脂肪酸代謝の機構と調節に関する発見
	FFK リネン	ドイツ	
1965 年	F ジャコブ	フランス	酵素およびウイルス合成の遺伝的制御に関する発見（オペロン説）
	AM ルウォフ		
	J モノー		
1966 年	EP ラウス	アメリカ	発癌性ウイルスの発見

【附録】20～21世紀医学・生命科学分野に与えられたノーベル賞一覧　　241

年	受賞者	国	業績
〃	CB ハギンズ	アメリカ（カナダ出身）	前立腺がんのホルモン療法に関する発見
1967 年	R グラニット	スウェーデ（フィンランド出身）	視覚の化学的，生理学的基礎過程に関する発見
	HK ハートライン	アメリカ	
	G ワルド	アメリカ	
1968 年	RW ホリー	アメリカ	遺伝情報の解読とそのタンパク質合成への役割の解明
	HG コラナ	アメリカ（インド現パキスタン出身）	
	MW ニーレンバーグ	アメリカ	
1969 年	M デルブリュック	アメリカ（ドイツ出身）	ウイルスの複製機構と遺伝的構造に関する発見
	AD ハーシー	アメリカ	
	SE ルリア	アメリカ（イタリア出身）	
1970 年	B カッツ	イギリス（ドイツ出身）	神経末梢部における液性伝達物質，およびその貯蔵，解離，不活化の機構に関する発見
	US オイラー	スウェーデン	
	J アクセルロッド	アメリカ	
1971 年	EW サザランド	アメリカ	ホルモンの作用機作に関する発見
1972 年	GM エデルマン	アメリカ	抗体の化学構造に関する発見
	RR ポーター	イギリス	
1973 年	K ローレンツ	オーストリア	個体的および社会的行動様式の組織化と誘発に関する発見
	K フリッシュ	ドイツ（オーストリア出身）	
	N ティンバーゲン	イギリス（オランダ出身）	
1974 年	A クラウデ	ベルギー	細胞の構造的機能的組織に関する発見
	C デューブ	ベルギー（イギリス出身）	
	GE パラーデ	アメリカ（ルーマニア出身）	
1975 年	R ドゥルベッコ	アメリカ（イタリア出身）	腫瘍ウイルスと細胞内の遺伝物質との相互作用に関する発見
	HM テミン	アメリカ	
	D バルティモア	アメリカ	
1976 年	BS ブランバーグ	アメリカ	感染症の起源および伝播の新たな機構に関する発見
	DC ガジュセック		
1977 年	R ギルマン	アメリカ（フランス出身）	脳のペプチドホルモン生産に関する発見
	A シャリー	アメリカ（ポーランド出身）	
〃	RS ヤロー	アメリカ	ペプチドホルモンのラジオイムノアッセイ法の開発
1978 年	D ネーサンズ	アメリカ	制限酵素の発見と分子遺伝学への応用
	HD スミス	アメリカ	
	W アーバー	スイス	
1979 年	G ハウンズフィールド	イギリス	コンピュータを用いた X 線断層撮影技術の開発
	AM コーマック	アメリカ（南アフリカ出身）	
1980 年	B ベナセラフ	アメリカ	細胞表面において免疫反応を調節する，遺伝的に決定された構造に関する発見
	J ドーセ	フランス	
	G スネル	アメリカ	
1981 年	RW スペリー	アメリカ	大脳半球の機能分化に関する発見
1981 年	DH ヒューベル	アメリカ（カナダ出身）	視覚系における情報処理に関する発見
	TN ヴィーセル	スウェーデン	
1982 年	S ベリストローム	スウェーデン	プロスタグランジンおよびそれに関わる生物学的活性物質の発見
	BI サミュエルソン	スウェーデン	
	JR ベーン	イギリス	
1983 年	B マクリントック	アメリカ	可動遺伝因子の発見

年	受賞者	国	業績
1984 年	NK イェルネ	デンマーク（イギリス出身）	免疫系の発達と制御における選択性に関する諸理論，およびモノクローナル抗体の作成原理の発見
	GJF ケーラー	ドイツ	
	C ミルスタイン	アルゼンチン（イギリス）	
1985 年	MS ブラウン	アメリカ	コレステロール代謝の調節に関する発見
	JL ゴールドスタイン		
1986 年	R レーヴィ＝モンタルチーニ	イタリア（アメリカ）	成長因子の発見
	S コーエン	アメリカ	
1987 年	利根川進	日本	抗体の多様性に関する遺伝的原理の発見
1988 年	JW ブラック	イギリス	薬物療法における重要な原理の発見
	GB エリオン	アメリカ	
	GH ヒッチングス	アメリカ	
1989 年	JM ビショップ	アメリカ	レトロウイルスのもつがん遺伝子が細胞起源であることの発見
	HE ヴァーマス		
1990 年	JE マレー	アメリカ	ヒトの疾患治療における臓器および細胞移植に関する発見
	ED トーマス		
1991 年	E ネアー	ドイツ	細胞における単一イオンチャネルの機能に関する研究
	B ザックマン		
1992 年	EH フィッシャー	スイス（アメリカ）	生体制御機構としての可逆的タンパク質リン酸化の発見
	EG クレーブス	アメリカ	
1993 年	RJ ロバーツ	イギリス	分断された遺伝子の発見（エキソン）
	PA シャープ	アメリカ	
1994 年	AG ギルマン	アメリカ	G タンパク質およびそれらの細胞内情報伝達における役割の発見
	M ロッドベル		
1995 年	EB ルイス	アメリカ	初期胚発生における遺伝的制御に関する解明
	C ニュスライン＝フォルハルト	ドイツ	
	EF ヴィーシャウス	アメリカ	
1996 年	PC ドーハーティー	オーストラリア	細胞性免疫防御の特異性に関する研究
	RM ツィンケルナーゲル	スイス	
1997 年	SB プルシナー	アメリカ	プリオン―感染症の新たな生物学的原理―の発見
1998 年	R ファーチゴット	アメリカ	循環系における情報伝達物質としての一酸化窒素に関する発見
	LJ イグナロ		
	F ムラド		
1999 年	G ブローベル	アメリカ	タンパク質が細胞内での輸送と局在化を司る信号を内在していることの発見
2000 年	A カールソン	スウェーデン	神経系における情報伝達に関する発見
	P グリーンガード	アメリカ	
	ER カンデル	アメリカ	
2001 年	LH ハートウェル	アメリカ	細胞周期における主要な制御因子の発見
	T ハート	イギリス	
	P ナース	イギリス	
2002 年	S ブレンナー	イギリス	器官発生とプログラム細胞死の遺伝制御に関する発見
	HR ホロビッツ	アメリカ	
	SE サルストン	イギリス	
2003 年	PL ラウターバー	アメリカ	核磁気共鳴画像法（MRI）の開発
	P マンスフィールド	イギリス	
2004 年	R アクセル	アメリカ	嗅覚情報の吸収機構（におい受容体）
	LB バック		
2005 年	B マーシャル	オーストリア	ヘリコバクター・ピロリ菌およびその胃炎や胃かいようにおける役割の研究
	R ウォレン		
2006 年	A ファイアー	アメリカ	RNA 干渉―二重鎖 RNA による遺伝子サイレンシング―の発見
	C メロー		
2007 年	M エヴァンズ	イギリス	胚性幹（ES）細胞を用いての，マウスへの特異的な遺伝子改変の導入のための諸発見（ノックアウトマウス）
	O スミティーズ	アメリカ	
	M カペッキ	アメリカ	

【附録】20～21世紀医学・生命科学分野に与えられたノーベル賞一覧　　243

2008 年	H ツアハウゼン	ドイツ	子宮頸癌を引き起こすヒトパピローマウイルスの発見
2008 年	L モンタニエ F バレ＝シヌシ	フランス	ヒト免疫不全（エイズ）ウイルスの発見
2009 年	EH ブラックバーン	アメリカ （オーストラリア）	テロメアとテロメラーゼ酵素が染色体を保護する機序の発見
	C グライダー	アメリカ	
	JW ショスタ	アメリカ （イギリス出身）	
2010 年	RG エドワーズ	イギリス	体外授精技術の開発
2011 年	B ボイトラー	アメリカ	自然免疫の活性化に関する発見
	JA フマン	フランス （ルクセンブルク出身）	
2011 年	RM スタインマン	カナダ	樹状細胞と，獲得免疫におけるその役割の発見
2012 年	J ガードン	イギリス	成熟した細胞に対してリプログラミングにより多能性（分化万能性）を持たせられることの発見（iPS 細胞）
	山中伸弥	日本	
2013 年	R シェクマン	アメリカ	細胞内で生成されたタンパク質を細胞核などの目的の場所まで運ぶ仕組み（小胞輸送）の解明
	L ロスマン	アメリカ	
	TC スードフ	アメリカ （ドイツ）	
2014 年	J オキーフ	アメリカ イギリス	脳内での空間認知システムを構成する細胞の発見
	MB モーセル	ノルウェー	
	EI モーセル	ノルウェー	
2015 年	WO キャンベル	アイルランド アメリカ	線虫の寄生によって引き起こされる感染症に対する新しい治療法に関する研究
	大村　智	日本	
2015 年	屠　呦呦	中国	マラリアに対する新たな治療法に関する研究

②化学賞

年度(西暦)	受賞者名	国	受賞内容
1902 年	HE フィッシャー	ドイツ	糖類およびプリン誘導体の合成
1907 年	ブフナー	ドイツ	化学・生物学的諸研究および無細胞的発酵の発見
1908 年	E ラザフォード	イギリス （ニュージーランド）	元素の崩壊，放射性物質の化学に関する研究
1911 年	MS キューリー	フランス	ラジウムおよびポロニウムの発見とラジウムの性質およびその化合物の研究
1915 年	RM ヴィルシュテッター	ドイツ	植物色素物質（クロロフィル）に関する研究
1920 年	WH ネルンスト	ドイツ	熱化学の研究
1921 年	F ソディ	イギリス	放射性物質の化学に関する研究
1927 年	HO ヴィーラント	ドイツ	胆汁酸とその類縁物質の構造研究
1929 年	A ハーデン	イギリス	糖類の発酵研究
	HvE ケルピン	スウェーデン	
1930 年	H フィッシャー	ドイツ	ヘミンとクロロフィルの構造研究，特にヘミンの合成
1935 年	FJ キューリー IJ キューリー	フランス	人工放射性元素の発見
1937 年	WN ハワーズ	イギリス	炭水化物およびビタミン C の構造研究
1937 年	P カラー	スイス	カロテノイド類，フラビン類，ビタミン A および B2 に関する研究
1938 年	R クーン	ドイツ	カロテノイド類，ビタミン類についての研究
1939 年	L ルジチカ	スイス	性ホルモンの研究
1943 年	G ヘヴェシー	ハンガリー	化学反応研究におけるトレーサーとしての同位体の応用研究
1946 年	JB サムナー	アメリカ	酵素の結晶化の発見
1946 年	JH ノースロップ WM スタンリー	アメリカ	酵素とウイルスタンパク質の結晶化
1947 年	R ロビンソン	イギリス	アルカロイドの研究
1955 年	VD ヴィニョー	アメリカ	硫黄を含む生体物質（特にオキシトシン，バソプレシン）の構造決定と全合成
1957 年	AR トッド	イギリス	ヌクレオチドとその補酵素に関する研究

1958 年	F サンガー	イギリス	インスリンの構造研究
1961 年	M カルヴィン	アメリカ	植物における光合成の研究
1962 年	MF ペルーツ JC ケンドリュー	イギリス	球状タンパク質の構造研究
1963 年	K ツィーグラー	西ドイツ	新しい触媒を用いた重合法の発見とその基礎的研究
	G ナッタ	イタリア	
1964 年	DC ホジキン	イギリス	X 線回折法による生体物質の分子構造の決定
1970 年	LF ルロワール	アルゼンチン	糖ヌクレオチドの発見と糖生合成におけるその役割についての研究
1972 年	CB アンフィンセン	アメリカ	リボヌクレアーゼ分子のアミノ酸配列の決定
1972 年	S ムーア WH スタイン	アメリカ	リボヌクレアーゼ分子の活性中心の構造に関する研究
1978 年	PD ミッチェル	イギリス	生体膜におけるエネルギー転換の研究
1980 年	P バーグ	アメリカ	遺伝子工学の基礎としての核酸の生化学的研究
1980 年	W ギルバート	アメリカ	核酸の塩基配列の決定
	F サンガー	イギリス	
1989 年	S アルトマナン T チェック	アメリカ	RNA の触媒機能の発見
1991 年	R エルンスト	スイス	高分解能 NMR の開発への貢献
1993 年	KB マリす	アメリカ	DNA 化学での手法開発への貢献
1995 年	P クルッツェン	オランダ	大気化学，特にオゾンの生成と分解に関する研究
	MJ モリーナ	アメリカ	
	FS ローランド	アメリカ	
1997 年	P ボイヤー	アメリカ	アデノシン三リン酸（ATP）の合成の基礎となる酵素機構の解明
	JE ウォーカー	イギリス	
1997 年	JC スコウ	デンマーク	イオン輸送酵素，Na$^+$K$^+$-ATP アーゼの最初の発見
2003 年	P アグレ	アメリカ	細胞膜に存在するチャネルに関する発見（アクアポリンの発見）
2003 年	R マキノン	アメリカ	細胞膜に存在するチャネルに関する発見（イオンチャネルの構造および機構の研究）
2001 年	A チカノーバー	イスラエル	ユビキチンを介したタンパク質分解の発見
	A ハーシュコ	イスラエル	
	I ローズ	アメリカ	
2006 年	RD コーンバーグ	アメリカ	真核生物における転写の研究
2008 年	O 下村	日本	緑色蛍光タンパク質（GFP）の発見とその応用
	ML チャルフィー	アメリカ	
	RY チエン	アメリカ	
2009 年	VR ラマクリシュナン	アメリカ	リボソームの構造と機能の研究
	TA スタイツ	アメリカ	
	AE ヨナス	イスラエル	
2012 年	RJ レフコウィッツ	アメリカ	G タンパク質共役受容体の研究
	BK コビルカ	アメリカ	
2014 年	E ベツィグ	アメリカ	高解像度蛍光顕微鏡の開発
	S ヘル	ドイツ （ルーマニア）	
	W モーナー	アメリカ	
2015 年	T リンダール	スウェーデン	DNA 修復の仕組みに関する研究
	P モドリッチ	アメリカ	
	A サンジャル	アメリカ （トルコ）	

③物理学賞

年度(西暦)	受賞者	国	受賞内容
1901 年	W.C. レントゲン	ドイツ	X 線の発見
1903 年	AH ベクレル	フランス	放射能の研究
	P キューリー	フランス	
	MS キューリー	フランス	
1914 年	M.V. ラウエ	ドイツ	結晶による X 線回折現象の発見
1915 年	WH ブラッグ	イギリス	X 線による結晶構造解析
	WL ブラッグ		
1939 年	EO ローレンス	アメリカ	サイクロトロンの発明・開発およびその成果，特に人工放射性元素
1944 年	I.I. ラービ	アメリカ	原子核の磁気的性質を測定する共鳴法
1950 年	CF パウエル	イギリス	写真による原子核崩壊過程の研究方法の開発およびその方法による諸中間子の発見
1952 年	F ブロッホ	スイス	核磁気の精密な測定における新しい方法の開発とそれについての発見
	EM パーセル	アメリカ	
1953 年	F ゼルニケ	オランダ	位相差顕微鏡の発明
1956 年	WB ショックレー	アメリカ	トランジスタ効果の発見
	J バーディン		
	WH ブラッテン		
1966 年	A カストレ	フランス	原子のラジオ波共鳴を研究するための光学的手法の発見および開発
1981 年	N ブルームバーゲン	アメリカ	レーザー分光学への貢献
	AL ショーロー		
1981 年	K シーグバーン	スウェーデン	高分解能光電子分光法の開発
1986 年	G ビーニッヒ	ドイツ	走査型トンネル電子顕微鏡の設計
	H ローラー	スイス	
	E ルスカ	ドイツ	

あとがき

　この本は，医学生はもちろんのこと，主として看護，リハビリテーション，臨床検査，介護などの分野をめざして勉強している学生さんたち，そして健康と病気に興味をもっておられる方々に，「生命とは何か」「体の成り立ちと働き」「病気とは何か」について理解していただくために，やさしくそして詳しく書きました．

　私は医学部の学生に生理学，体の構造と機能，脳神経生理学について長い間講義をしてきました．また看護学部やリハビリテーション学部で解剖・生理学を教えてきました．大学を退官した後も兵庫県予防医学協会の「健康科学セミナー」で 500 回にわたって市民のために健康と病気のお話を企画しました．また放送大学の兵庫学習センターで「生命と人間を考える」講義を 100 回にわたって講義してきました．また，高齢者のためのシルバー・カレッジやさまざまな公開講座でも幾度となく生命や病気の講義をしてきました．それらの中で体の成り立ちや働き，生命のからくりについて誰にでも理解できるようにやさしくお話する難しさを身をもって痛感しました．そのような経験を通して，生命とは何か，身体とその働き，病気について誰にでも理解できるような本をまとめてみたいと思うようになり，本書を出すこととなりました．一般の方々にはまだまだやさしい言葉で説明すべき点が多々あり，内容的にも言葉の使い方にもっと配慮すべき点があったと反省しています．この本の不十分な点や言葉のいたらない点などについてご批判いただければありがたく思います．

　この本ではまず第 1 部で生命の生物学的特徴について述べ，第 2 部では体を形づくるさまざまな組織や器官の働きとともに，それらの働きが障害されたときに起こる病気を取り上げました．これらの知識を十分に理解，把握していただくことは大切ですが，医療に携わる人にとってはその知識をもつだけでは不十分で，その知識と経験を生かしたうえで，さらに病む人の心をもつ患者さんとともにそれぞれの疾患に相対しているという意識をもつことが大切なのです．その意味で第 3 部では，デカルト以来，素晴らしい発展を遂げつつある近代医学，医療の中から「病み悩める人間の存在」という要素が抜け落ちていることを指摘し，これからの医療では，「生命とは何か」「病気とは何か」の十分な知識のうえに，病んで「生きている」患者さんに相対しているという自覚をもつ必要性を強調しました．

　この本が健康や病気の知識の理解に役立ってくれるとともに，読んでくださる方々が「病む人の心」をも読めるような人になってくださることを期待しながら筆を置きます．

　この本を一般の方にも理解できるようにやさしくまとめるにあたり，多くの大学・専門学校，兵庫県予防医学協会での講義，また公開講座などで準備した講義ノートが役に立っています．それらの機会を与えてくださった多方面の団体，方々に感謝いたします．

　この本の執筆中，いろいろな面で協力してくれた私の家族（紘子，安修，安玄，如弘）に感謝します．また本を出版するに当たり，並々ならぬご協力をいただいた金芳堂の三島民子氏に感謝します．

岡 田 安 弘

索 引

（——は上記の単語を表す）

外国語索引 他

α 波	182
β - アミロイドタンパク質	28, 196
β - グロビン	27
β 波	182
γ グロブリン	87
δ 波	182
θ 波	182
τ （タウ）- タンパク質	28, 196
ABO 血液型，遺伝子型	91
ABO 血液型，表現型	91
ABO 式血液型	90, 92
adaptation	200
ANH	144
ATP	11, 31
A 型肝炎	70
BNP	136, 144
B 型肝炎	70
B リンパ球	95

calcitonin	129
CCK	63
cones 細胞	206
C 型肝炎	71
dermatome の規則	205
DNA	15, 16, 17, 18
——の構造	16
EPSP	157
ES 細胞 （胚性幹細胞）	24, 25, 235
GABA	156, 175
GFR	139
GH	125
glucagon	130
insulin	130
IPSP	157
iPS 細胞	24, 25, 235

Leydig 間質細胞	134
NK （ナチュラルキラー） 細胞	96
PTH	129
P 物質	156
referred pain	204
REM 睡眠	184,186
Rh 式血液型	92
RNA （リボ核酸）	16
rods 細胞	206
Sertoli 細胞	134
somatostatin	130
TCA 回路	32, 34
T リンパ球	95, 96

日本語索引

あ

アウエルバッハ神経叢	60
アクチンフィラメント	52
アマクリン細胞	206
アセチル CoA	31, 32
アセチル CoA-TCA 回路	32
アセチルコリン	156, 169
アデニン	15

アドレナリン	113, 133
アミノ酸	19, 21
アミラーゼ	63, 73
アミロイド前駆体蛋白	197
アリストテレス	226
アルツハイマー病	28, 195
アルドステロン	113, 132, 143
——系	142
アルブミン	87

アンギオテンシノーゲン	114
アンギオテンシン	113, 114, 142
——変換酵素	142
暗順応	208
アンモニア	69
安楽死	234

索引

い

イオドプシン	207
胃相	62
イソコルテックス	178
一次感覚野	201
一次聴覚野	214
一過性脳虚血発作	192
1秒率	80
遺伝子	13
遺伝子型	13, 14, 91
遺伝子組換え操作	23
胃抑制ペプチド	135
インスリン	23, 36, 130
──の分子	131
インテグロン	38
イントロン	22
インパルス	153

う

ウイナー	35
ウイリス動脈輪	108
ウイルス性肝炎	70
ヴェザリウス	227
ウェルニッケ失語症	191
ウェルニッケ中枢	191
右脳	187
運動性言語野	190
運動性失語症	191
運動野	180
運搬RNA（tRNA）	18

え

腋窩リンパ節	116
液性免疫	97
エキソン	22
エストロゲン	124
──の作用	135
血液の成分	86, 87
エリスロポエチン	136, 141
塩基	15
塩基配列	18

お

遠近調節	207
遠視	208
延髄	148, 164
エンテレキー	230
エンテロキナーゼ	63

お

黄色骨髄	54
黄体形成ホルモン	126
黄体ホルモン	
（プロゲステロン）	135
横紋筋	52
オートポエーシス	231
オキシトシン	28, 126
温覚・冷覚	202

か

回外	56
外呼吸	76
外耳	211
開始コドン	19
外側膝状体	200, 206, 209
外転	56
回内	56
下位脳幹	149
海馬	167
外胚葉	223
灰白質	162
外反	57
化学進化	5, 40
化学的消化	59
蝸牛	212
──管	211, 212
核	8
覚醒	184, 186
角膜反射	209
過剰換気症候群	77
下垂体系ホルモン	126
ガス交換	76, 80
ガストリン	61, 135
──細胞	63
活動電位	153

か（続き）

カテコールアミン	133
仮の怒り	168
ガリレオ	226
カルシトニン	129
ガレノス	227
肝炎	70
感覚受容器	199, 200
感覚性言語野	191
感覚性失語症	191
換気量	79
肝硬変	70, 71
肝小葉	67
冠状動脈	98, 104, 106
肝臓	66
杆体（rods）細胞	206
間脳	148, 166
関連痛	204

き

記憶障害	195
機械的消化	59
機械論	228
気管支	75
──喘息	84
基礎体温	135
気道	75
起動電位	199
機能局在	180
キャノン	35
嗅覚	216
嗅球	217
急性糸球体腎炎	145
急性膵炎	74
吸息中枢	82
橋	148, 164
狂牛病（BSE）	27
胸腔内圧	78
胸式呼吸	79
狭心症	104
胸腺	95
胸膜腔内圧	79
共輸送	64

局所電流	154	——系	169	細胞説	228
近位尿細管	140	高血圧の診断基準	112	細胞生物学	230
近視	208	甲状腺刺激ホルモン	126	細胞内小器官	7, 8, 50
筋組織	51	甲状腺ホルモン	128	細胞内情報伝達	120
		高振幅徐波	182	細胞膜	9
く		酵素	33	——の働き	9
グアニン	15	拘束性換気障害	80	——の構造	10
口－肛門の法則	61, 173	後頭葉	179	鎖骨下動脈	108
屈曲	56	興奮性のシナプス後電位		サッケード	209
クプラ	214, 215	（EPSP）	157, 158	刷子縁膜	65
くも膜	161	興奮性膜	154	左脳	187
くも膜下出血	192	興奮の伝導	154	三尖弁	98
クラッシュ症候群	146	硬膜	161	酸素解離曲線	81
グリア細胞（神経膠細胞）	150	——静脈洞	109	三大栄養素	30, 32
クリック	15	抗利尿ホルモン	127		
グルカゴン	130, 131	5 界説	39	**し**	
グルタミン酸	156, 157	呼吸運動	79	視覚	205
クレアランス	139	呼吸器感染症	83	——処理	210
クローン人間	235	呼吸中枢	82	——連合野	210
クロマチン	17	古細菌	39	——伝導路	210
		呼息中枢	82	色覚異常	207
け		骨格筋	56	糸球体	140
頸動脈小体	82, 113	骨格系	54	——近接装置	140, 142
血圧の測定	111	骨髄	94	——ろ過量（GFR）	139
血液型	90, 91	コッホ	230	軸索	151
血液凝固	92, 93, 94	骨迷路	211, 215	刺激伝導系	99
——時間	94	コドン	18, 19	耳垢	211
血液の pH	76	ゴナドトロピン	124	視交叉	209
血液の成分	87	コペルニクス	226	視交叉上核	183
結核	83	コラーゲン	27, 28	自己複製	3
血管運動中枢	113	ゴルジ体	7, 8	視細胞	207
月経周期	134	コルチ器官	210, 212	ジサッカリダーゼ	63
血漿タンパク質	88	コルチゾール	36, 132	支持組織	51
血糖値調節	36	コレシストキニン（CCK）		視床	165, 166, 200, 204, 206
ゲノム	16		61, 63, 135	視床下部	118, 126, 166, 167
減数分裂	219			視床下部－下垂体系	121
言語中枢	191	**さ**		姿勢反射	165
		再生医療	233	耳石器	214, 215
こ		臍帯	223	膝蓋腱反射	149, 163
コアセルベート	5	細胞	3, 6	実験医学序説	235
交感神経	170, 171	——の誕生	6	失行	195
——緊張症	171	細胞性免疫	97	失語症	191

失認	195	静脈	105	睡眠	186
悉無律	153	静脈角	115	——リズム	183
シトシン	15	触 – 圧覚	201	頭蓋内出血	192
シナプス	151, 155, 160	徐波睡眠	184	ステロイド型ホルモン	
——後細胞	151	自律神経	165		119, 120
——前抑制	157	——系	169	スプライシング	22
脂肪	31	——反射	172	スペリー	187
視野	207	視力	207	刷り込み現象	44
視野欠損	210	心音	102		
シャペロン	26	進化	4	**せ**	
集合管	143	真核生物	39	生気論	228
終止コドン	19	心筋梗塞	104	性コルチコイド	133
従属栄養生物	41	神経管	158	精子	219
樹状突起	151	神経膠細胞	150	静止膜電位	152
受精	219	神経細胞（ニューロン）	150	生殖細胞	219
出血時間	94	神経終末	151	性染色体	221
出血性大腸菌 O157	146	神経組織	52	精粗細胞	219
受容器電位	216	神経伝達物質	156	成長ホルモン（GH）	125
主要組織細胞適合遺伝子		心原性脳塞栓症	192	生物の進化	40
複合体	96	人工授精	233	生命倫理	233
受容体	12, 120, 156	人工多能性幹細胞（iPS 細胞）		赤色骨髄	54
シュライデン	228		24, 25	脊髄	148, 159, 162
シュレム管	206	心周期	100, 101	——反射	149, 162
シュワン	227, 228	真性細菌	39	セクレチン	61, 63, 135
循環系	85	心臓	97	赤血球	88
循環中枢	114	腎臓	137	——の凝集	91
循環の調節機序	113	——の仕事	141	摂食中枢	166
順応（adaptation）	200	——の働き	141	セルトリ細胞	134
瞬目反射	209	心臓痛	205	セロトニン	156
消化	63	腎単位	139	線維素溶解	94
消化液	61	伸展	56	染色体	14, 15, 17, 219, 221
消化管	59	心電図	101, 102, 103	浅鼠径リンパ節	116
——ホルモン	61	心内圧	101	前庭感覚	214
消化器系	59	深部感覚	202	前庭器官	214
上行性脳幹網様体	165	心房性ナトリウム利尿ホルモ		前庭窓	211
常染色体	221	ン（ANH）	144	蠕動運動	60
衝動性眼球運動（サッケード）				前頭葉	179
	209	**す**		前頭連合野	189, 190
小脳	150, 174, 175	推尺	175	前脳	148
小脳失調	176	膵臓	72	前脳胞	159
上皮組織	50	——がん	74		
小胞体	8	錐体（cones）細胞	206		

そ

総頸動脈	108
桑実胚	158, 221
総腸骨動脈	109
創発	38, 229, 232
相反性反射	164
僧帽弁	98
側頭葉	179
組織プラスミノーゲン活性化	
因子（t-PA）	94, 194
ソマトスタチン	130, 131
尊厳死	234

た

ダーウィン	227
第1科学革命	228
対光反射	209
第3科学革命	231, 235
胎児	223
——期	223
代謝	3, 30
体循環（大循環）	85, 106
体性感覚	200, 201
体性感覚野	179, 180
体性－内臓反射	172
大動脈小体	82, 113
大動脈弁	98
体内の水の分布	138
第2科学革命	228
大脳	148
大脳基底核	150, 174, 176
大脳新皮質	177, 178
大脳動脈輪	108
大脳皮質機能局在	181
大脳皮質視覚野	210
大脳皮質準備電位	181
大脳皮質地図	179
大脳皮質連合野	188
大脳辺縁系	167, 168
胎盤	223
胎盤性のラクトゲン	124

多細胞生物	6
脱落膜	223
単球	89
単細胞	6
胆汁	63
炭水化物	31
男性ホルモン	126
淡蒼球	176
タンパク質	31
——合成	18, 20

ち

遅延反応	189
地球年暦	8
チミン	15
チャネル	9, 11
中耳	211
中枢神経系	147
中脳	148, 164
中脳胞	159
中胚葉	223
聴覚	210
聴覚中枢	190, 213
聴覚伝導路	213
腸相	62
跳躍伝導	154, 160
——の仕組み	154

つ

椎骨動脈	108
痛覚	202
——受容器	204
——伝導路	205
通光器官	205

て

底屈	57
低振幅速波	182
デオキシリボ核酸	16
デカルト	217, 228, 233, 237
テストステロン	134
電解質コルチコイド	132, 133

転写	18
伝達	153
伝導	153
伝導性失語症	191
伝導速度	155
伝令 RNA（mRNA）	18, 20, 22

と

頭蓋内出血	192
糖質コルチコイド	132
動静脈吻合	106
頭頂葉	179
洞調律	99
動物機械論	228
動脈	105
ドーパミン	156, 157, 176
特殊感覚	200, 205
独立栄養生物	40
トレヴィラヌス	227, 228

な

内頸動脈	108
内呼吸	76
内耳	211
内臓感覚	200, 204
内臓刺激	205
内臓－体性反射	172
内臓－内臓反射	172
内側膝状体	200, 213
内転	56
内胚葉	223
内反	57
内分泌系	118
内分泌腺	120
夏型過敏性肺炎	83
軟膜	161

に

ニコチン性受容体	156
二次感覚野	201
二次聴覚野	214
2点識別覚	202

乳汁分泌	124	肺	75	**ふ**
ニュートン	228	肺炎	83	
乳房の発達	124	肺活量	79, 80	フィードバック 36
ニューロン	150	肺がん	84	——系の形成 123
尿細管	143	肺気腫	84	フィブリノーゲン 87, 93
尿の濃縮	144	配偶子	13	フィブリン 93
妊娠	224	背屈	57	不応期 153
認知	195	胚子	222	フォールディング（折り畳み）
——症	195	——期	223	26

ぬ

ヌクレアーゼ　73

ね

ネフローゼ　145
ネフロン（腎単位）
　138, 139, 140

の

脳幹　149, 164
脳幹網様体賦活系　186
脳血管性認知症　195
脳梗塞　192
脳死と腎臓移植　233
脳出血　192
脳性ナトリウム利尿ペプチド
　（BNP）　136, 144
脳脊髄液　161
脳相　62
脳卒中　192
脳内出血　192
脳波　182
ノーベル賞　239
——，医学・生理学賞　239
——，化学賞　243
——，物理学賞　245
ノルアドレナリン
　133, 156, 157, 169

は

ハーヴェー　226, 227, 228, 233
パーキンソン病　176

肺循環（小循環）　85, 106
肺動脈弁（半月弁）　98
肺非定型好酸菌症　83
肺胞　75
——換気量　80
——内圧　78
——囊　76
白質　162
拍動リズム　99
パスツール　230
バソプレシン
　28, 113, 114, 126, 127, 143
パチニ小体　201
白血球　88
ハバース管　54
半規管　211, 214
——膨大部　215
反射弓　162, 163
半盲症　210

ひ

被殻　176
菱脳　148
菱脳胞　159
尾状核　176
脾臓　95
ヒト絨毛性ゴナドトロピン
　136
皮膚感覚　201
皮膚節（dermatome）　205
ヒポクラテス　226, 227, 237
表現型　13, 14, 91

フォルクマン管　54
副交感神経系　169, 170, 171
副甲状腺ホルモン（PTH）
　128, 129
複視　209
腹式呼吸　79
副腎皮質刺激ホルモン　126
輻輳反射　209
腹大動脈　108
不整脈　104
プラスミドDNA　22
プルキンエ細胞　175
プルキンエ線維　99
ブローカ失語症　191
ブローカ中枢　190
ブロードマン　178, 179
フロギストン　230
プロゲステロン
　（黄体ホルモン）　124
——の作用　135
プロテアーゼ　73
プロラクチン　126
分節運動　60
分娩　224
分離脳　187

へ

平滑筋　52
平衡感覚　214
——の伝導路　216
平衡電位　152
平衡斑　214
閉塞性換気障害　80

ペプシノーゲン	63	味蕾	217, 218	ランヴィエ絞輪	150, 154, 160
ペプチド型ホルモン	119, 120			卵管膨大部	221
ヘモグロビン		**む**		ランゲルハンス島	130
	26, 27, 80, 88, 90	無機塩類	88	卵子	219
ベルガー	182	ムスカリン性受容体	156	卵祖細胞	219
ベルナール	35, 227, 235			卵胞刺激ホルモン	126
扁桃核	168	**め**		卵胞ホルモン	135
		明暗順応	208		
ほ		明順応	208	**り**	
房室弁	98	迷路反射	165	リーベルキューン腺小窩	64
胞状奇胎	222	メサンギウム基質	141	リパーゼ	63, 73
紡錘波	182	メラトニン	136	リボース	15
膨大部	215	——細胞刺激ホルモン	127	リボソーム	7, 8, 18, 22
ホムンクルス	44	メルケル触覚板	201	リンパ	114
ホメオスタシス	3, 4, 35, 118	免疫系器官	94	——液	114, 115
ホモ・サピエンス	43	メンデル	227	——管	114
ホモ・ネアンデルターレン		——の法則	13	——球	89
シス	43			——系	115
ポリメラーゼ	18	**も**		——節	95, 117
ホルモン	118	毛細血管	105	——の循環	116
——作用	123	網膜	206		
——の種類と作用	119, 122	毛様体	205	**る**	
ホルモンの分泌部位	119, 122	モルッチ	186	類洞	67, 110
		門脈	65	ルネッサンス	226
ま		——系	110	ルフィニ小体	201
マイスネル小体	201				
マイスネル神経叢	60	**ゆ**		**れ**	
マグーン	186	有機構成	38, 229, 232	霊長類	42
膜迷路	211, 215	有機体論	229, 231, 232	レニン	114, 142
マクラ	214	輸血	91	レニン・アンギオテンシン・	
末梢神経系	147	輸送担体	64	アルドステロン系	136, 142
慢性腎炎	145			レム睡眠	165, 184
満腹中枢	166	**よ**		連合野	188, 201
		葉緑体	7		
み		抑制性シナプス後電位（IPSP）		**ろ**	
ミオシンフィラメント	52		157, 158	老人斑	197
味覚	217			ロドプシン	206
——の伝導路	218	**ら**			
味細胞	218	ライスネル膜	212	**わ**	
ミスフォールディング	28	ライディッヒ間質細胞	134	ワトソン	15
ミトコンドリア	7, 8	らせん構造	15		

【著者略歴】
岡田安弘（おかだやすひろ）
(1935年神戸生まれ)

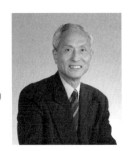

[学歴]
1962　　　神戸医科大学（現神戸大学医学部）卒
1963〜1967　東京大学大学院医学研究科（神経生理学），博士課程卒業，（医学博士）
2000〜2006　京都大学大学院文学研究科（哲学），修士課程・博士課程卒業，（文学修士）

[職歴]
1962〜1963　横須賀米国海軍病院研修医
1967　　　東京大学医学部脳研究所神経生理学部門研究員
1967〜1969　米国ワシントン大学医学部（神経薬理学）
1969〜1972　ドイツ連邦共和国Max-Planck脳研究所 客員教授（神経生物学）
1972〜1981　東京都神経科学総合研究所（神経科学）
1981〜1999　神戸大学医学部教授（生理学，脳神経科学）
1996　　　第19回日本神経科学学会会長
1999〜　　神戸大学名誉教授
1999〜　　兵庫県予防医学協会（健康科学センター）顧問
2004〜2007　放送大学客員教授
1999〜　　順心リハビリテーション病院・
　　　　　加古川脳神経・認知リハビリテーション研究センター所長

[専門分野]　生理学，脳神経科学，生命科学，生命哲学，リハビリテーション医学
　　　　　脳神経の代謝と機能，神経伝達物質（GABA，グルタミン酸，アデノシン），記憶の研究，老化と脳，
　　　　　脳卒中のリハビリテーション，痙攣の発現と治療，睡眠の機序，生命科学と生命倫理

[主な著書]　『生命・脳・いのち　生きるということ』（著），『21世紀の生命を考える』（著），『Problems in GABA Research』（編著），『The Role of Adenosine in the Central Nervousx System』（編著），『脳神経科学』（共著），『生理学』（共著），『脳の科学』（共著），『臨床神経学』（英語訳），『神経生物学概論』（ドイツ語訳）など多数．

人体の成り立ちと働き，さらに！健康と病気がよくわかる！！
生命科学ただいま講義中

2016年9月20日　第1版第1刷 ⓒ

著　者　　岡田安弘　OKADA, Yasuhiro
発行者　　宇山閑文
発行所　　株式会社金芳堂
　　　　　〒606-8425 京都市左京区鹿ヶ谷西寺ノ前町34番地
　　　　　振替　01030-1-15605
　　　　　電話　075-751-1111(代)
　　　　　http://www.kinpodo-pub.co.jp/
組　版　　株式会社 データボックス
印　刷　　亜細亜印刷株式会社
製　本　　有限会社 清水製本所

落丁・乱丁本は直接小社へお送りください．お取替え致します．

Printed in Japan
ISBN978-4-7653-1677-4

JCOPY <(社)出版者著作権管理機構 委託出版物>
本書の無断複写は著作権法上での例外を除き禁じられています．複写される場合は，その都度事前に，(社)出版者著作権管理機構（電話 03-3513-6969，FAX 03-3513-6979，e-mail: info@jcopy.or.jp）の許諾を得てください．

●本書のコピー，スキャン，デジタル化等の無断複製は著作権法上での例外を除き禁じられています．本書を代行業者等の第三者に依頼してスキャンやデジタル化することは，たとえ個人や家庭内の利用でも著作権法違反です．